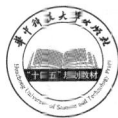

广东省本科高校心理学类专业教学指导委员会组织编写

普通高等学校"十四五"规划应用心理学类
一流本科专业建设示范教材

总顾问◎莫雷　刘鸣　　总主编◎何先友　刘学兰

沙游理论与技术

主　编　刘浩鑫　　王逸雯

副主编　颖哲华　　严宇虹

编　委　蔡成后（广东东方心理研究院）

呼　奂（澳门城市大学）

刘浩鑫（暨南大学）

林佳丽（广州华商学院，广东省神经经济学重点实验室）

欧俊琳（佛山市第三人民医院）

隋　洁（上海大学）

王逸雯（澳门城市大学）

伍安琪（澳门理工大学）

王　霞（澳门城市大学）

颖哲华（澳门城市大学）

游　潇（复旦大学）

严宇虹（江苏第二师范学院）

周立坚（广东白云学院）

张　欣（中山大学附属第七医院）

PSYCHOLOGY

华中科技大学出版社
http://press.hust.edu.cn
中国·武汉

内 容 提 要

　　《沙游理论与技术》是一本系统介绍沙游疗法理论与实践的专业教材,旨在帮助读者全面理解沙游的核心思想并掌握其应用方法。全书共分为五章,内容由理论到实践层层深入。前三章侧重理论基础,涵盖沙游的核心概念、发展脉络及相关理论背景,包括深度心理学、表达性疗法及中国传统文化对沙游发展的影响。第四章和第五章偏重实践操作,详细阐述沙游咨询的过程、案例分析及团体沙盘游戏辅导的应用方法,为实际工作提供参考。

　　本书注重理论与实践的结合,强调中国文化背景下的本土化探索,突出沙游在心理咨询中的适用性。每章均配有"学习目标""导言""本章重点小结""习题"。本书适用对象包括心理学专业师生、心理咨询师及相关从业者。通过学习本书,读者可在夯实理论基础的同时,提升沙游疗法的实际应用能力,为专业发展提供支持。

图书在版编目(CIP)数据

沙游理论与技术 / 刘浩鑫,王逸雯主编 . —— 武汉 : 华中科技大学出版社, 2025. 6. —— ISBN 978-7-5772 -1926-4

Ⅰ. R749.055

中国国家版本馆 CIP 数据核字第 20254E8A21 号

沙游理论与技术　　　　　　　　　　　　　　　　　　　　　刘浩鑫　　王逸雯　主编
Shayou Lilun yu Jishu

策划编辑:周晓方　周清涛　袁文娣
责任编辑:林珍珍
封面设计:廖亚萍
责任监印:曾　婷
出版发行:华中科技大学出版社(中国·武汉)　　电话:(027)81321913
　　　　　武汉市东湖新技术开发区华工科技园　　邮编:430223
录　　排:华中科技大学出版社美编室
印　　刷:武汉市洪林印务有限公司
开　　本:787mm×1092mm　1/16
印　　张:14.25
字　　数:317千字
版　　次:2025年6月第1版第1次印刷
定　　价:58.00元

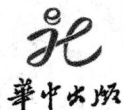

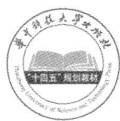

普通高等学校"十四五"规划应用心理学类
一 流 本 科 专 业 建 设 示 范 教 材

编 写 委 员 会

总顾问

莫 雷　华南师范大学原副校长　文科资深教授
刘 鸣　华南师范大学原校长　国务院学科评议组召集人

总主编

何先友　广东省本科高校心理学类专业教学指导委员会主任委员　广东省心理学会理事长
　　　　华南师范大学心理学院院长　教授
刘学兰　广东省本科高校心理学类专业教学指导委员会秘书长
　　　　华南师范大学心理学院教授

副总主编

李　桦　中山大学教授
聂衍刚　广州大学教授
赵静波　南方医科大学教授
李爱梅　暨南大学教授
尚鹤睿　广州医科大学教授

委 员 （按照姓氏拼音排序）

陈彩琦	华南师范大学	田丽丽	华南师范大学
陈灿锐	广州医科大学	万崇华	广东医科大学
陈 俊	华南师范大学	王化田	岭南大学
陈启山	华南师范大学	王金辉	华南师范大学
范 方	华南师范大学	王瑞明	华南师范大学
黄喜珊	华南师范大学	王逸雯	澳门城市大学
焦 璨	深圳大学	温忠麟	华南师范大学
刘浩鑫	暨南大学	萧爱铃	岭南大学
刘 伟	华东师范大学	攸佳宁	华南师范大学
刘 勇	华南师范大学	张 波	石家庄学院
钱 捷	复旦大学	张积家	中国人民大学
秦鹏民	华南师范大学	郑剑虹	岭南师范学院
屈金照	西交利物浦大学	郑荣双	岭南师范学院
谭健烽	广东医科大学		

总序

当今社会，心理学的重要性日益凸显，其广泛应用于教育、医疗、企业管理、社会服务等诸多领域，影响着人们生活的各个方面，对推进社会进步和人类幸福发挥着越来越重要的作用。随着社会的快速发展和人们对心理健康的日益重视，对高素质心理学人才的需求呈现出快速增长之势。为了满足人才培养的需要，提升人才培养的质量，在广东省本科高校心理学类专业教学指导委员会的组织和策划下，我们编写了这套普通高等学校"十四五"规划应用心理学类一流本科专业建设示范教材。

习近平总书记强调："教育是强国建设、民族复兴之基"，"建设教育强国，龙头是高等教育"。一流本科专业建设是高等教育改革发展的重要举措，对于提高人才培养质量、对接国家发展战略、提升国际竞争力具有重要意义。一流本科专业建设需要一流教材。这套教材对标教育部一流本科专业建设的要求，兼顾理论深度、前沿视野与实践价值，具有科学性、前沿性和实用性等。

在科学性方面，教材严格遵循心理学专业的学科体系和知识逻辑，注重概念和原理的科学阐释，注重对经典研究的介绍，有助于学生掌握科学的心理学知识，形成科学的心理学观念，为学生夯实理论基础。同时，教材注重将价值引领融入知识阐述，让思政元素和学科内容自然交融，培养学生的科学精神、人文情怀和责任担当。

在前沿性方面，注重吸纳心理学领域最新研究成果，无论是认知神经科学的新发现，还是心理咨询的新方法，都融入到了教材内容中，让学生接触到学科最前沿的知识。

在实用性方面，通过大量丰富且贴近生活的案例，引导学生将理论知识与实际应用紧密结合，提升解决实际问题的能力。无论是在内容还是在体例上，教材都力求做到不断创新、与时俱进。我们相信，正是在这种创新中，心理学自身也在不断进步和完善。

这套教材共分为四个系列：学校心理系列、心理咨询与心理治疗系列、人力资源管理与人才测评系列、心理学基本理论与基本方法系列，涵盖应用心理学类专业人才培养的主要方向和重要内容。这套教材汇聚了心理学领域的优秀学者，他们来自包括香港、澳门地区在内的十余所高校。作者们都有扎实的专业功底和丰富的教学、实践经验，保障了教材的水平和质量。

　　各位作者在编写本套教材的过程中付出了大量的劳动与心血，教材的出版得到了华中科技大学出版社领导及编辑的大力支持和帮助，在此一并致以敬意和谢意！由于能力与水平所限，教材中难免有疏漏之处，敬请广大学者、专家和读者不吝批评和指正。

　　展望未来，心理学的发展前景广阔，对专业人才的需求也将持续增长。我们衷心希望这套教材能为心理学专业人才培养提供有力支撑，为心理学学科发展添砖加瓦，让心理学更好地服务社会、造福人类！

2025 年 7 月于广州

前 言

　　沙盘工具和沙游疗法是孩子们"自发"和大人们"用心"共创的，这一过程既令人感动又充满魅力。沙游作为心理学，特别是分析心理学中的一种重要疗法，在心理咨询、治疗与辅导领域有独特的地位。这种源自荣格学派的心理疗法，因其对无意识意象的表达、经验与探索的重视，以及对个体自性化历程的促进，吸引了众多心理咨询师、心理治疗师及心理学研究者的目光。

　　在沙游创立之前，沙盘工具已有多种应用方式，而沙游疗法创立后，其使用方式和理解方式也不断演变。沙游作为一种整合性疗法，涉及的相关知识、实际操作方式种类繁多，尤其是在象征性知识及其应用上。因此，本书无法涵盖沙游的全部内容。本书选择以多拉·卡尔夫创立的沙游为起点，以其定义、理论、工作原则和咨询过程为主线，为读者搭建理解这一整合性和专门性疗法的知识框架，为其日后深入和扩展沙游及沙盘工作的学习奠定基础。正是因为沙游具有高度的整合性，为了在理论与实践之间建立紧密的联系，既帮助读者理解沙游背后的深度心理学理论和哲学思想，又为其实际操作提供指导，本书采用了立体化的介绍方式。因此，各章节之间难免存在部分内容的重复，这也是沙游著作的共性之一。然而，这些内容的重复并非机械复述，而是因应沙游的特性和多角度理解的需求。

　　全书共分为五章，第一章至第三章侧重于理论基础，帮助读者夯实基础，理解沙游的哲学与心理学背景；第四章和第五章则偏重于实践操作，提供操作指南与案例分析，确保读者能够在实际工作中灵活运用沙游技术。此外，本书特别强调了中国传统文化在沙游疗法中的融入，以促进这一技术的本土化发展，使其在中国文化背景下更具适用性和有效性。每章均设有"学习目标""导言""本章重点小结""习题"，希望既能帮助教师教学，也能帮助读者自学。

　　第一章主要介绍沙游的基础知识与核心概念，涵盖沙游的定义、基本构成要素及使用与目标，帮助读者理解沙游作为一种心理疗法的独特内涵。本章还通过梳理沙游的发展脉络，阐明其在荣格分析心理学基础上逐渐发展成为独立的心理疗法的过程，并特别强调了沙游的六个核心特征，为读者的后续学习奠定坚实的基础。

第二章系统讲解了沙游背后的深度心理学与表达性疗法理论、游戏的意义、分析心理学相关理论、卡尔夫的整合性观点，并着重介绍了中国传统文化思想对沙游的影响。学习者只有对沙游相关理论和思想有透彻的理解，才能在应用技术时灵活自如，避免操作上的僵化和生硬。

第三章将沙游的相关理论和思想转化为具体的工作要点，详细阐述了沙游工作中的基本原则，尤其是如何创造自由与受保护的空间。遵循这些原则是沙游工作得以有效开展的重要前提，也是沙游工作取得疗效的必要条件。

第四章详细讲解了沙游咨询的具体过程，包括前期准备、咨询中的操作方法及关键步骤。本章还通过教学案例展示了沙游咨询的全过程，强调了咨询师在沙游过程中的重要性，提出咨询师要实现高质量陪伴、参与性观察以及对象征的理解与分析，帮助读者掌握如何在沙游中促进来访者的自性化发展，具有很强的实践操作性。

第五章探讨了如何在团体沙盘游戏辅导中应用沙盘工具。团体沙游是沙游重要的扩展应用。本章通过对团体沙盘游戏各阶段任务、操作流程及带领者职责的详细介绍，为读者提供具体的实施方法与技巧，并通过教学案例使读者对团体沙盘游戏的过程有更立体的认识。

由于沙游实践性极强，使用该教材的教师不仅要在课堂上讲授沙游的理论与方法，还要合理安排课时（建议与课堂讲授课时相当）进行操作训练，这样才能使学生真正地掌握沙游疗法，为以后胜任沙游的实际工作打下扎实的基础。

编　者

2025 年 3 月

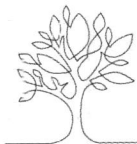

目 录
Contents

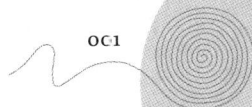

第一章
沙游概论

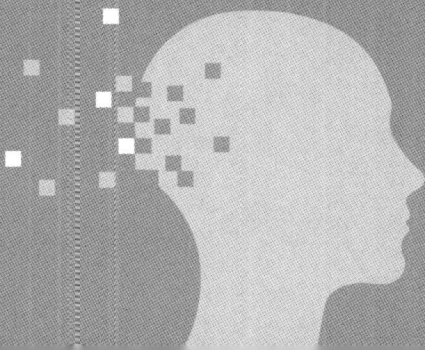

学习目标

1. 掌握沙游的定义。
2. 了解沙游的构成要素。
3. 理解沙游的不同使用方式和工作目标。
4. 区分沙游与沙盘工作，理解两者的异同。
5. 通过认识沙游的六个特征深入理解其内涵。
6. 明确地板游戏、世界技术与沙游之间的联系和区别。

导言

本书所述的沙游，是由荣格学派心理治疗师多拉·卡尔夫创立的一种心理疗法。这种疗法植根于荣格创立的分析心理学（Analytical Psychology）理论，尤其是该领域的自性与自性化历程理论。沙游是分析心理学的方法和技术之一，也是对分析心理学的重要发展，其对如何促进自性化历程具有创新的理解。经过多年的发展，沙游已成为一种独立的心理疗法体系。

近年来，我国许多心理咨询师、心理治疗师学习和使用这一疗法，也有很多心理学从业者各取所需地应用沙盘工具进行不同理论和目标取向的心理治疗、咨询、辅导和科研等工作。对于应用心理学本科生而言，学习沙游需要对这一特定疗法的定义、形成过程、内涵特征等有正确的理解，为之后进一步的学习、应用和研究打下基础。

在学习过程中，要注意沙游和其他使用沙盘工具进行工作（简称沙盘工作）是不同的：前者特指一种基于分析心理学的疗法，是一个专有名词；后者指在不同场合、不同理论取向、不同目标导向下使用含有沙子、微缩模型、陈列架、长方形浅盘、水等的工具套装进行工作。本章通过介绍沙游的定义、基本构成要素、工作目标、形成与发展、特征等，让读者理解和掌握沙游的内涵和形式。

01

第一节　沙游简介

英国医生玛格丽特·洛温菲尔德将沙盘工具（微缩模型、沙子、浅盘等）引入儿童咨询和治疗领域，帮助儿童表达他们的情感和内在世界。她通过观察儿童在这套工具中的游戏行为，发现了其作为表达非言语情感工具的有效性。沙盘工具主要用于与儿童来访者的沟通，也有一些人尝试将其用于咨询或治疗效果的评估。洛温菲尔德将自己创立的整套治疗方法称为"世界技术"（The World Technique）。卡尔夫依据荣格心理学相关理论，认为沙盘工具不仅是一种沟通技术，还是一种表达无意识意象的工具，为这些象征性意象提供了可视化的途径。在沙画创作过程中，当事人能够在自由、安全的空间中发挥自愈的潜能，促进自性化过程。卡尔夫将荣格分析心理学理论与洛温菲尔德的"世界技术"相结合，创造了沙游（Sandplay）这一疗法。沙游是对分析心理学的一种发展，是继"词语联想""梦的分析""积极想象"之后的一种重要的分析心理学方法与技术，为人们接近无意识和发挥无意识的治愈作用提供了新的途径。

尽管有些咨询师仍然按照洛温菲尔德的"世界技术"使用沙盘工具，或者以自己的方式使用沙盘工具，但卡尔夫的沙游疗法在当前是最主要的沙盘工作方法之一。因此，本书提到的"沙游"特指由卡尔夫创立的疗法。本节将介绍沙游的定义、基本构成要素、使用与目标，以帮助读者对这一疗法有基本的了解。

一、沙游的定义

为沙游下一个定义看似简单，但实际上并不容易。一个不慎，就可能只从工具的表面进行定义，而忽视了其核心内涵。对于沙游的理解和表述，历来存在一定的争议。这里我们介绍两个重要的观点：卡尔夫的观点以及国际沙游治疗学会（The International Society for Sandplay Therapy，ISST）的观点。

1. 卡尔夫的观点

卡尔夫在其著作《沙游：一种治愈心灵的途径》（*Sandplay: A Psychotherapeutic*

Approach to the Psyche）①中，阐述了沙游的核心机制、历程、工具的构成与规格，以及工作方式和理念。表1-1对卡尔夫的观点进行了简单罗列，以便读者有个初步的认识。

表1-1　卡尔夫关于沙游的定义

工作原则	工具构成	来访者任务	核心机制	重要过程
强调非言语性、非解释性；提供自由与受保护的空间（free and protected space）	沙子、各类小物件（称为微缩模型或沙具，包括人物、动物、建筑物、自然元素等）、陈列架（用于展示沙具）、长方形浅盘（供来访者构建沙画）、水（来访者可以在沙盘中加水来塑造不同的情境）	表达与经验[1]：通过形塑沙子，在沙子上摆放模型、模拟行动等进行自由创作，留下称为"沙画"的作品，并深刻感受这个过程	意象与象征	自性化历程：通过象征性的表达，逐步整合无意识与意识的内容

[1]"经验"通常作为名词使用，但本书将"经验"用作动词，以强调来访者在沙游过程中对自身内在状态的深刻体悟，凸显"用心、投入、坚持和深刻"的意义。而"体验"在汉语语境中有时显得较为轻松、短暂，通常指具体、感官性的感受，如体验购物或美食。

2.国际沙游治疗学会的观点

国际沙游治疗学会将沙游疗法定义为一种根植于荣格心理学理论的心理治疗方法。该疗法由卡尔夫创立并发展。沙游疗法使用沙子、水和微缩模型，在一个自由与受保护的空间内进行，个体可以在沙盘中创造象征性意象。该疗法能够促进来访者意识与无意识之间的持续对话，激发治愈过程并促进人格发展。②

二、沙游的基本构成要素

沙游的基本构成要素包括：一位熟悉分析心理学理论与技术，并有能力提供自由与受保护的空间的咨询师；一套与来访者文化背景相符的沙盘工具；安全、安静、舒适的沙盘室；积极参与的来访者。前三个要素的组合是促成有效咨询的基础，但要实现疗效还需要来访者积极参与。来访者必须愿意并能够在沙游过程中进行自我经验与探索，从而让自愈与自性化过程得以发生。

---

① 卡尔夫的沙游专著最初用德文写成，并以"沙游"（*Sandspiel*）为标题，出版于1966年。英文译本《沙游：儿童心灵的镜子》（*Sandplay: Mirror of a Child's Psyche*）于1971年出版。1980年，出版社重译该书并再版，以"沙游：一种治愈心灵的途径"（*Sandplay: A Psychotherapeutic Approach to the Psyche*）为书名。
② 高岚，申荷永.沙盘游戏疗法[M].北京：中国人民大学出版社，2012:4.

1. 咨询师

沙游是基于分析心理学理论的一种方法与技术。作为沙游疗法的运用者，咨询师需要对分析心理学理论有足够深入的理解，并接受相应的临床训练。咨询师需要具有提供自由与受保护的空间的能力，并在实际的沙游经验中不断感受、体悟和提高。

2. 沙盘工具

个人和集体无意识的意象借助沙盘工具中的微缩模型来表现。尽管无意识具有跨文化性，但不管是个人无意识还是集体无意识，都受到社会文化的影响。因此，沙盘工具的使用需要考虑与来访者的成长文化相匹配的问题。

3. 咨询室

无论是咨询师实施沙游，还是来访者经验沙游，都需要一个承载和保护这一切的物理空间，也就是说，咨询师要营造一个安全、安静、舒适的物理空间来承载整个咨询过程，为来访者提供一个向内探索的环境。

4. 来访者

沙游本身是充满无限可能的，但在临床工作中，并非每位来访者都能使用沙盘工具进行工作或通过心理咨询来帮助自己。与其他心理咨询方法和技术一样，沙游中的来访者需要有一定的主动性去经验这个过程，愿意通过象征性表达来经验和整合自己的内在。

上述沙游的四个基本构成要素，都是让自愈与自性化过程发生的必要条件。

三、沙游的使用与目标

在以往的实践工作中，有三种常见的沙游使用方式，分别为以言语分析为主、沙游为辅，以沙游为主、言语分析为辅，以及两位不同的咨询师同时进行沙游和言语分析。

1. 三种沙游使用方式①

沙游作为一种心理疗法，在咨询工作中往往不被单独使用，而是与言语分析进行不同程度的结合。以下是三种常见的沙游使用方式。

---

① 凯·布莱德温,巴巴拉·麦肯德.沙盘游戏:心灵的默默耕耘[M].张敏,江雪华,范红霞,译.北京:中国人民大学出版社,2023:30.

（1）以言语分析为主、沙游为辅

在这种方式中，沙游被作为言语分析的辅助手段。很多咨询师会将沙游视为与其他分析工具相似的辅助工具。咨询师利用沙游来补充言语分析，帮助来访者将沙盘场景与自身经历、问题或移情反应联系起来，从而更好地理解和解释来访者的心理状态。

（2）以沙游为主、言语分析为辅

这种方式强调将沙游作为咨询的核心技术。咨询师在咨询过程中主要通过沙游来观察和理解来访者的无意识表现，促进来访者的自愈。言语分析作为辅助手段，帮助咨询师和来访者更深入地探讨沙盘中的象征性内容和情感经验。

（3）两位不同的咨询师同时进行沙游和言语分析

这种方式结合了前两种方式的优势，由两位不同的咨询师同时进行咨询。一位咨询师负责沙游的指导和观察，另一位咨询师则进行言语分析。两位咨询师独立工作但又紧密合作，从不同的角度帮助来访者解决心理问题。这种方式需要两位咨询师高度协作，确保咨询过程的有效性和一致性。

通过这三种方式，沙游在心理咨询中的作用得到了人们的广泛认可。这些不同的使用方式不仅丰富了沙游的理论和实践，也使得这一疗法能够更好地适应不同的咨询需求和个体差异。

2. 沙游的目标：治愈与成长①

沙游作为一种基于分析心理学的心理疗法，具有治愈和成长这两个密不可分的核心目标。治愈的过程常常伴随着成长的发生，成长也是治愈的重要结果。

在治愈方面，沙游通过创造安全与受保护的环境，帮助来访者自由地表达内心的创伤。这种治愈过程不仅是对具体症状的缓解，更是一场深入心灵的探索。通过在沙盘上进行创造与表达，来访者能够宣泄情感，直面早期创伤，并激活内在的自愈力量。咨询师在这个过程中扮演着至关重要的角色，他们提供共情、支持和保护，尊重来访者的节奏，以便让来访者顺利治愈。

在成长方面，沙游为来访者提供了具有无限可能的空间，促进其人格发展和意识扩展。通过与自性的重新连接、内在对立面的整合以及灵性探索，来访者可以实现心理能量的转化，从内在的自责转向外在的创造，进而获得心灵的深层次成长。沙游可以帮助来访者在精神层面实现自我超越，最终实现内心的和谐和平衡。

咨询师在沙游中扮演的角色，不仅是安全的咨询环境的提供者，更是陪伴来访者走过治愈与成长之路的引导者。咨询师需要不断学习和反思，深化对象征、人类发展和相

---

① 凯·布莱德温，巴巴拉·麦肯德.沙盘游戏：心灵的默默耕耘[M].张敏，江雪华，范红霞，译.北京：中国人民大学出版社，2023：52.

心理学理论的理解，以更好地帮助来访者应对心理创伤，促进人格发展，实现全面的心理健康与成长。

3. 中国文化视野下的沙游目标[①]

除了上述从治愈与成长的角度阐述的沙游目标外，我国学者在中国文化的视野下将沙游目标分为三个不同的层次。

（1）安其不安：医心与心理治疗

沙游作为一种心理疗法，旨在帮助个体透过心理症状找到深层次的原因，达到治愈的效果。这与中国传统医学中"心病还须心药医"的理念相呼应，沙游通过心理分析，帮助个体从内心深处解决问题，达到心理健康的目的。

（2）安其所安：安心与心理教育

沙游不仅用于治愈，还在心理教育中发挥重要作用。通过沙游，个体可以实现积极的心理发展，培养自信和自由的个性，并提升想象力和创造力。心理教育的目标不仅在于治愈，还在于通过内在的发展，帮助个体超越自身局限，达到更高的精神层面。

（3）安之若命：明心与心性发展

沙游也关注心性的发展和自我成长，其通过整合意识与无意识，帮助个体认识自我，领悟人生的意义，经验自性化的过程，从而获得"天人合一"的感受。这种经验有助于个体在面对生活中的挑战时，保持内心的平静。

02

第二节　沙游的形成与发展

沙游起源于威尔斯的"地板游戏"，其在洛温菲尔德的"世界技术"的基础上发展而来。自引入中国以来，沙游经历了从初步实践到本土化研究的发展阶段，与中国传统文化思想紧密结合。了解沙游的形成与发展历程有助于我们理解其理论基础及在心理咨询与治疗中的应用价值。

○　高岚,申荷永.沙盘游戏疗法[M].北京:中国人民大学出版社,2011:172.

一、威尔斯的地板游戏

威尔斯是英国著名作家，尤以科幻小说著称，被誉为"科幻界的莎士比亚"。他一生发表了诸多著作，包括《时间机器》（*The Time Machine*）、《世界史纲》（*The Outline of History*）、《地板游戏》（*Floor Games*）、《小小战争：男孩的游戏》（*Little Wars：A Game for Boys*）等。他参与起草的《人权宣言》后来成为今天联合国《世界人权宣言》的蓝本。

1. 地板游戏的内容介绍

1911年，威尔斯的《地板游戏》正式出版，对后来沙游领域的创建形成了启发。两年后出版的《小小战争：男孩的游戏》更清晰地体现了"沙游"的雏形，游戏地点从"地板"移到了"桌面"，游戏中使用的"模型"也更类似于后来的沙具。

《地板游戏》一书呈现了威尔斯自己描绘的许多画面，以及他和两个小儿子在玩地板游戏时的实际照片。父子之间的一次地板游戏有时可以延续几天，来家中造访的客人也被吸引到游戏中来。游戏在一个由地板和地毯构成的封闭区域内进行，因此就当时的情形来说，这样的地板游戏具有一个容纳性的空间。此外，游戏空间里还有很多箱子，装有小房子、人物、战士、建筑材料、交通工具（小船、火车等）和各种动物模型玩具。

地板游戏一旦开始，一个普通的"地板空间"就转化成了探险的岛屿和想象的城堡，这正是该书侧重介绍的两类游戏主题——"神奇岛屿游戏"和"城市建筑游戏"。威尔斯还对游戏涉及的历史背景、各类城堡、发生过的战争、使用过的玩具模型、游戏环境本身等细节进行了详细的描述和独到的分析。

2. 地板游戏的意义

威尔斯阐述了自己鼓励孩子们玩这些游戏的理由：在这地板上，不断涌现出数不清的、富有想象力的游戏内容，它们不但使孩子们在一起玩得很开心，还为他们以后的生活建立了一种广阔的、激励人心的思维模式。[①]

现在儿童心理治疗领域的学者通常将威尔斯的地板游戏视为能够促进儿童发展的一种方式。不过威尔斯本人不是专业的心理学家，他既没有意识到游戏在个体心理层面的意义，也从未想过对两个儿子的自发创建活动做出心理层面的解释。

但是，威尔斯确实对幼儿自发的游戏和创造性想象很感兴趣，并且对此进行了大量的观察与研究。他发现，荣格的集体无意识和原型理念与他自己的某些观点是一致的。1923年，荣格在英国讲课期间，威尔斯曾与其分享和探讨了相关研究与思想，他们相谈甚欢，两个人都有所启发。

---

① Wells H G. Floor Games [M/OL]. Sydney：Project Gutenberg of Australia，2015-05；cited 2024-08-30. http://gutenberg.net.au/ebooks15/1500561h.html.

▌二、洛温菲尔德的"世界技术"

洛温菲尔德注意到了威尔斯地板游戏的理念，看到了其在心理学领域的应用前景，并对其进行了创造性的发展。她收集了各种各样的玩具、积木、游戏材料，并将其作为与那些患有神经症孩子们沟通的中介或载体。洛温菲尔德意识到利用这些游戏材料能使孩子们表达他们最深层的、前言语的想法和感受。由此，地板游戏开始进入儿童心理治疗领域。在临床实践过程中，"世界技术"得以诞生，它强调让儿童的"手"来说话。

1.成长背景

（1）对于儿童内心世界的关怀

1890年，洛温菲尔德出生于英国伦敦。她在童年时期很少有机会见到母亲，自然也很少得到母亲的关心和爱护。她童年的很大一部分时间都在卧床养病，忍受着痛苦与孤独。她夜里经常惊醒并尖叫到昏厥，还有难以摆脱的吮吸拇指的习惯。这种童年的不幸经历，促使成年后的洛温菲尔德热衷于探索童年的意义。

1918年，洛温菲尔德从医学院毕业，随后在几个不同的医疗单位服务，包括医院、军队和战俘管理处。战争期间，每日面对的恐惧与无助的气氛，使她总是回忆起童年不开心的经历，也加深了她对不幸儿童的同情与理解。自己童年的苦楚以及成年后面临的艰难的战争岁月，成为她致力于理解儿童内心世界的背景。第一次世界大战结束之后，洛温菲尔德开启了研究生阶段的学习生涯，专攻儿童发展研究领域。1923年，她获得医学研究委员会的奖学金，在格拉斯哥的皇家儿童医院研究儿童急性风湿症与家庭条件之间的关系，并于1927年发表了第一篇学术论文"机构与风湿症儿童"（*Organization and Rheumatic Child*）。

（2）探索非言语沟通的兴趣

洛温菲尔德的生活经历使她对语言是人际交流的主要工具这一观点持怀疑态度。她成长在一个同时使用多国语言交流的复杂而混乱的环境当中，多次遇到语言不能澄清问题反而使问题变得更加混乱的情况。在战争年代，她做过四种语言的翻译，深切感受到语言交流的冲突和模糊。她意识到语言是有局限性的工具，不能充分表达意义，因此探索非言语沟通的多维度成为她毕生的追求。

在洛温菲尔德看来，儿童与成人之间的交流总是存在某种障碍，这其中就包括语言能力方面的障碍，因而，她提出了"图画思维"（picture thinking）这一概念，认为儿童能够通过手传达丰富的心智、情感和体验，而这些并不能用语言来表达。因此，成人在与儿童交流的时候，用图画和动作往往比用语言更有效果。儿童在"世界技术"中展现了自己，并通过这种展现发现了自己。儿童通过丰富的象征体验着自己的情感，也赋予了"世界技术"特殊的意义。

2. "世界技术"的诞生

1928年，洛温菲尔德创建了自己的儿童心理诊所，专门为患神经症的儿童和困难儿童提供服务。在威尔斯"地板游戏"的启发下，洛温菲尔德找来各种各样的游戏材料放在诊所。来诊所寻求帮助的孩子们，兴奋地称装有这些游戏材料的箱子为"奇妙箱"。1929年，她将诊所迁到另一处，洛温菲尔德突发奇想，在她的游戏室里添置了两个镀锌的盒子：一个盛沙，一个盛水。诊所的孩子们自发地将游戏材料放到盛着沙和水的两个盘子中。一种影响深远的心理治疗技术由此诞生。顺着孩子们的称呼，这项新的治疗技术被称为"世界技术"（The World Technique）。

儿童自发地游戏，自发地创造，自发地给这个游戏起了名称。儿童在这当中得到了他们所需要的东西，自然地游戏并自发地表达。洛温菲尔德也从中得到了一种与前来看病的孩子们沟通的有效工具。孩子们喜欢这种互动方式。同时，该工具能够作为一种语言，呈现孩子们的"问题"，起到交流与沟通的作用。孩子们在有沙有水的盘子里，摆放他们喜欢的各种玩具与模型，表现他们的情绪与心理状态，表达他们所遇到的问题以及应对问题的方式。通过这种方法，洛温菲尔德开始有效地进行儿童心理研究和儿童心理治疗工作。

3. "世界技术"的目标和功能

1931年，洛温菲尔德在英国心理学年会上提交了一篇论文，介绍了自己儿童心理诊所的工作以及工作中所使用的技术。对于儿童的心理治疗，洛温菲尔德确定了三个工作目标：其一，通过提供安全感来降低儿童的焦虑，接受儿童所有的表现可以使儿童获得这种安全感；其二，通过象征性游戏，激发患神经症的儿童背后的情绪能量；其三，为儿童提供一个有助于他们通过自己的努力实现内在稳定的框架，使他们能够处理自己的攻击性冲动。除此之外，洛温菲尔德还在这篇论文里表达了与传统精神分析不同的观点，她认为传统精神分析所强调的移情和解释并非特别重要，游戏本身，即使没有解释，也能够起到有效的治疗作用。

1935年，洛温菲尔德出版了自己的第一部专著《童年游戏》（*Play in Childhood*）。在这本书中，她指出游戏对于童年是至关重要的，涉及儿童的适应过程，与一个人的成长与发展密切相关。童年的游戏将深深地影响人们适应现实生活的能力。在洛温菲尔德看来，童年游戏至少有四种功能性目的。第一，游戏是儿童接触与适应环境的手段。童年的游戏与成年人的工作在本质上具有类似的社会功能；第二，游戏能够沟通儿童的意识与情感体验，包含着哲学与宗教之于成年人的意义；第三，游戏让儿童把自己的情感生活进行外部表现，如同艺术之于成年人的作用；第四，游戏能够使孩子得到轻松愉快的体验。

在《童年游戏》的结尾部分，洛温菲尔德写道：若是没有充分游戏的机会，那么就不会有正常与和谐的情感发展。[①]把游戏作为心理治疗与治愈的因素与源泉，是洛温菲尔德的洞见与贡献。1956年，洛温菲尔德获得基金会的资助后，开始全面而系统地总结她关于"世界技术"的理论与实践。1979年，在洛温菲尔德去世6年后，她的第二部专著《世界技术》（*The World Technique*）出版。

三、卡尔夫的沙游

在卡尔夫看来，一个人在构建沙盘时，可以呈现由潜在的无意识心灵引导的心理过程的开始与发展。

1. 个人成长与发展

1904年12月21日，卡尔夫出生于瑞士。1944年，通过孩子们之间的交往，卡尔夫结识了荣格的女儿格莱特，并由此认识了荣格夫妇。1949年，卡尔夫开始了她在瑞士苏黎世荣格研究院6年的学习，并由荣格的夫人爱玛荣格为其进行心理分析。

1954年，卡尔夫参加洛温菲尔德在苏黎世的讲座，深受启发，希望寻找一种能够有效帮助儿童进行心理分析的方法与途径。1956年完成苏黎世荣格研究院所有课程后，卡尔夫前往英国伦敦洛温菲尔德的儿童心理诊所学习"世界技术"。一年后，卡尔夫从英国返回瑞士，开始在荣格分析心理学和东方哲学的基础上整合洛温菲尔德的"世界技术"，并最终用"沙游"来命名自己的理论与实践。

1962年，在瑞士苏黎世第二届分析心理学国际会议上，卡尔夫提交了以"原型作为治愈的因素"为主要内容的论文。在这篇论文中，她运用了荣格的学生、著名分析心理学家若伊曼的心理发展阶段理论，以及中国北宋哲学家周敦颐的太极图思想，结合自己的沙游个案，在沙游这种特殊形式中展现了自我发展的无意识进程，以及沙游中原型和原型意象的象征性表现。

在这篇论文发表的同时，她也完成了自己关于沙游治疗的专著《沙游》（*Sandplay*）。1971年，该书由洛杉矶荣格研究院的奠基者之一希尔德·科茨翻译成英文出版，书名为《沙游：儿童心灵的镜子》（*Sandplay：Mirror of a Child's Psyche*）。1980再版时书名为《沙游：一种治愈心灵的途径》（*Sandplay：A Psychotherapeutic Approach to the Psyche*）。在书的开篇，她用荣格的自性化理论引出了沙游，阐述了诺伊曼的自我发展理论，随即介绍了周敦颐的太极图思想。在此基础上，她介绍了自己用沙游进行的9个个案，并且在介绍个案的过程中加入了她自己的沙游思想和理论。

2. 卡尔夫与荣格思想

卡尔夫认为，在发展沙游的过程中，荣格的指导与帮助最为重要。荣格思想中的集

○ Lowenfeld M. Play in Childhood[M]. London：Victor Gollancz，1935：321.

体无意识、原型、原型意象、自性化过程是卡尔夫创造沙游体系的重要理论支撑。通过游戏，在这种自由与受保护的空间中获得自性的体验与发展，正是卡尔夫创立沙游的基本意义之所在。

在弗洛伊德个体潜意识的基础上，荣格发展和创造了集体无意识。荣格用它来表示人类心灵中所包含的共同的精神。根据荣格分析心理学的理论，集体无意识通过某种形式的继承或进化产生，是由原型这种现存的形式构成的。荣格认为原型是人类原始经验的集结，它们像命运一样伴随着我们每一个人，其影响可以在我们每个人的生活中被感觉到。[①] 如同道之存在与道之体现的不同，我们很难直接认识原型本身，于是荣格又引入了"原型意象"这一概念，认为这是原型将其自身呈现给意识的主要形式。

荣格主张通过积极想象来感知内在的视觉意象。卡尔夫并不满足于此，她通过沙游使得无意识的内容能够通过物质本身得以呈现。意象通过双手无意识的动作得以成形。先是成形，然后被知觉。这样意象就不是从内部而是从外部进入意识的。精神的内容借助手得以物化，让我们可以实实在在地触摸到它。

3. 卡尔夫与周敦颐的太极哲学

在诸多思想家和哲学家中，卡尔夫对我国宋代思想家周敦颐"情有独钟"。在她的代表作《沙游：一种治愈心灵的途径》中，她把周敦颐的太极图及其哲学思想作为理解沙游运作的重要理论基础。《太极图说》是周敦颐留下的最重要的哲学论著。这本论著不仅包含扑朔迷离、奥妙无穷的太极图，还有注解与阐释太极图的精妙文论，如"无极而太极。太极动而生阳，动极而静，静而生阴，静极复动。一动一静，互为其根；分阴分阳，两仪立焉。阳变阴合，而生水、火、木、金、土，五气顺布，四时行焉。五行一阴阳也；阴阳一太极也。太极，本无极也。五行之生也，各一其性。无极之真，二五之精，妙合而凝。乾道成男，坤道成女，二气交感，化生万物，万物生生而变化无穷焉"。

卡尔夫将周敦颐的太极哲学分为心理发展的四个阶段，即出生时的自我、意识自我和人格发展的过程、自性化过程、心理分析中的转化（详见第二章第四节），发挥了太极图的心理学意义。太极八卦和阴阳五行，一直是卡尔夫所追求的沙游治疗的本质内涵，以及其作为方法技术的内在核心结构。

▌四、沙游在中国的发展

沙游自20世纪90年代引入中国，经历了初步实践与本土化研究的发展阶段。在这一过程中，我国学者积极引进和学习沙游理论和技术，并将其与中国传统文化相结合，进行本土化发展。如今，沙游已广泛应用于临床、教育等多个领域。

---

①   Jung C G. The Collected Works of C.G. Jung[M]. Princeton：Princeton University Press，1977：342.

1. 引入与初步实践阶段

沙游在20世纪90年代末传入中国，在一批学者的推动下迅速发展。其中，国内学者申荷永和张日昇起到了重要的推动作用。在沙游引入过程中，不同学者有不同的见解。申荷永致力于将沙游与中国传统文化做进一步结合；张日昇则沿用日本的箱庭疗法。两者的基本理论、建立与实施的原则都沿袭了卡尔夫的沙游，也都对沙游在中国的发展做出了不可或缺的贡献。

1993年，申荷永在美国学习期间与国际分析心理学会（IAAP）建立了学术交流。次年，国际分析心理学会主席汤玛斯·科茨及其团队来中国与我国学者进行学术交流。此行加速了沙游进入中国的进程。1995年，申荷永等人参加了在瑞士苏黎世举办的第十三届国际分析心理学大会，接受了有关沙游的专业培训，并将相关研究资料和专业书籍带回中国进行推广。1998年，受国际分析心理学会的委托，申荷永等人组织了首届心理分析与中国文化国际论坛，促进了沙游的专业交流和学术研讨。

日本临床心理学家河合隼雄跟随卡尔夫学习沙游，于1965年将这一治疗方法引入日本，并将其命名为"箱庭疗法"。中国学者张日昇师承这一体系，于1998年将箱庭疗法引入中国。因箱庭与中国传统园林、盆景艺术具有相似性，张日昇沿用了河合隼雄的"箱庭疗法"这一名称[1]。随后，他在学术期刊上发表介绍箱庭疗法的文章，及有关箱庭疗法的个案研究、基础研究等。

因沙游具有非言语性优势，它最初在我国被应用于儿童和青少年的心理咨询。研究者通过临床个案研究对沙游的基础理论、基本内容和假设进行探索，并尝试验证该方法应用于儿童咨询的有效性。沙游在缓解儿童的焦虑、抑郁、恐惧、创伤后应激障碍、注意缺陷与多动障碍、行为障碍等方面的积极效果得到了研究的部分支持。

2. 深入发展与本土化阶段

沙游既有荣格分析心理学的基础，也有东方传统文化的渊源，有学者由此认为它是东西方文化相结合的产物。随着沙游的推广和应用，众多学者对其展开理论研究和应用研究。

在理论研究方面，研究者致力于探索沙游与东方思想和中国传统文化的联系。申荷永和高岚在其著作《沙盘游戏：理论与实践》中深入探讨了沙游与儒家文化、道家哲学（特别是《易经》、周敦颐的《太极图说》）之间的联系。他们在另一本著作《沙盘游戏疗法》中指出，以中国传统文化思想（尤其是其中的道家思想）为基础，沙游的操作具有开放、自然、自由与受保护相结合的风格[2]，中国传统文化思想中的具象性思维与寓意性表达，正是沙游操作的要点和主要特征[3]。张日昇在其著作《箱庭疗法》中专

---

① 张雯,张日昇,孙凌.近十年来箱庭疗法在中国的研究新进展[J].心理科,2010,33(2):390-392,451.

② 高岚,申荷永.沙盘游戏疗法[M].北京:中国人民大学出版社,2012:15.

③ 高岚,申荷永.沙盘游戏疗法[M].北京:中国人民大学出版社,2012:15.

门分析了东方思想、思维和艺术对沙游的影响。这些研究不仅强化了沙游与中国传统文化的结合，而且为沙游的本土化提供了坚实的理论基础，推动了沙游在中国的深入发展和广泛应用。

在应用研究方面，沙游的发展主要表现在以下几个方面。第一，研究者不仅研究沙游作为心理咨询方法的作用，还对具有评估意义的沙盘主题特征进行研究。当前，沙游作为评估工具的必要性和有效性尚存争议。第二，沙游的适用对象不局限于儿童，它在中学生、大学生和成人心理治疗中也取得了良好的效果，团体沙盘游戏辅导的效果也在相关研究中得以验证。第三，沙游的应用领域从临床咨询与治疗扩展到学校、企事业单位的心理健康辅导等，并主要以团体辅导的形式开展。团体沙盘游戏辅导作为一种促进学业表现、心理成长和干预的工具应用于学校，涵盖原生家庭影响、生命价值观、人格成长等多个主题。沙游还被应用于职场人员的心理辅导和教育，如缓解心理压力、预防职业危机等。此外，沙游还被应用于重大社会事件后的心理创伤干预。在地震等重大灾难和事故后的心理创伤干预中，表达性（非注重咨询与治疗）沙游被用于降低创伤后应激障碍的影响。

总之，沙游自引入中国以来，经历了从初步探索到深入实践的发展历程。在这一过程中，临床应用的不断拓展和理论研究的逐渐深化，使沙游成为我国心理咨询的重要方法。展望未来，沙游还需要深化本土化研究，以更好地贴合我国社会的文化背景和服务对象的心理需求。

03 第三节　沙游的特征

沙游作为一种独特的心理疗法，具有多种关键特征。第一，专门性。沙游专指卡尔夫基于荣格分析心理学创立的心理疗法，这使其区别于其他类似的沙盘技术。第二，非言语性。来访者可以通过象征性表达深入探索内在情感与无意识内容，而不依赖于语言。第三，游戏性。沙游模仿儿童的自然游戏过程，让来访者通过自由的游戏表达，在安全的环境中实现心理整合与治愈。第四，象征性。这体现在沙盘中的物件象征着无意识内容，能直观地呈现来访者的心理冲突。第五，限制性。尽管沙游有很大的发展潜力，但也存在一定的限制，需要在合适的条件下使用，并依赖于咨询师的专业素养和自由与受保护的环境。第六，普遍适用性。这使沙游能够跨越文化和语言的界限，广泛应用于全球各地。

凭借这些特征，沙游成为一种有效而独特的心理疗法。正确理解沙游的特征有助于人们掌握其内涵与边界。这也是咨询师安全有效地使用该疗法的关键。

一、沙游的专门性

尽管卡尔夫和洛温菲尔德都使用类似的沙盘工具，但由于他们的理念存在一定的差异，为了区别于洛温菲尔德的"世界技术"，卡尔夫将自己的方法命名为"沙游"。因此，沙游是一个狭义的概念，特指荣格学派分析师卡尔夫基于分析心理学理论所创立的心理疗法，也包含了她所改进并制定标准的沙盘工具。

1. 沙游的本质

作为荣格学派的治疗师，卡尔夫认为，沙游能够揭示儿童的自性化过程。她指出，沙游的疗效不在于来访者通过沙画告诉咨询师什么，而在于他们在创作时经验了什么，以及他们与咨询师之间的关系。沙游的核心是自性化的过程。要学习和使用沙游，理解自性化的核心概念至关重要，因为自性化是沙游的最终目标。通过这一过程，个体能够实现完整的心理整合。

荣格的自性化概念揭示了个体发展的内在意义和最终目标，其强调在自性化的过程中，既认识到人类共有的普遍性，也尊重个体的独特性。需要注意的是，整合与自性化是两个不同的过程。整合是指自我逐渐将被压抑或隐藏在无意识中的内容纳入意识，而自性化则超越了这一过程，使个体能够真正领悟自身在世界中的独特性与完整性，同时清醒地意识到自己的平凡与普通。如果一个人无法接受和整合自身内在的阴影，就可能导致自负和自我膨胀；如果一个人无法正视自身的独特性和完整性，就可能引发自卑和自我贬低。然而，单纯地将无意识心理内容整合进意识并不足以实现自性化。自性化不仅仅是整合个体的无意识，还需要根据内在自性（即人格中心）的指引调整个体意志和行为，以实现个体内在与外在的协调统一。自性化不仅涉及意识的成长，还要求个体持续关注自我与自性的协调一致。内在阴影的有效整合是个体实现自性化的基础，只有当自我变得更加健康和强大时，个体才能更好地应对自性化过程中的挑战，并在这一过程中不断调整自我。

2. 与沙盘工作的区别

沙游基于分析心理学的理论进行操作，注重来访者一系列沙画创作的过程，遵循无意识工作的原则，强调来访者对这一过程的体验，同时对其进行延迟解释。

沙盘作为一个通用术语，既指一套用于心理咨询和治疗的工具，包括沙子、各种小配件（或称微缩模型、沙具）、陈列架、长方形浅盘、水等，也指一种在装有沙子的长方形浅盘中进行自由创作的技术。咨询师引导来访者通过形塑沙子、摆放微缩模型（沙具）、模拟行动等进行工作（之前甚至有研究者认为，沙盘不必局限于沙子和浅盘，使用桌面即可），这种自由创作的工作被称为"沙盘工作"。

沙盘工作是一个广义的概念，指使用沙盘这一工具进行的多取向工作，其包括洛温菲尔德的方法、卡尔夫的方法、将沙盘工具作为测试或诊断工具，以及基于不同理论或目标取向进行的心理治疗、心理咨询、心理辅导、心理测量等多种应用。

3. 与中国传统文化的关系

沙游在其发展过程中深受中国传统文化的影响，尤其是中国哲学思想（如《易经》、阴阳理论）的启发。荣格心理学强调的自性化过程与中国传统文化中的整体和谐观念有着密切联系。荣格及其学生卡尔夫都深入研究中国传统文化，并将其中的哲学思想和方法论视为心理治疗的重要基础。卡尔夫在创立沙游时，特别重视中国传统文化中的象征符号系统，如《易经》中的卦象、阴阳等。她用这些符号帮助来访者在沙盘中探索和表达无意识中的内容。她强调，沙游的疗效更多取决于来访者在沙游过程中自发的象征性表达与内在经验，这一点与中国传统哲学中注重内在修行的思想相契合。

4. 与箱庭疗法的区别

沙游传入日本后，在与当地文化和传统融合的过程中得到了适应性改造，发展出独特的风格，演变为更符合日本民众心理和日本社会背景的疗法，并被命名为"箱庭疗法"。可以说，箱庭疗法是在沙游的基础上结合日本文化背景发展起来的本土化心理疗法。箱庭疗法这个名称本身就体现了日本文化的特色。"箱庭"在日语中意为"盒子中的庭院"，反映了日本传统园艺中对微观世界的精致处理，形象地描述了个体在沙盘中创造世界的过程。通过将沙盘视为一个可以精心布置的小庭院，箱庭疗法强调个体在有限空间内表达内心世界的能力。这种方法与日本文化中的禅宗思想、自然主义和简约美学密切相关，这使其在日本心理治疗领域占有独特的地位。

沙游的理论部分源于中国传统文化。卡尔夫在创立沙游时，参考了《易经》和道家哲学等思想，这些文化元素与荣格心理学的理念高度契合，特别是在强调个体内在和谐与自性化的过程中。中国文化强调和谐与内在自我发展的理念与沙游中自性化的过程不谋而合。因此，箱庭疗法传入中国之后也得到了很大的关注和较大范围的应用。

▌二、沙游的非言语性

沙游是一种深层次的非言语性心理探索方式。作为一种心理疗法，沙游因独特的非言语性而备受关注。与言语疗法相比，沙游提供了一个不同的空间，允许来访者通过象征性场景表达内在的情感与无意识内容，并经验这一切。在这个空间中，沉默、手的操作和象征性场景共同作用，使无意识内容得以显现和处理。咨询师在这一过程中扮演着关键角色，他们通过理解来访者的象征性表达并延迟解释，帮助来访者逐渐将这些无意识内容整合到意识层面，实现内在的治愈与成长。沙游与言语疗法相互独立，但两者可以相互辅助，在必要时结合使用。

1. 言语与非言语的表达方式

言语通常被视为表达情感和传达内在经验的主要方式。言语往往是理性层面的表达工具，言语的逻辑性和结构性使得它往往与意识层面密切相关。然而，其本身存在局限性，尤其是在表达复杂、深层次的情感或无意识内容时。对于一些来访者来说，言语表达有时无法准确传递其深层次情感和想法，尤其是涉及复杂的情感和无意识内容时。在这种情况下，非言语性疗法，如沙游，便成为一种重要的方式。

在沙游中，来访者通过摆放沙具、移动沙子、加入水等，创建象征性场景，而这些场景则反映了他们的内心状态和无意识的内容。这一过程不依赖于言语，而是通过象征、形象和空间来表达和感受内在的情感冲突和心理图景。在这种情况下，非言语表达方式不仅是对言语表达方式的补充，更是一种不同于言语的触及内在心理现实的手段。

手在沙游中扮演着重要的角色。通过手的触摸和操作，来访者能够将内在的情感和无意识内容转化为可以看见和理解的象征性形式，也可以在一个安全的空间中表达那些平时无法用言语表达的情感和冲突。这种非言语的表达方式使得沙游在处理深层次的心理问题时，具有独特的优势。手的操作赋予了无意识内容一种具体的形式，使其得以显现和被感知。这一点对于人们理解沙游的疗效至关重要。

2. 沉默

沉默是非言语的一个重要特征，在沙游中扮演着关键角色。在非言语性的沙游中，咨询师通常保持恰当的沉默，尽可能不进行干预或解释。这种沉默并不是简单的无声，而是一种有意识的、不打扰的陪伴，有助于为来访者提供自由表达和经验的空间。

在沙游中，沉默不仅是咨询师的态度，更是咨询过程中的一个重要环节。通过在关键时刻保持沉默，咨询师为来访者提供了一个无压力的环境，让来访者得以深入经验自己的内心世界，而无须将注意力放在外界的声音或解释上。

在沙游过程中，沉默被视为咨询的关键因素之一。沉默不仅为无意识内容的涌现提供了空间，还促使来访者深入经验自己的内心。沉默本身是多层次的。卡伦·西格内尔区分了三种类型的沉默：自我的沉默，大自然的沉默和深层的沉默。自我的沉默是指一种意识层面的静默，类似于我们在图书馆中所感受到的那种安静；大自然的沉默是指一种在大自然中（如森林中）的静谧感；深层的沉默则是指当我们深入无意识，在内心深处发现某种深刻的、无法用言语描述的状态时所感受到的那种沉默。

这种深层的沉默在沙游中尤为重要，它提供了一个让无意识内容涌现的空间。通过这种沉默，来访者能够更直接地与他们的内心世界接触，并经验那些隐藏在意识之下的情感。这种沉默不是简单的停止交流，而是一种有目的的安静，使得来访者能够在一个不被打扰的环境中探索自己的内在世界。

只有在必要时，通常是在来访者已经做好准备，能够承受象征内容带来的内在冲击时，咨询师才会进行适度的解释。这种延迟解释是沙游的关键原则之一，它避免了过早干预来访者的自发过程，保留了来访者自我探索的完整性。

3. 深刻理解与延迟解释

沙游中的沉默并不是一种被动的等待。在沙游过程中，咨询师的角色并非消极的旁观者，而是一个能够产生共情的观察者和倾听者。咨询师需要通过对象征内容的深刻理解，帮助来访者逐渐将无意识内容整合到意识层面。然而，咨询师并不是随时将这种理解转为解释，而是产生经过深思熟虑的延迟解释。

咨询师从意识层面更多地理解来访者象征性历程中的内容，有助于为来访者提供安全的心理环境，有助于接纳来访者无意识中浮现的内容，从而降低来访者因无意识内容的涌现和整合而产生的不确定感。为了更好地包容和接纳整个沙游历程，咨询师要不断地去理解沙盘中所传递的信息。尽管咨询师不可能也没有必要理解沙盘所显示的所有内容，但是不断培养和提升自己对历程中象征性内容的理解能力，有利于其不断培养和提升自己包容与接纳来访者沙游历程的能力。

延迟解释是沙游的一个重要原则。卡尔夫在沙游的初始阶段更强调非言语的经验，在后期则逐渐引入言语分析。这种阶段性的咨询策略，确保了来访者在安全的环境中逐渐成长和转化。咨询师不会在来访者刚刚创造出象征性场景时就立即进行解释，而是等待来访者内在准备充分之后再进行解释。这种不急于转化为理性理解的延迟解释，有助于来访者更深入地经验和处理无意识内容。延迟解释使来访者有机会让无意识不受不成熟的概念化的意识内容干扰，从而有机会按照自己的方式和方向去呈现，并被更为充分地经验。

4. 言语讨论与分析

在沙游中，非言语表达和经验至关重要。但在一个完整的心理咨询过程中，非言语和言语的方式通常需要结合运用。沙游为来访者提供了一个独特的经验场域，这种经验不同于通过言语讨论和分析所获得的理解，具有重要的治愈作用。然而，来访者通常不仅需要这种纯粹的经验，还需要通过言语讨论和分析，将经验转化为意识可以理解和处理的内容。

尽管沙游强调非言语性，但这并不意味着言语在咨询过程中无足轻重。相反，非言语经验与言语分析之间存在一种微妙的互动关系。在沙游的初期阶段，非言语被视为核心，来访者通过沙盘中的象征性场景表达和处理情感。随着咨询的深入，特别是在来访者对其内在冲突有了更深刻的理解和更好的情感整合后，言语分析开始变得不可或缺。

咨询师并非完全沉默无言，而是在适当的时机选择何时该说话、何时该保持沉默。在沙游中，沉默是至关重要的，因为它为来访者提供了一个独特的内在工作空间。然而，这并不意味着整个咨询过程都在沉默中进行。实际上，在其他时间，咨询师会通过言语与来访者一起工作，讨论梦境、移情、联想等心理内容。在实际临床工作中，沙游通常只占用咨询过程的一部分时间，其余的时间咨询师会用言语方式进行。

当来访者准备好以言语讨论他们的沙游作品时，咨询师可以利用这些象征性场景，帮助他们进行更深层次的心理分析。这种分析并不是单纯的解释，而是基于来访者的经验，引导他们将非言语的象征性内容与言语表达结合起来，从而实现更全面的心理整合。这种结合不仅在情感层面帮助来访者进行整合，也在认知层面加深了他们对自身心理过程的理解。

三、沙游的游戏性

沙游最初源自地板游戏，由成人观察儿童的自发游戏发展而来，并逐渐成为一种用于儿童和成人心理咨询与治疗的重要工具和方法。沙游的过程也强调认真游戏。游戏是个体天生的需要与成长的必要活动方式。不仅儿童有游戏需要，成人也有，但后者的游戏需要更容易被压抑。认真地游戏有助于个体——不管是儿童还是成人——实现心理整合与治愈。对于沙游而言，游戏是内涵，如果忽略了游戏，就无法实现对沙游的整体理解。

与弗洛伊德决裂后，荣格通过玩童年时的搭建游戏来破解自身的心理困境。在游戏过程中，他的内心涌现出大量想象，并通过后来被称为"积极想象"的方法，将情感转化为象征性意象。他发现，这种转化为他带来了内心的平静与安宁。他意识到，象征性活动能够揭示和整合隐藏在情感背后的意象。通过这些活动，荣格经验到它们的创造性和治愈力量，不仅释放了被压抑的心理能量，还在探索内心世界时获得了新的洞见和发展方向。荣格通过重温童年时期的游戏来与无意识接触，这一过程成为沙游从荣格分析心理学中起源的重要内容。这种童年游戏也标志着荣格最具特色的方法——积极想象的开端。积极想象不仅是荣格分析心理学的核心方法之一，也构成了沙游疗法的重要理论与方法基础。

1. 沙游的游戏性

卡尔夫将洛温菲尔德的"世界技术"与荣格心理学内容相结合，强调了游戏不仅是儿童交流的工具，还蕴含着无意识象征意象的潜能。沙游，在沙中游戏，目的不是创作沙画，而是游戏。沙游的核心特征之一是其固有的游戏性，因为其起源于儿童自然游戏。沙游基于分析心理学理论，并保留和强调儿童自然游戏的自发创造力和自由表达，为心理咨询与治疗提供了一种独特的方式。在这种疗法中，游戏性不仅仅表现为一种操作方法，更是一种治愈机制。游戏有助于个体连接内心世界和内在儿童，为其内心世界和内在儿童的表达、探索和自愈提供途径。尽管游戏过程可能引发一定的退行现象，但这种退行有助于解决早期的心理冲突，提供了一种更自然更直接的心理整合经验。通过在沙盘中构建场景，参与者能够自由地表达内心世界，这种过程不受言语的束缚，亦是非言语的创作过程。有些时候，游戏让来访者的破坏性有机会用玩、用轻微的方式来付诸行动，而不是在现实中用严重的破坏形式来呈现，这有利于来访者应对和处理自身的攻击冲动。

2. 从儿童到成人

"游戏"二字让很多人认为这是儿童的东西，是只适用于儿童的方法。沙游及其前身"世界技术"在创立之初确实是只用于儿童。在沙游出现之前，分析心理学的适用对象基本只有成人。虽然迈克尔·福德汉姆将工作重点放在儿童身上并与儿童一起游戏，但他从未真正认可沙游疗法。诺伊曼只是提出了有关儿童发展的重要理论。荣格没有提供针对儿童的疗法，他最初认为自性化是在人生后半段才会出现的，但后来包括卡尔夫在内的学者把这一概念扩展到人的早期发展阶段。这个扩展也是沙游重要的理论基础。虽然荣格重视游戏，游戏是治愈他自己的一个重要方法，他的游戏经验在发现无意识的过程中起到了关键作用，以至于他把自己的游戏经验看作象征智慧的创造性来源，但他并没有将此应用于儿童，而是认为这可以使人经验到原型性的"永恒少年"。这一经验象征着人格的完整性和潜在的精神力量。沙游的创立扩展了自性化概念，将诺伊曼的儿童发展理论应用于儿童临床咨询与治疗，填补了"分析连续谱"上针对儿童的技术空缺。

尽管沙游最初被视为一种儿童心理疗法，但在发展过程中，它逐渐成为适用于成年人的有效疗法。一个很重要的原因是对内在儿童的理解和重视。尽管很多成年人对这种疗法持拒绝的态度，认为其不够严谨，但一旦亲身经验，他们通常会发现其具有良好的效果。对于成年人而言，这种游戏性的表达方式能突破言语的限制，使其与内在儿童有关的心理问题得到有效释放和处理。这种自由的表达方式允许来访者通过游戏中的象征和情景重现，重新审视和整合个人的经历和情感。然而，对于有些人而言，与他们自己内在有趣的、自由的或创造性的部分产生连接是非常困难的。

3. 内在儿童[①]

内在儿童指的是每个人心中那部分天生并永远保持着童真、好奇和创造力的自我。随着个人成长，有时会出于某些原因（如环境没法回应或满足），这部分自我会被压抑或忽视。许多人误以为随着生物年龄的增长，心理上的儿童面目会自然消失或不再重要。然而，内在儿童并不会消失，它有时潜藏在我们的无意识中，继续影响着我们的情感和行为。

---

① "内在儿童"并非传统心理学术语，但它在理解心灵、心理咨询与治疗等领域具有重要意义，用以描述和处理个体原始的内在状态和需要。在沙游的讨论中，这一概念有助于人们理解其在原始情感处理和自我整合中的作用。

心理学家认为，内在儿童代表了人们最本真的情感和需求，一些未被满足或未被正确处理的需求可能引发人们成年后的心理问题。通过接触和理解内在儿童，成人可以重新连接那些被压抑的情感和经验，恢复心理上的平衡与完整。

在沙游中，内在儿童得以自由表达，这种表达可以是自发的、非理性的，甚至是无序的。但正是这种无序状态，打破了成人的心理防御机制，使其深层次的情感问题得以浮现。通过沙盘中的象征性意象和场景重现，内在儿童的需求和冲突被重新审视和处理，从而实现自我治愈。

荣格将内在儿童与永恒少年这一原型联系在一起，认为它象征着人格的完整与潜在的精神力量。通过沙游，成人不仅能够接触到内在儿童，还能通过这种深层次的心理经验，恢复被压抑的创造力和生命力，推动自性化过程的继续。这种过程帮助个体在成人的身份之外，找到与自身真实情感连接的内容，促进自身心理成长和自我实现。

4. 正确认识"儿童"

我们需要区分生物年龄的"儿童"与心理层面的"内在儿童"。很多人对"儿童"两个字有些误解，误以为其仅指生理年龄上的儿童。我们需要从心理或心灵层面来理解"儿童"。内在儿童是我们本来的心理面目和需要，它不会随着生物年龄的增长而消失，而是在我们成年后依然存在，成为我们心理整体健康的一部分，只是有时被一些人认为已经"过时"了、不再重要了。有些成人在意识层面觉得自己是一个纯粹的成熟的成人，其实是内在儿童躲藏起来了。

儿童天生就会游戏，儿童的活动方式就是游戏。游戏不仅是儿童的自然活动方式，也是其实现自性化的途径之一。儿童或成人不会游戏或无法参与游戏，是一个需要引起注意的问题。根据温尼科特的理论，游戏是一种源自亲密关系的神奇经验，尤其是在母爱的影响下，具有深远的心理意义。在现代社会，过度的计划和技术刺激可能会削弱儿童游戏的兴趣。成人的内在儿童有的是从未游戏过，有的是已经不被允许游戏了。沙游可以创造一个自由与受保护的空间，使来访者能够逐渐开放并分享内心感受，最终通过游戏实现心理的整合和自我发现。

5. 游戏时需要咨询师在场

来访者在进行沙游时，需要有一个不被打扰的自由与受保护的空间。游戏的时候咨询师在场，游戏才是治愈的。正如温尼科特在解释"独处的能力"时所强调的一个重要观点：独处并不是完全孤立无援，而是在感受到他人，尤其是母亲或主要照顾者的存在时，依然能够保持内在的独立。个体在这种状态下的"独处"并非真正的孤单，而是在照顾者的陪伴中探索和经验自己的内心世界。独处是一种复杂的心理现象，其发展涉及多个因素，而最基本的条件是，个体能够在他人的陪伴下感受到内在的独立与安全。沙游过程中，咨询师通过更深入地理解来访者象征性历程中的内容，在意识层面为来访者提供更加安全的心理环境，这有助于来访者接纳无意识中浮现的内容，从而减少因无意识内容的涌现和整合带来的不确定感。

四、沙游的象征性

荣格认为，象征在心理治愈中具有核心作用，它们不仅是连接意识和无意识的桥梁，还能启发个体的心理成长。象征性模型在沙游中提供了视觉化的表达方式，能够帮助个体探讨和理解无意识中的复杂内容。荣格进一步指出，象征来源于个人无意识和集体无意识。其中，个人无意识包含个人独特的经验，而集体无意识则涵盖人类共有的原型和象征。沙游中的象征性表现能够映射这些无意识内容，使咨询师更深入地了解来访者的内心世界。象征的力量不仅广泛存在于梦、幻想、神话、宗教中，还体现在沙游中。沙游的象征性表现同样可以助力个体的心理探索和成长。沙游通过模型及其象征来呈现意义，因而心理分析的象征性也在沙游中具有重要的作用。在沙游中，视觉化的意象能够激活来访者无意识中的治愈能量。来访者通过选择和摆放微缩模型来创建这些意象，使得深层次的心理内容和情感得以外化，从而在安全的环境中进行处理和整合。

1. 沙游中的象征性

原型本质上是一种形式，而非具体的内容，因此无法被直接意识到。荣格用原型意象来描述原型显现于意识的方式，但他始终注意区分原型与原型意象。原型作为无意识的一部分，不能被直接感知，但可以通过原型意象领悟其存在与意义。原型意象被看作原型的象征性表现。诺伊曼指出，无意识的内容进入意识后，会以象征性意象的形式出现，只有具备意象性且能够被描述的心理实在才能进入意识。因此，原型意象是原型在意识中的展现。象征通过可见的事物表达不可见的现实。我们需要考虑象征的两个层面：一是具象的、能够感知到的外在形象；二是象征背后普遍的、超越感知的内在精神意义。因此，"象"和"意"是象征的两个不可分割的方面。

荣格简明定义了象征，认为当一个词或图像超越了其表面的直接含义时，它便具有了象征性或象征意义。而所有的象征都带有深层的无意识特征，换句话说，象征正是无意识的语言或表达方式。作为一种在无意识层面进行的工作，沙游在很大程度上就是在分析象征所承载的意义，即象征所传递的无意识信息。在沙游中，象征通常具有原型的意义，既能表达困难，也能呈现治愈和发展。哈罗德·斯通在卡尔夫《沙游：一种治愈心灵的途径》英文版的序言中强调了象征及与象征相关的意象活动。他指出，沙游隐喻了这种象征性的玩法，在典型的想象与象征层面进行，这种游戏融合了愉悦与恐惧等多种情感因素。在这些想象中，不仅包含积极的善意，也包含消极的恶念。

咨询师除了具备心理学基础和专业素养，还需要具备两项关键能力，即理解象征性的能力，以及营造自由与受保护的空间的能力。由于沙游充满了象征性的语言，咨询师需要广泛了解象征在宗教传说、神话作品、童话作品等领域的运用。更重要的是，咨询师自身必须通过荣格分析心理学的训练或自身的沙游经验来深入理解这些象征性语言，并在这一基础上有效地陪伴来访者，与来访者共同探索象征背后的意义。虽然沙游是非言语的心理疗法，但其使用无意识的象征性语言"说话"。正如卡尔夫所指出的，理解沙盘中的象征对于咨询师而言，是掌握沙游这一疗法的重要工具。

2. 象征的形成

当自我在对立的心理内容之间无法实现平衡时，象征开始形成。这个过程发生在自我意识到这些对立内容存在的瞬间。当面对这类内在冲突时，自我会经历一种心理能量的积累。在没有合适的出口时，这种心理能量最终会沉入无意识。这种对立的心理困境促使心理能量向无意识转移。在个体将自性作为心灵中心时，心灵会发现一种原型，帮助个体解决当前的危机。这些原型意象不仅受到个体独特经历的影响，还与其文化背景的认同相关。这样的意象最终形成了象征。象征是无意识对自我适应危机的反应，并从原型意象中浮现出来。它像一座桥梁，连接自我的困境与无意识中的补偿产物，为个体提供了解决问题的新视角。

象征可以多种形式显现于自我意识中。这些形式包括梦境、幻想、突然的灵感或内心的直觉等。身体症状也可能传递象征的信息。无法言喻的情绪变化也可能是象征的一种表现形式。此外，象征也常见于沙游中，作为无意识内容的体现。

3. 象征的态度

在沙游过程中，我们需要一种"好像"（as if）的态度。这种态度能够启动一个"好像"的过程，使个体在进行沙游时能够形成象征性思维。象征性思维使自我与内在心理内容的连接得以实现，进而引发治愈过程。当自我通过象征性方式向自性发展时，这种象征性连接能够促成心理的转化。在解释沙游时，我们通常认为象征意象是有意义的，但要记住，这些意象中有些部分对我们来说仍然难以理解。象征如同桥梁，连接着熟悉与陌生的事物，沟通着意识与无意识、具体与抽象、部分与整体。象征还连接着理性与情感、过去与现在以及现在与未来。值得注意的是，在沙游中，应以荣格学派的视角而非弗洛伊德的方式来理解象征材料。弗洛伊德认为象征只是无意识的防御机制，是自我用来掩饰记忆、幻想或冲动中威胁性部分的工具。按照弗洛伊德的观点，象征总是代表被禁止的内容，并仅仅起到将这些被禁止的目标置换的作用。

五、沙游的限制性

沙游疗法本身具有无限的可能性，但在具体的临床实践中，却存在一定的限制。正如卡尔夫所指出的，沙游既可以为个体带来疗愈效果，也可以在不当使用时为个体带来伤害。沙游是一种具有强大力量的工具，若使用不当，极有可能带来严重的负面后果。我们既要看到这一疗法的独特作用，也要关注它在使用中的注意事项。作为心理咨询的一部分，沙游的实施和疗效自然会受到心理咨询常规因素（如心理咨询的定位、伦理道德、咨询师的素养以及来访者的问题类型等）的影响。

1. 咨询师的限制性

在沙游中，咨询师的个人状况对咨询效果至关重要。咨询师的性格和个人风格在咨询中起着非常重要的作用。拥有健康人格的咨询师不仅能有效运用咨询技术，还能让沙游最大限度发挥疗愈功能，为来访者提供一个温暖、安全的环境。因此，咨询师的个性因素应得到高度重视。作为专业的咨询师，通过个人的沙游历程来了解自我，处理诸如自我功能、阴影和情结等内在问题，是至关重要的。因此，为了确保沙游的有效性和安全性，咨询师必须在使用该疗法前接受充分的训练和督导，从而在咨询过程中为来访者提供有力的支持与帮助。

专业伦理是所有从事相关职业的专业人员必须遵守的基本准则，咨询师也不例外。咨询师应遵循专业组织的伦理规范，特别是其中的共通性准则。

来访者在沙游过程中通常存在情绪波动，沙盘中的象征性表达可能会触发其强烈的情绪反应。咨询师必须确保来访者有足够的支持体系来应对这些反应，因此咨询师需要有一定的心理和精神状态的评估能力。咨询师应始终保持对来访者的敏感度，灵活调整咨询策略，并在必要时结合其他合适的咨询方法，以确保咨询的安全性和有效性。

沙游是一种在无意识层面工作的方法，旨在探究深层次的心理内容。只有来访者的自我足够稳定，才能承受这一复杂且具有挑战性的过程，因为其中可能隐藏着一定的风险。当来访者进入沙游时，他们的自我暂时放松对现实的控制，深入无意识领域。尤其是在沙游的后期阶段，随着探索的深入，来访者可能会经历一定程度的退行。在这一关键时刻，咨询师需要在来访者自我结构重组的过程中，提供稳定的心理支持和引导，确保探索过程的安全性；否则，来访者可能会因面对难以处理的无意识内容而感到恐惧，从而加强心理防御。咨询师只有对心理原型和阴影有深入的理解和经验，才能够包容来访者的不安情绪，并为其提供有力的支持。同时，咨询师还要敏锐地识别潜在的危险，并及时引导来访者安全应对无意识领域的挑战。

2. 来访者的限制性

尽管沙游能够为来访者提供深入的心理探索途径，但并非所有人或所有时刻都适合这种方式。沙游特别适用于那些对无意识持开放态度，并且愿意深入经验和探讨内心世界的来访者。咨询师并不会在每种情况下都采用沙游这种疗法，而是将其作为多种疗法之一加以选择，因为沙游的效果主要取决于个体是否愿意探索无意识，并对其持开放态度。一般认为不应排斥任何人参与沙游，然而，对于一些认知功能严重受损或难以理解象征性表达的来访者，沙游的效果可能有限，因此需要谨慎考虑是否将其作为首选方式。此外，在使用沙游疗法时，咨询师还需要谨慎评估来访者的情绪和心理状态。如果来访者在短期内经历过重大创伤或丧失，且尚未有足够的情感缓冲与支持，沙盘中的象征性表达可能会触发其强烈的情绪反应，咨询师必须确保他们有足够的支持体系来应对这些反应。尤其对于急性精神分裂症或边缘型人格障碍患者，沙游使用不当可能会加重他们的病情，因此需要特别注意。

咨询师还要警惕来访者可能的心理防御机制，如强迫症患者可能将沙游变成另一种强迫性行为，进一步加剧心理问题。对于抑郁症患者，沙游也要慎重安排。尤其是在抑郁症状严重时，频繁使用沙盘可能会导致重复性场景出现，并未真正触及其内心的治愈。因此，咨询师应在来访者心理能量足够强时，间隔性地使用沙游，并结合言语方式，以帮助患者逐步恢复内心的平衡。咨询师应尊重沙游过程中的自然节律，避免强行推动进程。儿童的自然天性使得他们更容易接受沙游这种方法，但对于成人，尤其是对该疗法持怀疑态度的个体，则需要更加小心地去引导。

总之，沙游是一种极具潜力的心理工具，但它需要在合适的时机、对合适的个体，以适当的方式使用，以确保其疗效和安全性。

3. 对疗法和工具持非夸大性的态度

有些人将沙游视为一种神秘莫测的方式，认为其中蕴含某种未知的力量，甚至将沙盘工具看作"魔法工具"，声称其能"包治百病""药到病除"，通过沙盘立即洞察来访者的心理，甚至预测其行为和未来发展。这种观点完全偏离了沙游的根本原则，神秘化了沙盘工具，甚至违背了心理咨询的基本定位。咨询师在使用沙游这一疗法时，有责任学习、理解并遵循心理咨询的基本定位，掌握沙游的理论背景、方法与技术，并保持应有的专业态度。故作神秘不仅会对来访者造成严重误导，还会削弱公众对沙游乃至整个心理咨询的信任。

4. 使用环境的限制性

如果沙游缺少咨询师的引导与支持，或沙游咨询室缺乏安全性和仪式感，可能会在毫无控制的情况下引发来访者的一些精神问题。有心理障碍的个体往往充满困扰，容易处于边缘或没有边界感的状态。如果自由散漫、缺乏监控地使用沙游这一疗法，会使他们难以自由且安全地进行沙游。

六、沙游的普遍适用性

目前，沙游凭借其非言语特质和象征性，在全球范围内得到了广泛应用。沙游的非言语特质使其能够突破语言和文化的限制，适用于不同的文化背景和语言群体。这对于那些难以通过言语表达情感的患者，尤其是儿童、语言障碍患者或不同文化背景的个体，尤为重要。通过在沙盘中创造象征性的世界，来访者能够以直观且无语言障碍的方式表达复杂的情感和潜在的心理冲突。

沙游的理论基础是荣格分析心理学。荣格分析心理学中的集体无意识、原型和自性等概念强调了人类心理中普遍存在的象征性图像和模式。这些图像和模式跨越了文化的界限，具有普遍的心理意义，这为沙游的普遍适用提供了理论支持。在沙游中，集体无意识通过象征物的选择和排列得以表达。无论来访者的文化背景如何，沙盘中的象征物都可能唤起其相似的心理反应，这是因为这些象征物与集体无意识中的原型相联系。例如，水可能象征着生命、情感或无意识，而山则可能代表挑战、目标或精神追求。荣格认为，原型是集体无意识的基本构件，是跨文化的象征性图像。在沙游中，来访者通过选择和使用这些原型来表达他们内心的情感和冲突。例如，"英雄"的原型可能被象征性地表达为一位勇士或一座高塔，体现出个体面对困境时的心理力量。自性是荣格心理学中的另一个重要概念，其代表个人心理发展的终极目标，即实现心理的整合与平衡。沙游通过象征性表达和无意识的探索，帮助来访者逐步接近自性的整合。这一过程不仅对个人心理成长有帮助，也在跨文化的心理咨询中具有重要意义，因为它能够跨越语言和文化的障碍，触及个人内心深处的普遍心理需求。

在理解沙游的普遍适用性时，需要区分沙游的普遍适用性和沙盘工具的普遍适用性。沙游是基于荣格分析心理学的象征性疗法，其普遍适用性也是基于分析心理学的普遍适用性及其本身的非言语性。沙盘工具所包含的沙子、微缩模型等构件在不同文化和地区都是人们熟悉的元素。这些构件是许多人在成长过程中常用的游戏媒介，无论在哪种文化背景下，它们都能自然地引发共鸣和理解。这种熟悉感使得参与者在使用沙盘工具时能够轻松投入，跨越文化鸿沟，进行创意表达和问题解决。

～本章重点小结～

1. 沙游是由荣格学派多拉·卡尔夫创立的一种心理疗法，它植根于荣格分析心理学，尤其是关于自性与自性化历程的理论。沙游不仅是一种心理治疗方法，也是对分析心理学的重要发展，尤其在促进自性化方面具有独特的作用。沙游的核心是通过象征性表达，帮助来访者整合无意识与意识的内容，从而达到自性化的目标。

2. 沙游是一种基于荣格分析心理学的疗法，而沙盘工作泛指在各种理论和目标导向下使用沙盘工具进行的心理工作。沙游强调象征性表达在自性化历程中的重要性，而沙盘工作则可以用于实现包括评估、咨询、辅导等在内的多种目的。理解沙游与其他沙盘工作的区别，有助于人们正确掌握这一疗法的本质和应用领域。

3. 沙游包括四个基本要素：一位熟悉分析心理学理论与技术，并有能力提供自由与受保护的空间的咨询师；一套与来访者文化背景相符的沙盘工具；安全、安静、舒适的沙盘室；积极参与的来访者。

4. 沙游的起源可以追溯到威尔斯的地板游戏，这一游戏方式启发了后来沙游的创建。虽然威尔斯本身并未意识到其心理学意义，但其为沙游的形成奠定了基础。

5. 洛温菲尔德捕捉到地板游戏的潜力，将其引入儿童心理治疗，并称其为"世界技术"。"世界技术"不仅是一种沟通工具，还是探索儿童内心世界的一种重要方式，为沙游的发展提供了直接的技术支持。

6. 卡尔夫结合洛温菲尔德的"世界技术"和荣格分析心理学的理论，创立了沙游。卡尔夫认为沙游不仅仅是表达无意识意象的工具，更是促进自性化历程的重要手段。在卡尔夫的实践中，沙游成为继"词语联想""梦的分析""积极想象"之后，一种接近无意识、促进治愈的新途径。

7. 沙游自20世纪90年代引入中国以来，逐渐发展成为与中国传统文化相结合的心理疗法。申荷永等学者在引入这一概念的过程中，强调了沙游与中国传统文化的结合。随着本土化研究的深入，沙游被广泛应用于临床、教育等多个领域，成为中国心理咨询领域的重要方法。

8. 沙游是一种深层次的非言语性心理探索方式，通过象征性场景呈现来访者的内在情感与无意识内容。在沙游过程中，来访者用手摆放沙具和沙子，创造象征性场景，而咨询师则通过观察与理解这些象征性场景，帮助来访者整合心理内容。这种非言语性表达方式能够触及来访者深层次的心理问题，是沙游的重要特征之一。

9. 沙游起源于儿童的自然游戏，强调将游戏作为治愈与心理整合的手段。沙游不仅适用于儿童，还可以帮助成人连接内在儿童，通过象征性表达释放被压抑的情感。在沙盘中，来访者自由地表达自己，逐步实现内在的治愈与成长。

10. 象征性是沙游的重要特征之一，来访者通过沙具创造的象征性意象，反映了其无意识的内容和心理状态。荣格认为，象征是连接意识和无意识的桥梁，而沙游则通过象征性表达，激发来访者自愈的潜能。咨询师通过理解这些象征性意象，帮助来访者逐步将无意识内容整合进意识，从而实现自我发展和心理转化。

习 题

1. 简述卡尔夫创立的沙游的定义，并说明其与荣格分析心理学的关系。

2. 请比较沙游与沙盘工作的异同。

3. 沙游的四个基本构成要素是什么？简述每个要素在沙游中的作用。

4. 说明沙游在心理咨询中三种常见的使用方式。

5. 威尔斯的地板游戏对沙游的形成有哪些影响？

6. 洛温菲尔德的"世界技术"对沙游的发展有何重要贡献？

7. 卡尔夫是如何将荣格分析心理学与洛温菲尔德的"世界技术"相结合的？简述卡尔夫沙游的核心特点。

8. 沙游的专门性表现在哪些方面？请解释其与其他类似沙盘工具工作的不同。

9. 沙游中象征性的重要性是什么？为什么象征性表达是实现个体治愈的关键？

10. 沙游如何凭借其游戏性帮助来访者实现心理整合与治愈？请讨论游戏对内在儿童的作用。

第二章
沙游的相关理论

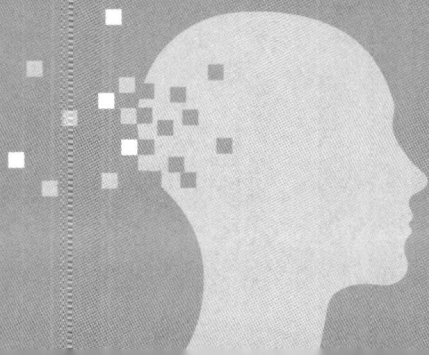

学习目标

1. 了解深度心理学的发展。
2. 理解表达性疗法中表达与经验的区别。
3. 理解游戏的性质及其对个体发展的作用。
4. 了解中国传统哲学思想对荣格和卡尔夫的影响。
5. 掌握荣格分析心理学理论中的核心概念。
6. 了解诺伊曼关于自性及原型在个体发展中的作用的观点。
7. 熟悉卡尔夫的整合性观点。
8. 理解、体会沙游的核心理念。

导言

沙游是基于多种理论和思想的整合性应用。在了解什么是沙游、沙游是如何形成的以及沙游基本特征的基础上，我们需要对沙游的相关理论和思想有一定的了解。沙游既属于深度心理学范畴，也是一种广义上的表达性疗法，其本质为一种游戏。卡尔夫基于洛温菲尔德的"世界技术"，结合分析心理学和东方哲学的思想，创立了沙游，形成了自己的整合性观点。本章将介绍深度心理学与表达性疗法、游戏的意义、分析心理学相关理论、卡尔夫的整合性观点及沙游的核心理念等内容。其中，洛温菲尔德"世界技术"的相关观点在第一章第二节已有所介绍，影响荣格和卡尔夫的主要东方哲学思想在本章第三节和第四节进行详细介绍。最后，编者尝试从沙游临床应用的角度归纳咨询师应当秉持的核心理念。对上述理论和思想的学习与体会是一个长期的从理论到实践再从实践到理论的循环过程。

荣格曾告诫我们，要学习理论，也要忘了理论，工作的时候立足于当下的材料。理论学习是为了加深对来访者的理解，这种理解有助于双方建立关系，而关系的建立则是为了促进自愈。

第一节 深度心理学与表达性疗法

深度心理学致力于探索心理无意识层面的内容与运作机制，寻找心理的基底与终极目标。表达性疗法重视个体与生俱来的自由表达能力，并认为通过自由且充分的表达可以激发个体自愈与发展的潜能。深度心理学为表达性疗法提供了理论基础，表达性疗法则丰富了深度心理学的临床方法。沙游是基于荣格分析心理学的广义的表达性疗法。但是，从卡尔夫创立沙游开始就特别强调来访者在游戏过程中的经验，而不只是咨询师看到来访者通过沙盘表达了什么。

一、深度心理学

深度心理学是探寻无意识，寻找生命起点与意义，实现自性化，以心为本的心理学分支。深度心理学的发展代表了从意识到无意识、从心理现象到生命意义，以及从脑到心的转变。深度心理学始于弗洛伊德的精神分析学，并在荣格的分析心理学中得到进一步的发展。以我国著名心理学家高觉敷先生翻译弗洛伊德的《精神分析引论》、为精神分析术语进行中文命名为标志，深度心理学正式传入中国，并在国内学者的持续实践以及与国际进行学术对话的过程中，得到本土化发展。另外，中国学者正在整合西方深度心理学与中国传统文化，努力建立和发展核心心理学（Psychology of the Heart），作为中国本土的深度心理学分支。

1. 西方深度心理学

（1）从意识到无意识

心理学通常以冯特于1879年在德国建立心理学实验室为学科诞生的标志，但这只是心理学的一个分支，是研究意识内容的心理学（Psychology of Consciousness）。实际上，除了冯特的"意识心理学"，西方心理学有另外一个独立的创造——弗洛伊德的"无意识心理学"（Unconscious Psychology）。弗洛伊德论证了无意识的存在，发现了无意识在人类心理学活动中的深远意义，并提供了自由联想、梦的解析和防御机制的工作等精神分析临床工作方法。与冯特的"意识心理学"一样，弗洛伊德的"无意识心理学"也是当代心理学的主要源流。"无意识心理学"开启了西方心理学对心理的深度探索。弗洛伊德基于对个体无意识的研究，建立了精神分析（Psychoanalysis）理论体系。

（2）从个体无意识到集体无意识

荣格将心理学的研究扩展到无意识的更深层次，提出了集体无意识（Collective Unconscious）这一概念，并借此探讨生命的意义，尤其是在自性化过程中的表现。集体无意识不同于弗洛伊德的个体潜意识（Personal Unconscious），是荣格基于对人类心理的独特理解而提出的概念。荣格认为，集体无意识代表了人类心灵中的共同精神遗产，具体来说，它包含了人类进化过程中积累的原型，这些原型深植于每个人的内心。

荣格认为，集体无意识为分析心理学（Analytical Psychology）提供了独立发展的基础。在此基础上，他建立了包括集体无意识、原型理论、自性化、人格类型、炼金术思想等在内的完整的理论体系。此外，他发展了情结理论，并创造了探索无意识的技术，如词语联想、梦的分析、积极想象等。这些理论和技术不仅是心理学的重要组成部分，也为理解人类心理和生命意义做出了卓越贡献。

荣格的工作标志着心理学从个体无意识到集体无意识的深入转变，也推动人们实现从理解心理现象到探索生命意义的跨越式发展。荣格的分析心理学与中国传统哲学思想有着紧密联系，这将在本章第三节详细介绍。

2. 中国本土深度心理学

中国深度心理学的代表之一是核心心理学。我国学者在学习与实践过程中认识到西方深度心理学，特别是荣格分析心理学，与中国传统文化有密切的联系，也意识到从中国传统文化视角深入研究分析心理学的重要性和必要性，因此努力将西方深度心理学与中国传统文化相结合，发展出核心心理学这一中国本土的深度心理学。

核心心理学强调"心"在中国传统文化和心理学中的核心地位。这里要注意的是，深度心理学主要关注个体的深度理解和对个体生命意义的深刻体会，而不是对心理活动的脑机制的探索。要深度理解个体和深刻体会个体生命的意义，需要从个体所处的文化背景出发。"心"在这里是汉语特有的概念，不完全等同于英文的"heart"或"mind"，而有其自身的文化根源和意义体系。核心心理学强调，在中国传统文化中，"心"处于核心地位，理解个体心理需要深入理解中国传统文化中"心"的概念与象征。核心心理学以核心智慧为基础，将中国传统文化的"感应心法"融入沙游和意象体现等活动或技术中，以此帮助个体进行自我探索和治疗。中国传统文化是内涵于心的，其三支重要源流——儒学、道家和禅宗——均以心为本。汉语中的"心"，是中国哲学、宗教、文化和心理学的内在基础，儒学传统讲究"尽心知性"，道家传统讲究"虚心悟道"，禅宗传统讲究"明心见性"。核心心理学所揭示的，是不同于西方单纯涉及大脑、认知和意识的心理学，而是包括无意识、生命力、心知与体悟的知识体系。核心心理学使用"心理分析"这一工作概念，涵盖了弗洛伊德的精神分析、荣格的分析心理学、广义的深度心理学以及"动力心理治疗"，同时强调中国传统文化中"心"的内涵。[①]

对于核心心理学的理论出发点和目的，已有较丰富的论述，但其理论体系和内容仍需要进一步完善，从而建立以中国传统文化为底蕴和核心内容并融合西方深度心理学的一门体系完整的深度心理学。

3. "心""脑"结合

当今社会存在一种误解，即中国本来没有心理学，心理学纯属舶来品。其实并不尽然。东西方各自形成了独特的传统心理学思想体系，并在各自的文化背景下相互补充和发展。

启蒙运动之后，西方众多哲学家开始思考如何建构科学微观世界，并形成了科学哲学。相较于科学微观世界，东方国家的哲学家更倾向于思考如何建构生活的世界。科学微观世界注重技术性思考和知识检验，而生活的世界注重原处性思考和寻求生命的意义[②]。西方哲学注重发现客观知识，而中国传统文化注重自我修养。

西方意识心理学作为一种学科来发展，是从强调生理基础开始的，其将要研究的对象即"心理"，放在客体位置，而研究者站在对立的立场，强调对客体的观察。中国传统文化秉持"阴阳"的思维方式，坚持站在"天人合一"的立场，强调自身的悟道。可以说，西方的传统哲学思想使心理学在开始时走向了强调客观对立、寻求知识的意识心理学。这是建构生活的世界思想下的传统中国学者难以建立的学科。但是，从深度心理学这一分支来讲，有"心"的心理学的根与内涵存在于中国传统文化中。这里所说的"有'心'的心理学"，是关于自性、生命意义、自我修养的心理学，而不是关于"脑"的心理学。心理学不能没有"脑"，也不能没有"心"，唯有"心"和"脑"结合，道和理结合，方能产生智慧和知识。

荣格从中国传统文化中汲取智慧，确立了自性化理论和积极想象技术在分析心理学中的地位。卡尔夫在创立沙游的过程中，以中国传统文化为重要理论基础，并受到两个与中国相关的大梦启发，这或许正是她所学中国文化的感召。以易学文化为代表的中国传统文化是深度心理学得以持续发展的内在动力，也是深度心理学的核心理论基础之一。

二、表达性疗法

弗洛伊德提出的自由联想、梦的解析和对防御机制的分析等方法和荣格提出的词

---

①　申荷永.核心心理学:申荷永斐恩讲座[M].北京:中国人民大学出版社,2020:7-10.

②　黄光国.社会科学的理路[M].北京:中国人民大学出版社,2006:17-33.

语联想、梦的分析和积极想象等方法都是为了探索无意识。无意识在这些方法的运用过程中得以表达并有机会被看到和回应。在这些方法中，除了积极想象倾向于非言语性，其他都是言语性的。表达性疗法是言语与非言语相结合的心理疗法，但主要是非言语性的，更重视非言语的表达，因此人们常将表达性疗法称为非言语性疗法。表达性疗法与艺术、游戏等紧密相关，基本都是借鉴已有的艺术、游戏形式，在心理学尤其是深度心理学的视野下进行创新和解读。其中，沙游是基于深度心理学尤其是分析心理学及中国传统文化而产生和命名的广义上的表达性疗法。

1. 让"心"表达

这里所讲的"表达"的主体是来访者，确切地说，是来访者的无意识和"心"。表达是人类与生俱来的能力和欲望。我们的祖先在文字甚至语言出现之前，就在山洞的岩壁上用图画来描绘所看到的事物或表达对自然及宇宙的看法，在绘画的想象中寻找生命的意义。

无意识水平的心理分析，意味着帮助被分析者接近无意识，接触与感受无意识的真实和潜力。其中不但包含真正的治愈性的因素与力量，而且包含本性自我与自性化发展的条件与机会。深度心理学的特别之处，不只在于为人们提供关于无意识的理论，更在于为人们提供接触无意识和发挥无意识治愈作用的方法。许多心理分析的方法与技术，诸如自由联想、积极想象、梦的分析、对于移情与反移情的工作以及沙游等，实际上都是为了接触与感受无意识。

我们常说无意识是非言语性的，这里的"言语"指的是意识上的言语，比如我们日常生活中所说的话。无意识并不是不会表达，而是用它自身的语言——意象进行一种象征性的表达。在弗洛伊德和荣格提供的方法中，积极想象最能直接获取无意识内容。但是积极想象的内容是一种无形的意象，其存在于主体心里。如何为内在意象或者说精神存在找到它的形体？答案之一就是沙游。在心理分析的视野下，沙游是最能体现核心心理学内涵、实现个体心灵疗愈和自性化的广义的表达性心理学疗法，可以医心、安心、明心。

沙游在为来访者提供自由与受保护的空间的条件下，让来访者把无形的心理内容以某种象征性方式呈现出来，并获得自愈、创造与发展以及自性化的体验。无意识投射、原型意象、象征性、积极想象、自性化和游戏的精神等心理分析的精髓思想都在沙游过程中体现出来。"得之于手而应于心"，"心"借由沙游得到了很好的表达。正如人们常说的"十指连心"，尽管是用手在"说话"，但依然是以心为本。

2. 表达性疗法的类型与基本假设

表达性疗法是心理治疗的一种方式，大多属于非言语心理治疗，使用的媒介多种多样，如绘画、沙游、音乐、书法、舞蹈、戏剧等，具有由外表介入内在体验的特质。

从内容上区分，表达性疗法包括以视觉感受为主的绘画、沙游治疗，以综合性感官为主的音乐、舞蹈、戏剧治疗，以及以内在心理与心灵体验为主的明心（静坐）疗法、心理剧、家族排列治疗等。从治疗取向上区分，表达性疗法包括分析取向和治愈取向。前者认为不仅要鼓励来访者通过创作进行情感宣泄，更重要的是通过了解来访者的感受，分析其无意识的动机、冲突和情感；后者认为创作是再次体验过去生活并重构体验的过程，治疗的侧重点是鼓励来访者进行创作。

表达性疗法有三个基本假设。一是个体具有自我引导这一与生俱来的能力，可以自主地进行自我调节和自我适应，这是一种源自内心的治愈与发展潜能。二是表达是个体与生俱来的能力与欲望，每个个体都可以找到适合自己的表达方式并充分地表达自己。三是在一个得到支持的环境下，个体通过外在的合适方式进行创造性表达可以激发自愈与发展的潜能。需要注意的是，这里的创造性不是竞争性的，而是自由而充分的。

三、表达与经验

广义上的表达，是指用声音、表情或动作等方式将内心的思想、情感或意图传递给他人的过程。在心理咨询语境下，表达往往是指来访者借助某种媒介（如沙盘、绘画、舞蹈等），以非言语的方式将难以用言语表达的内容表达出来。洛温菲尔德创造性地将沙盘引入治疗室的目的就是为前来就诊的儿童提供一种表达的媒介。洛温菲尔德及其追随者重视的是来访者通过沙盘表达了什么。表达有不同的主体和对象，在沙游过程中，表达至少包含"来访者的意识向咨询师表达了什么""来访者的无意识向咨询师表达了什么"和"来访者自己（意识与无意识）向自己（的意识）表达了什么"。卡尔夫重视的是来访者在沙盘制作过程中经验到什么，认为这比咨询师认为来访者表达了什么更重要。可以说，创造自由与受保护的空间让来访者去经验"自己向自己表达了什么"最为重要。沙游疗效的产生正是基于这种经验。

因此，咨询师不但要重视来访者通过沙盘表达了什么，更应重视在这个过程中来访者经验了什么。沙画可以反映来访者的内在意象，同时这一可视化的象征也反过来影响来访者无意识的活动。实现这一影响的重要机制就是来访者在沙游过程中的经验。卡尔夫的学生凯·布莱德温在其著作中举的例子可以帮助我们理解表达与经验的不同[①]。有一次，凯·布莱德温的一位来访者从头到尾都没有动手做什么，只留下空白的沙盘。凯·布莱德温认为从表达的角度看，我们可以说来访者想表达他很空虚，但是从经验的角度看，我们可以说来访者在这个过程中不只表达了空虚，而且有机会在不被打扰的情

---

① 凯·布莱德温,巴巴拉·麦肯德.沙盘游戏:心灵的默默耕耘[M].张敏,江雪华,范红霞,译.北京:中国人民大学出版社,2023:40.

况下经验其空虚及其天生的疗愈力量。凯·布莱德温的理解依据的是荣格的观点：只有在完全被放逐及孤独的状态中，我们才能经验到内在的力量。[①]

　　沙游是广义上的表达性艺术，但来访者的表达只是其一，更重要的是来访者的经验。经验是属于来访者自己的。正是在由能够产生共情的咨询师提供的自由与受保护的空间中，来访者在沙盘中的经验发挥了功效。

02 第二节　游戏的意义

　　在沙游领域，游戏性是核心特征，游戏是心理咨询不可或缺的组成部分。它为个体提供了一个自由表达和探索内在世界的平台，有助于建立个体与咨询师的信任关系。在咨询过程中，游戏作为观察和分析的媒介，有助于促进个体的自性化和整合。

　　本节将介绍游戏的多重意义，包括社会文化视角下，游戏的基本意义，以及发展心理学视角下，游戏在促进个体身体发展、认知发展、社会性发展和情绪情感发展中的作用。同时，也将介绍游戏在心理咨询中的意义。理解游戏蕴含的精神及其意义，有利于我们更好地理解沙游的基本原理，更好地发挥游戏在沙游中的作用。

一、游戏的基本意义

　　在探讨游戏的意义时，我们首先需要明确游戏的基本意义。社会文化视角下，游戏是一种古老的社会文化现象，可以说自从有了人类就有了游戏[②]。关于游戏的论述可追溯到古希腊时期，当时柏拉图提出游戏的意义在于游戏过程中体验到的愉悦感[③]。随后，哲学家们从各自的哲学立场出发，提出一系列游戏学说，形成了西方游戏研究的古典时期。例如，康德的"内在目的"自由论游戏观、席勒与斯宾塞所倡导的"精力剩余说"等理论一致主张人在游戏活动中占据主体地位，并凸显了游戏在彰显游戏者自由表达方面的价值。近代游戏理论在这一基础上继续发展，主要集中于文化学和人类学、现象学和阐释学、心理学和教育学三个方面。

---

① 凯·布莱德温，巴巴拉·麦肯德.沙盘游戏：心灵的默默耕耘[M].张敏，江雪华，范红霞，译.北京：中国人民大学出版社，2023：40.

② 刘焱.儿童游戏通论[M].北京：北京师范大学出版社，2004：3.

③ 葛俐杉.赫伊津哈游戏论对文化创新实践的启发[J].贵州社会科学，2014(12)：50-54.

1. 游戏的本体意义

游戏是一种什么性质的活动？它的意义何在？早期的游戏理论家认为，游戏与艺术活动具有相同的性质，它们都是功利活动范畴之外的自由活动。荷兰文化史学家约翰·胡伊青加认为，游戏最主要的特征就是自愿，这是一种事实上的自由[①]。它的自由特性根植于游戏的愉悦精神，参与游戏的人被游戏的愉悦感吸引，自愿投入游戏，感受游戏的轻松自由。在游戏的世界，人们进入一个休闲和享受的领域。在这样的活动中，参与者暂时摆脱了物质利害的束缚，也不受实际效用的限制。正是这样，游戏成为人类从自然约束中获得自由的一种方式。但这种自由的实现并非无条件的，只有当生存的基本需求得到满足，人们不再将其作为生活的核心内容时，真正的自由才可能实现，游戏和休闲活动才得以开展。将游戏视为一种自由的活动，揭示了人类游戏的内在本质，同时凸显了游戏作为"自由活动"对个人成长和进步的重要性。

德国哲学家伽达默尔对游戏的现象学和阐释学理论进行了深入探讨。首先，游戏具有独立于游戏者意识之外的本体意义，换句话说，游戏的主体不是游戏者，游戏只是通过游戏者来表现[②]，游戏的真正主体是游戏本身。游戏的存在方式是自我表现，而自我表现是自然的普遍的存在状态。自我表现指游戏不是由外部目的驱动，也不是为了实现某种外在目标，而是通过游戏本身来展现其意义和价值。其次，游戏具有自我更新的作用。游戏被描述为一个循环往复且不断自我更新的过程。在这个过程中，游戏作为一个系统，不断进行自我更新和发展，以保持吸引力和挑战性。而参与游戏的个体也能够产生新的理解和体验，在其中实现自我更新和发展。最后，游戏具有自成目的性，这意味着游戏的目的在于游戏本身，而不是为了实现或获得某种外在的目标或结果，具有轻松的特性。这种自成目的性还表现在游戏能够使参与者沉浸其中，参与者的体验本身就是游戏的目的，而不是为了获得某种奖励或成就。

2. 游戏的文化传承功能

胡伊青加从文化学角度探讨游戏的意义，认为游戏是一种文化现象，推动文化的形成与发展。他指出，人一旦开始游戏，游戏就作为一种崭新的心灵创造而保留下来，并得到传播[③]。游戏区别于日常的生活，是在一定的时间和空间限制下完成的。在游戏中，人能够超越现实，通过想象性地再现现实来表达自己对现象的理解，从而实现人与自然的和谐。个体在游戏过程中反映出特定的价值理念、信仰和传统，并通过游戏这种形式得以传递。

除了时间的限制性和空间的封闭性，在游戏场地之内，还有秩序性特征。人们在游戏中自主、自愿地按照固定的规则和有秩序的方式活动，这个过程中伴随着紧张、愉悦

[①] 约翰·胡伊青加.人:游戏者[M].成穷,译.贵阳:贵州人民出版社,2019:10-11.

[②] 汉斯-格奥尔格·伽达默尔.真理与方法[M].洪汉鼎,译.北京:商务印书馆,2007:132.

[③] 约翰·胡伊青加.人:游戏者[M].成穷,译.贵阳:贵州人民出版社,2019:12-13.

的感受和与日常生活不同的意识。构成正义、规则、输赢的基础体现在游戏中，平等与公平便是游戏或游戏精神所蕴含的意义。人类社会的文化正是在游戏的氛围与形态中发展的。

二、游戏在发展中的意义

在心理学界对游戏理论的探讨中，精神分析学派是主要代表，其在个体发展的框架内讨论游戏，强调游戏对人格发展和心理健康的作用。皮亚杰的认知发展游戏理论从儿童认知发展角度考察儿童游戏。与皮亚杰主张"发展先于游戏"不同，社会历史学派的游戏理论主张"游戏先于发展"，认为游戏是学前儿童发展的基本源泉，把游戏看作形成象征性动作的途径。

游戏是幼儿日常生活的重要组成部分，并且是他们认识和理解周围世界的一种方式。幼儿的游戏活动并非无意义的，它们实际上为幼儿未来的生活提供了必要的准备。幼儿在游戏中促进身体发展和认知发展，在游戏中模仿，为未来生活练习实际技能。他们还能在游戏中体验各种情感，学习如何表达和管理自己的情感，同时培养自我控制和自我调节的能力。

1. 游戏在个体身体发展中的作用

游戏在个体身体发展中的作用主要体现在促进个体运动能力的发展，如促进身体机能、身体素质、动作技能等方面的发展。游戏是人自发的运动形式，身体在游戏中自然活动。这不仅有利于人体骨骼肌肉、内脏器官的成熟和锻炼，还能促进幼儿神经系统的发育。人们除了在各种各样的游戏中积极主动地学习和掌握动作技能，还能实现对环境的可能性与自己运动潜能的探索和发现。这不仅有利于个体积累运动经验，也有利于个体发展认知和情感能力。游戏为个体在活动过程中不断挑战自我、重新构建经验提供了有效的动机，对个体的身心健康有积极意义。

2. 游戏在个体认知发展中的作用

游戏对个体认知发展的作用主要体现在促进个体概念的形成与发展，提高个体问题解决能力、注意力、记忆力、认知灵活性、创造力和想象力等。概念反映个体对客观事物的认识，个体的概念发展由表面到深层、由初级到高级、由具体到抽象。婴儿在感知运动游戏中会接触各种各样的物体和情境，通过触摸、观察、倾听等感知方式，以及抓取、推动、拉扯等动作，来获得对物体和情境的认识与理解。例如，婴儿在玩积木时，会通过触摸、观察、倾听等方式来感知积木的形状、颜色、质地等，并通过抓取、推动、堆叠等动作来了解积木的属性和功能。这些游戏活动不仅能够帮助婴儿认识和理解物体，还能够促进他们的感知、动作、认知、语言等能力的发展。象征性游戏能够促进符号表征功能的形成和幼儿对周围世界的认识。不同的游戏要求个体发挥不同的认知功能。例如：战略棋盘类游戏要求游戏者进行前瞻性思考和规划，有助于提高其解决问题的能力；多任务游戏有助于提高游戏者手眼协调能力、反应速度和多任务处理能力；发散性材料游戏有助于提高游戏者的创造力和想象力。通过这些游戏活动，幼儿不仅能够获得乐趣，还能发展多种认知能力，为未来的学习和生活打下坚实的基础。

3.游戏在个体社会性发展中的作用

社会性发展是以人际交往为定向的个体心理特征和能力的发展。[①]游戏是幼儿社会性交往的主要形式，也是他们社会性发展的重要途径。在社会性游戏中，幼儿需要理解对方动作的目的和意义、理解并遵守游戏规则，并且学会分享与协调自己和他人关于游戏的想法及行为。例如，当幼儿玩角色扮演游戏时，除了要扮演不同的角色，理解每个角色的行为和情感，还要与其他玩家协调他们的行为以推动游戏情节的发展。游戏还要求幼儿学会分享和轮换，这不仅是游戏顺利进行的基础，也是幼儿学习公平和互惠原则的过程。在游戏过程中，幼儿可能会遇到冲突和分歧，这为他们提供了学习解决冲突和甘商的机会，这些都是重要的社会技能。通过游戏，幼儿能够提升沟通能力、合作意识、规则意识、同理心和冲突解决技巧，这些都是他们在社会生活中所必需的关键能力。

4.游戏在个体情绪情感发展中的作用

情绪情感是人们心理活动的重要构成要素，它可以影响人们的认知活动、影响人际关系的性质，影响人们对待生活的态度。另外，人们在幼儿时期获得的各种情绪情感体验对成年后的心理健康有重要的影响。游戏能给儿童带来快乐，是儿童生活的重要内容，对其情绪情感发展具有积极作用。20世纪以来，游戏被视为情绪治疗的有效手段，并应用于临床实践。同时，游戏治疗的临床实践也促使人们发展出相关的理论与技术，并对教育的理论与实践产生了深远的影响。

游戏的情感发展功能体现在游戏可以让幼儿产生成就感、增强自信心、发展同情心、培养移情能力。当幼儿在游戏过程中达成目标或赢得比赛时，便能体验到成就感或胜任感。如果"输掉"比赛，幼儿也能协调自己的想法，学会正确对待输赢，习得在游戏中遵守公平原则的经验。这对于幼儿的道德感发展具有积极意义。此外，游戏可以发展幼儿的同理心，培养其移情能力。幼儿在游戏中扮演他人角色、站在他人角度考虑问题、体验他人的情感及态度，这有利于其在游戏中获得情感体验，促进同理心的发展。

游戏的情绪恢复功能体现在游戏可以为儿童提供表达情绪的安全场所，修复其受伤的心灵。以弗洛伊德为代表的精神分析学者从人际关系的角度考察人的情绪情感产生的原因及表现形式，强调自我与他人的情感交互作用对于自我和人际关系的形成与发展具

---

① 刘焱.儿童游戏通论[M].北京:北京师范大学出版社,2004:217

有重要意义，主张把游戏看作个体内心世界的表达，保护个体的内心世界不受伤害。皮亚杰强调认知发展，把游戏看作儿童自我表达的工具，使儿童通过同化作用改变现实，满足自我在情绪情感方面的需要，解决认知与情感之间的冲突[①]。例如，幼儿渴望模仿和参与成人的社会活动，而他们本身缺乏这种能力。他们可以通过象征游戏，满足自身情绪情感发展的需要，并使头脑中的"表象格局"得到练习和发展的机会。

三、游戏在心理咨询中的意义

游戏在心理咨询中扮演着至关重要的角色，有助于建立咨询师与来访者之间的信任关系，让来访者在安全、信任的环境中表达自己。在沙游咨询中，沙游是咨询师观察的媒介，从游戏中获取来访者相关信息。此外，沙游提供了一个让来访者通过积极想象与无意识沟通促进自性成长和整合的空间。总的来说，游戏作为一种有效的干预手段，在心理咨询中具有丰富的意义和多样的作用，为促进来访者的心理健康做出了重要贡献。

1. 游戏促进分析性关系的建立

奥地利心理学家安娜·弗洛伊德认为，游戏对于建立关系，尤其是积极的移情关系十分重要，可以作为对儿童进行分析咨询的准备。洛温菲尔德在《童年游戏》中也提到，游戏不仅仅是一种活动，更是儿童与环境沟通的手段。卡尔夫提出要创建自由与受保护的空间，为来访者提供自性体验和自性发展的机会，这也是沙游咨询的重要意义。游戏在心理咨询过程中能帮助咨询师与来访者建立良好的分析性关系，让来访者在安全、信任、被接纳和被尊重的环境中更直接更完整地表达自己。

2. 游戏是观察的媒介和分析资料的来源

传统的心理咨询需要来访者通过言语与咨询师沟通，将自己经历的事件、情感体验、内心冲突等清晰地表达出来，咨询师在此基础上制订有针对性的咨询计划，实现咨询的目的。而对于语言表达能力欠缺的来访者，传统心理咨询技术难以使咨询师准确获得相关信息。对于儿童来说，游戏是儿童的语言，能够表达其内心深处的想法和感受以及他所处的世界。通过游戏，咨询师能够了解儿童的内心世界，促进咨询目标的达成。

游戏提供了一种让个体表达无意识内容的方式，成为分析资料的来源。在沙游中，个体通过选择和摆放玩具来创造场景，这些场景往往是个体无意识心理内容的直接体现。荣格认为，无意识常常通过象征来表达。游戏中的符号和图像可以作为无意识内容的象征。沙游中把沙、水、其他沙具等运用于意象创造，为无意识赋形，实现无意识与意识之间的沟通，进而使个体获得心灵治愈与发展。游戏还是儿童释放消极情绪的途

---

① 刘焱.儿童游戏通论.[M].北京:北京师范大学出版社,2004:238.

径。在游戏中，儿童可以宣泄消极情绪而不会受到责罚或批评。对于成年人而言，游戏可以唤起童年时的体验，感受到自我创造和自我实现的力量。

3. 游戏促进自性化和整合

自性化是荣格分析心理学理论的核心概念。自性化过程是以自性为人格核心的一种整合过程，它使个体意识到自己在哪些方面具有独特性，同时意识到自己是一个平常的人[1]。卡尔夫认为，内在完整性的自性的发展遵循一种内在的秩序与规律，是人格发展中最为关键的部分[2]。沙游提供的自由与受保护的空间，使来访者可以充分体验内在世界，自由地表现和表达，并通过沙游模型等载体来呈现无意识内容。沙游中无意识的出现也是帮助来访者进行积极想象，并主动地与无意识沟通，从而为意识的整合性发展、自性的成长和自性化过程提供机会和途径，因此游戏在人格发展中发挥着积极的作用。

03 第三节 分析心理学相关理论

沙游作为一种探索无意识和发挥无意识治愈作用的方法，是对分析心理学的发展。作为荣格的学生，卡尔夫在创立沙游疗法时深受荣格分析心理学的影响。可以说，分析心理学是我们理解和把握沙游的核心理论基础。诺伊曼心理发展阶段理论也是卡尔夫重点借鉴的理论。

荣格将心理学研究扩展到更深层次的无意识，提出了"集体无意识"这一独立的概念。集体无意识代表人类的共同精神遗产，包含进化过程中形成的原型。集体无意识为分析心理学提供了坚实的基础，荣格在此基础上构建了完整的理论体系，包括原型理论、自性化过程、人格类型、炼金术思想等，并创造了探索无意识的技术，如词语联想、梦的分析和积极想象。这些贡献不仅丰富了心理学的内容，也深化了对人类心灵和生命意义的理解。在荣格建立自己的心理学体系过程中，中国传统哲学思想，特别是象征性思维和相反相成（对立统一）等概念，有着重要的影响。

---

[1] Samuels A，Shorter B，Plaut F. A Critical Dictionary of Jungian Analysis[M]. London：Routledge，1986：76.

[2] Kalff D M. Sandplay：A Psychotherapeutic Approach to the Psyche[M]. Chicago：Independent Publishers Group，2004：6.

本节主要介绍中国传统哲学思想对荣格的影响、荣格分析心理学理论体系及诺伊曼的心理发展阶段理论。这些都是正确理解和使用沙游的重要理论和思想背景。

一、中国传统哲学思想的影响

一般认为，荣格是西方心理学中第一个真正深入吸收中国传统哲学思想的心理学大师。荣格通过对中国传统哲学思想的探索，特别是对古代经典《易经》和道教经典《太乙金华宗旨》的研究，丰富了他的心理学体系。他借助这些思想更好地解释和扩展了他的理论，尤其是在共时性和自性化等概念的阐述上①。他的理论构建常常涉及对中国传统哲学思想中象征、二元性、阴阳平衡、非因果关系的理解。

如果要在有限的篇幅中介绍荣格与中国传统哲学思想的关系，那应该是"与卫礼贤的交往"及"《易经》和《太乙金华宗旨》的影响"。

1. 与卫礼贤的交往

卫礼贤（Richard Wilhelm）②是一位德国汉学家、翻译家和传教士，在中国生活多年，深入研究中国古典文献。他因将《易经》和《太乙金华宗旨》等多部中国经典作品翻译成德文而闻名，这些翻译作品对西方世界理解中国传统文化、哲学和宗教产生了重要影响。他是荣格接触和深入理解中国传统哲学思想的重要桥梁，对荣格理解和应用中国传统哲学思想有着显著的推动作用。

荣格与卫礼贤合著的《金花的秘密》（*The Secret of the Golden Flower*）包含了对《太乙金华宗旨》的翻译与解读。卫礼贤翻译《太乙金华宗旨》并结合他对中国传统文化的深刻理解进行注解，邀请荣格为该书撰写心理学导言，并在书中提供了心理学分析。这为荣格提供了一个独特的视角，使他能够更好地理解和应用中国传统哲学。这不仅有助于西方读者理解道教的象征体系，也丰富了荣格自己的心理学理论，成为他心理学发展中的一个重要节点，其影响反映在他后来的许多著作中。

荣格在卫礼贤的引荐下开始深入研究和实践《易经》，从而对中国传统哲学中的心灵观念有了更深入的理解。荣格在接触《易经》之前已经开始思考共时性（synchronicity，亦称"有意义的巧合"）问题，但《易经》的研究深化了他对共时性概念的理解，使得这一概念成为他心理学理论的重要组成部分。

2.《易经》和《太乙金华宗旨》的影响

《易经》和《太乙金华宗旨》在中国传统文化思想中居于不同的重要地位，它们分

---

① 原型和阴影更多来自荣格对西方神话和无意识的研究，而共时性和自性化与他对中国传统哲学思想的接触有更直接的关联。

② 卫礼贤是他的中文名。

别代表着中国哲学的广泛宇宙观和道教的内在修炼传统，是中国传统哲学思想中对荣格的心理学理论影响最为深远的作品。

《易经》是中国古代的一部经典文献，主要通过六十四卦及其爻辞来解释宇宙万物的变化规律，广泛影响了中国哲学、道德伦理和宇宙观，成为儒家和道家思想的重要基础之一。《易经》对荣格心理学理论的影响主要体现在对象征体系和非线性因果关系的理解上。荣格通过《易经》，深入思考了宇宙的动态平衡、阴阳的对立统一等概念，这些思想与他的心理学理论，尤其是自性化、无意识和原型理论，有着紧密的联系。《易经》强调通过象征性的卦象来揭示当下的状态和潜在的发展方向，这与荣格的共时性概念有相通之处。《易经》为荣格提供了一种理解变化、对立统一和象征性思维的哲学框架，帮助他深入理解象征体系和非线性因果关系，而这些正是自性化过程中的关键要素。《易经》教导人们如何通过协调环境和内心的变化来达到和谐，这与自性化过程中个体如何在无意识的指引下寻求内在平衡有相似之处。

《太乙金华宗旨》成书于明代或清代早期，是道教内丹修炼的经典，侧重于通过内观和冥想进行心性修炼，旨在实现个人精神的觉醒和超越，最终达到炼神还虚的境界，属于道教内丹学派的重要著作。《太乙金华宗旨》通过卫礼贤的翻译和注解进入荣格的视野，帮助他拓展了自己对个体内在发展和精神转化的理解。

《太乙金华宗旨》所讲的修炼侧重于内在的精神转化和身体能量的提升，"炼"指的是对内在生命能量（精、气、神）的转化与提升，而不是物质的转化。西方学者接触《太乙金华宗旨》中关于"炼精化气、炼气化神、炼神还虚"等内丹修炼的过程时，容易将其类比为炼金术，尤其是精神炼金术。在《金花的秘密》中，荣格对这些道教修炼方法进行了心理学上的解读。他将《太乙金华宗旨》中描述的冥想和内观方法与西方的心理过程进行了比较，认为这些方法象征着一种内在的精神转化过程，即从无意识到意识的转化。荣格在《金花的秘密》中讨论了这种内在转化的过程，并指出这与西方炼金术的目标类似，即通过精神修炼达到自我和宇宙的和谐统一。荣格认为，无论是道教的内丹修炼还是西方的炼金术，核心都是精神的提升与个体化的实现，是通过内在的修炼，实现心理和精神上的整合与升华。这种理解使得他将《太乙金华宗旨》视为与西方炼金术精神内容相似的一种象征体系。荣格不是简单地将两者等同起来，而是通过深度的象征分析，指出它们在不同文化背景下如何表达类似的心理和精神过程。①

① 荣格在研究《太乙金华宗旨》的过程中，将其内容与西方的炼金术做了类比，尤其是在象征意义和精神转化的过程中。这种联系主要是基于对炼金术的广义理解，而不是炼金术中物质转化（如将铅转化为黄金）的具体过程。在西方，炼金术不仅仅指物质的转化，还被视为一种精神转化的象征，涉及心灵的净化和灵性的升华。荣格和其他心理学家尤其关注炼金术的象征意义，并将其与心理学中的自性化过程相比。虽然荣格类比了《太乙金华宗旨》和西方的炼金术，但我们要意识到这两者在文化背景和实践方法上的差异，这种差异使得他的类比更具有象征性和精神分析的意义，而非实质性的等同。

虽然《易经》和《太乙金华宗旨》是对荣格影响最为显著的中国经典著作，但荣格的兴趣并不限于此。他还研究了中国传统文化的其他方面，如老子、庄子的道家思想，禅宗的冥想与觉悟，这些都在他整体心理学理论的构建中发挥了一定的作用。

二、荣格分析心理学理论体系简介

荣格分析心理学理论体系以集体无意识为核心，强调人类心灵中的共同精神遗产，并通过原型、自性化等概念揭示个体心理发展的深层机制。荣格的分析心理学不仅探索无意识的深度，还将心理现象与生命的整体意义紧密联系起来。

1. 集体无意识

荣格用"集体无意识"这一概念来表示人类心灵中共有的精神传承。荣格在其心理学研究中，受到早期神话学、宗教象征学和古代文化的深刻影响。他认为，许多文化中的神话、传说和象征都表现出相似的主题，这些共同的主题表明存在一种超越个人经验的集体无意识。在分析这些象征时，荣格得出了集体无意识的理论，即在人类精神深处存在一种超越个人、跨越文化的心理学遗产。

集体无意识与个人无意识有所区别，它并非来自个人的经验，因此无法通过个体的意识直接获得。个人无意识主要由曾经被意识到但随后被遗忘或压抑的内容构成；而集体无意识的内容从未出现在意识中，它们通过精神和心理层面的传承而存在。

集体无意识相关理论，将人类心理划分为意识、个人无意识和集体无意识三个层面。这为人们理解心理过程提供了基础框架。集体无意识不仅是心理结构的一部分，还在日常生活和文化创造中起着潜在的作用。荣格认为，集体无意识通过梦境、艺术创作、宗教体验等方式浮现到个体的意识中，影响个体的行为、思想和情感。尤其是在经历重大人生事件或危机时，集体无意识中的原型会被激活，促使个体做出超越个人经验的反应。

2. 原型

原型是荣格提出的集体无意识理论的核心组成部分。荣格认为，集体无意识是一种先天存在的心理结构，其包含了人类共同的原始心理模式或象征，跨世代地传递并普遍存在于所有人类的心灵中[①]。原型是这些模式的象征性表现形式和结构，即原型为人类共有的经验提供了特定的象征性形式和结构。原型是深藏于每个人心灵深处的、先天存

---

① 虽然荣格的理论暗示集体无意识是先天的、与生俱来的，但他并没有明确指出这种传递是通过生物遗传机制来实现的。荣格的集体无意识理论更多是心理学上的，而不是生物学上的。他的意图是说明这些原型和象征是普遍存在于所有人类中的一种心理现象，虽然他有时会使用"遗传"这样的词语，但这个概念在当时并不完全等同于现代遗传学意义上的生物遗传机制。

正的心理模式，它并不是人类进化过程中所积累经验的直接集结，也不是通过个人经验获得的。

集体无意识主要由这些原型构成，表现出一种普遍的模式，跨越了文化和地域的界限。

这种普遍性意味着集体无意识作为一种超越个人的心理结构，存在于所有人类心灵之中，并且在意识和无意识的层面影响着人们的心理和行为。

荣格指出，历史上所有重要的观念，无论是宗教、科学、哲学领域还是伦理领域，都可以追溯到一种或多种原型。这些原型并不是具体的观念，而是这些观念的潜在基础。不同历史时期的观念形式是原型在不同文化和时代背景下的表现，是人类在有意识或无意识的层面，将这些原型应用于现实生活的结果。

这种原型心理学的视角不仅帮助我们深入理解了人类的心理结构，还揭示了许多跨文化共性的根源，解释了为什么不同文化的神话和象征会呈现出相似的主题。

（1）象征与象征性

象征是一种具有深层意义的符号或形象，通过感知或思维代表某种抽象的概念、情感或无意识内容。象征可以通过语言、图像、行为等形式呈现，其承载着个人或集体无意识的复杂心理内容，是连接意识与无意识的重要桥梁。荣格认为，象征不仅仅是简单的标志或符号，它们能够承载难以言明的心理内容，并以梦境、神话、艺术等形式呈现，是无意识内容的自发表达。

象征性是指象征所具有的属性或功能，即它们通过隐喻性和多义性传达心理内容，使得抽象的心理概念能够通过具体的符号被感知和被理解。例如，太极图和汉字具有较强的象征性，分别在哲学和语言层面传递丰富的文化内涵。荣格认为，象征性不同于明确的概念或逻辑推理，具有多重含义，能够超越理性思维的限制，促使个体进行深层次的心理探索和自我整合。

（2）原型意象

集体无意识和原型是无意识的，无法通过个体的意识直接获得。荣格认为，无意识内容一旦被觉察，便以意象的象征形式呈现给意识。因此，荣格用原型意象来描述原型将自身呈现给意识的形式。原型与原型意象是不同的。原型本身是无意识的，我们的意识无从认识它，但是我们可以通过原型意象，来理解原型的存在及其意义。原型意象是原型的象征性表现，通过其表现以及表现的象征，我们就可以认识原型。

（3）临床意义

象征在荣格心理学中具有双重作用。首先，它被视为"能量转换器"，能够将无意识的心理能量（如情感、冲动）转化为容易被意识理解和处理的形式。这种转换帮助个体将深层次的、难以言喻的心理内容表达出来，并在意识层面进行处理。此外，象征还具有"意识塑造"的功能，它能激发和引导意识去关注、探索和理解无意识中的内容。

象征的多义性和复杂性迫使个体用特定心理去解读和整合这些内容，从而扩展和塑造个体的意识。这一过程帮助个体从无意识中吸收重要的心理资源，促进自我理解和心理成长。

通过象征的隐喻性和象征性，这些无意识内容变得可理解、可处理。当个体与象征互动时，心理逐渐吸收这些内容，并将其整合到意识中。这不仅可以帮助个体理解自身的心理状态，还能缓解个体的心理冲突，达到心理平衡和治愈的效果。因此，象征在荣格心理学中是促进个体心理发展的重要工具。

（4）原型意象类型

荣格基于他的个人分析、体验以及临床观察，提出了一些重要的原型意象。这些原型意象深藏在每个人的内心深处，在意识和无意识层面影响人们的心理和行为，是影响人们内在世界的深层心理结构。

荣格分析心理学中原型意象的类型包括以下几种。

① 阿尼玛（anima）：男性内在的女性面向，是男性无意识中的女性原型，影响着男性的情感和关系模式。

② 阿尼姆斯（animus）：女性内在的男性面向，是女性无意识中的男性原型，影响着女性的理性和决策能力。

③ 智慧老人（wise old man）：象征智慧、知识和指引，通常出现在作为导师或权威形象的意象中。

④ 内在儿童（divine child）：象征纯真、希望、未来潜力和新的开始，代表个体内在的创造力和成长可能性。

⑤ 阴影（shadow）：代表个体人格中被压抑、否认或未被接受的部分，通常与个人的阴暗面或负面特质相关，是个人整合过程中的重要部分。

⑥ 自性（self）：是人格的中心，代表了个体完整与和谐的状态，是意识与无意识的整合，也是心理发展的最终目标。

3. 情结

荣格认为，情结是一组围绕某个核心意象或原型的情感、思想、记忆和行为模式的集合。情结具有强烈的情感能量，并且往往与个体的无意识内容紧密相连。荣格认为情结通常是自主性或自治性的，它们可以在无意识中积累，独立于个体的意识控制，并在特定情况下"爆发"，影响个体的情感、思维和行为，支配个体的意识自我。受某种情结所困的人，往往表现出由情结支配的心理与行为。正如荣格曾指出的，我们拥有情结，情结也会拥有我们。在荣格正式定名"分析心理学"之前，曾将他的理论体系称为"情结心理学"。

从临床角度来看，情结通常源于个人未能处理或整合的心理冲突，可能由创伤性经历、情感困扰或道德冲突引发。如果一个人过度认同或无法认同自己的情结，就可彭表现出特定的心理症状。弗洛伊德的俄狄浦斯情结（Oedipus Complex，也称恋母情结）和阿德勒的自卑情结（Inferiority Complex）是心理学中两个著名的情结概念，虽然它们在定义和背景上与荣格的情结理论不同，但都展示了情结对个体心理的深远影响。

从理论上来说，只要我们无法察觉情结的存在，就会在某种程度上受其控制。一旦我们认识并理解了情结及其意义，它对我们的影响就会减弱，失去对我们的控制力。因此，在心理分析中，目标并不是消除或根除情结，而是通过觉察与理解，认识到情结在心理和行为中所起的作用，以及它们的触发与表现，从而减轻情结的消极影响。

（1）情结例子

荣格在讨论情结时，举了一些例子来说明情结的作用和表现。其中最著名的例子就是母亲情结（Mother Complex）。此外，他还探讨了阴影情结（Shadow Complex）、英雄情结（Hero Complex）等其他情结。

① 母亲情结：荣格用母亲情结来说明情结如何影响个体的心理发展和行为。他指出，母亲情结可能导致过度依赖、对母亲形象的理想化，或是对母亲的强烈抵抗和拒绝。这种情结深刻影响着个体的情感关系，特别是与女性的关系。

② 阴影情结：荣格讨论了阴影情结，这种情结与个体人格中被压抑或被否认的部分相关联。阴影情结通常代表个体不愿意面对的阴暗面或负面特质。当阴影情结未被意识到时，它可能以投射的方式在个体的行为中表现出来，如将自己的阴暗面投射到他人身上。

③ 英雄情结：荣格用英雄情结的例子来说明个体在面对挑战时如何表现出过变自我膨胀或拯救欲望。英雄情结可能导致个人追求过于理想化的目标，从而忽视现实中的局限性因素。

荣格关注情结的个体化和独特性，认为情结因人而异，具体类型取决于个人的经历、无意识内容以及原型的影响。他倾向于通过分析个人的梦境、幻想和行为模式来识别特定的情结，而不是将情结划分为固定的类型。

（2）与弗洛伊德的比较

弗洛伊德和荣格都认识到了情结在个体心理结构中的重要性。他们都认为情结是由情感和记忆组成的复杂心理结构，深藏在个体的无意识中，难以被个体直接意识到，并以隐秘的方式影响个体的情感、行为和思想，常常在梦境、语言失误或潜意识冲突中显现。无论是在弗洛伊德的潜意识还是荣格的无意识中，情结都起着关键的作用，是心理分析的重要切入点。

尽管两人在情结的基本定义上存在共识，但他们在情结的来源、功能以及治疗目标上有显著差异。弗洛伊德主要将情结的形成归因于个人的早期发展经历，尤其是与家庭关系相关的性驱力冲突。弗洛伊德的俄狄浦斯情结就是典型例子，他认为这些早期经历深深嵌入个体的潜意识，影响其成年后的心理健康。在弗洛伊德看来，情结往往是心理病理的根源，特别是在神经症的形成中起着至关重要的作用。通过精神分析揭示和解除隐藏在无意识中的情结，是弗洛伊德精神分析疗法的核心目标。

荣格扩展了情结的来源，认为情结不仅源自个人的早期经历，还与集体无意识中的原型密切相关。这意味着，情结不仅是个体化的产物，还反映了普遍的跨文化的人类心理结构，如阿尼玛、阴影等原型。荣格对情结持更中性的态度，认为情结既是心理困扰的来源，也是自我理解和心理整合的契机。在他的理论体系中，情结既是挑战也是资源，通过理解和整合情结，个体能够实现更深层次的自我认识与心理成长。

4. 心理类型

从深度心理学角度来看，人格被视为心灵在外在世界中的表现。荣格的心理类型（Psychologlcal Types）理论与人格类型理论密切相关，但它更关注的是心理功能和态度的差异，而不是具体的人格特征。荣格的心理类型理论主要描述的是个体如何感知和理解世界，以及倾向于使用哪些心理功能。它是一种心理功能和态度的组合模式，用来解释人们在心理运作上的差异。人格类型通常指个体表现出的持久行为特征、情感反应模式、社交方式等。人格类型更关注个体行为的外在表现和特征，而荣格的心理类型则更关注内在的心理运作模式。

（1）分类体系

荣格提出了一套分类体系，用以描述个体在心理功能和态度上的差异。这个体系包括两种基本态度（内倾性和外倾性）以及四种心理功能（思维、情感、感觉和直觉）。

① 内倾性和外倾性：这是荣格对个体心理态度的描述，指一个人主要关注的是内在世界（内倾性）还是外在世界（外倾性）。

② 思维功能：以逻辑分析的方式处理信息。

③ 情感功能：根据主观价值和情感进行判断。

④ 感觉功能：通过感官直接感知现实。

⑤ 直觉功能：通过无意识感知可能性和潜在意义。

通过组合这些态度和功能，荣格提出了八种心理类型：外向思维，内向思维，外向情感，内向情感，外向感觉，内向感觉，外向直觉，内向直觉。

（2）功能的平衡意义

在荣格的心理类型理论的临床应用中，未在意识层面得到充分发展或重视的心理功能往往会通过梦中的无意识补偿机制表现出来。心理分析的目标之一，就是在保持主导功能的前提下，发展较为弱势的心理功能，从而实现人格的完整发展。

荣格提出了功能层级的观点，并认为存在主导（第一）、辅助（第二）、第三和劣势（第四）四个层级。主导功能是个体在日常生活中最为依赖的心理功能，通常是最发达和意识层面最活跃的功能。辅助功能则支持主导功能的运行，帮助平衡个体的心理状态，通常与主导功能形成互补。第三功能处于意识边缘，虽然不如主导功能和辅助功能那样发达，但仍然在个体的心理结构中扮演一定的角色。劣势功能是在个体的意识层面上最不发达的功能，通常被压抑或被忽视，却在无意识中拥有强大的能量，并可能通过梦或其他无意识表现形式显现出来。

根据荣格的理论，当四种心理功能（思维、情感、感觉、直觉）在主导功能、辅助功能、第三功能和劣势功能之间达到平衡时，个体便与自性建立了联系，从而形成真正的人格核心。

（3）态度与功能

在荣格心理类型理论的讨论中，虽然心理功能平衡经常被单独强调，但态度（内向型和外向型）实际上是理解心理功能平衡的基础。这两种基本的心理态度在荣格的理论中起着关键的作用，决定了那些心理功能在意识中被优先使用，以及这些功能是如何表现的。

例如，内向型的人可能更倾向于向内探索（如内向思维或内向情感），而外向型的人则可能更倾向于向外表达（如外向感觉或外向直觉）。在荣格的理论中，主导功能通常与主导态度结合使用。例如，内向型的主导功能可能是内向思维，而外向型的主导功能可能是外向感觉。理解功能和态度的交互作用对于实现自性化非常重要。个体的态度不仅会影响主导功能，还会影响补偿机制的表现方式。例如，内向型个体的劣势功能可能以外向的方式在梦中显现，而外向型个体的劣势功能可能以内向的方式展现。

5. 自性化

自性化或自性化过程[①]是指一个人通过整合不同的心理功能和无意识内容，经历一个完整且独特的发展过程，最终成为真正的自己。这一过程是分析心理学的核心目标。

自性化是一个以自性为人格核心的整合过程，其不仅让个体认识到自身的独特性，还使其意识到作为普通人的共性。这种双重意识有助于个体在心理发展过程中实现全面整合。

自性化过程需要勇气，因为我们会"遇见"自己未知的面向，这些面向可能与意识自我的期待相悖。自性化也存在一定的风险，个体可能经历情绪波动或心理危机，因此需要在安全的环境中进行，并得到心理咨询师或分析师的支持。尽管自性化过程可能挑战社会规范，但它并非完全与社会对立，而是包含与集体的关系，旨在促进人格的完善与发展。

---

① 我国心理学者申荷永教授认为，不应将荣格的"individuation"翻译为"个体化"，因为这有悖于荣格的本意。荣格使用这一概念，旨在描述一个人成为独立、完整、不可分割的个体的过程。

自性化并非由咨询师引发，咨询师无法赋予来访者自性化，也不能强迫其进入这一过程。咨询师的职责在于创造一个支持性环境，促进来访者自性化自然发生，并以耐心和同情心陪伴来访者。荣格分析心理学认为，自性化源自无意识的自然过程，咨询师不应干预或强行引导。然而，在整个过程中，咨询师通过开放性对待来访者的无意识表现，理解梦与原型意象的象征意义，整合阴影，与阿尼玛或阿尼姆斯进行对话，都是支持来访者实现自性化的重要工作。因此，咨询师的角色仍然是积极的。

6. 炼金术思想

在研究炼金术时，荣格发现其中的许多象征与他在临床实践中观察到的心理过程有惊人的相似性。荣格将中世纪的炼金术视为一种象征性的心理转化过程，这个过程与自性化密切相关。炼金术由此成为他理解人类心灵发展与整合的重要框架。

炼金术中的转化过程，如将贱金属转化为纯金，在荣格看来，象征着个体通过整合无意识与意识，实现心理成熟与整体性的过程。特别是炼金术强调的对立元素的结合，如阴暗与光明、男性与女性等的结合，反映了荣格"对立统一"思想的核心，即通过整合对立面达到心理的和谐与完整。超越功能则是实现这一整合的具体心理机制，能够帮助个体通过整合对立面达到新的、更高层次的心理状态。炼金术的每个阶段都象征着个体心理发展的不同阶段，这些阶段中的心理挑战、斗争，以及最终的整合，都是自性化过程的体现。炼金术不仅是化学实验的隐喻，还是关于灵性与心理发展的一种象征性语言。炼金术的最终目标象征着通过心理转化达成灵性升华和心理成熟的目标。

三、诺伊曼的心理发展阶段理论

诺伊曼是荣格的学生，是荣格理论的重要继承者与发展者，其著述颇丰，理论建树深厚。然而，由于诺伊曼将个体心理发展与神话和宗教象征紧密结合，其写作风格具有高度的象征性和多重含义，语言颇为晦涩，导致其理论和观点较为难懂。因此，后续关于诺伊曼理论的研究和表述存在一定的差异。

诺伊曼扩展了荣格的理论框架，特别关注早期人格的发展，提出将自性作为心理发展的中心组织原则。不同的理论框架会影响我们对沙游中象征和行为的解释和分析。卡尔夫借鉴了诺伊曼的心理发展阶段理论，与她在沙盘游戏中的临床观察相结合，形成了自己的心理发展框架，以解释她在沙游中观察到的象征性过程。她认为，个案的沙游作品反映了其心理发展阶段和内在心理状态，这些正是她依据诺伊曼理论得出的象征性表达。来访者早期心理创伤可能在沙游中显现，如果能够被识别和处理，将有助于其重建健康人格的心理基础。此外，个体早期心理发展的理论也有助于我们理解健康成年人自性化过程中的内在运作。理解诺伊曼的心理发展阶段理论及卡尔夫对该理论的借鉴和应用，对于我们有效地开展沙游工作具有重要的意义。因此，我们需要先对诺伊曼的心理发展阶段理论有所了解，而卡尔夫对其具体的借鉴与应用将在本章第四节详细介绍。

1. 基本观点

诺伊曼的心理发展阶段理论的基本观点可以概括如下：自性作为个体心理发展的中心组织原则，通过原型的作用，让个体在心理发展中经历了意识与无意识的分化与整合过程，这一过程与集体无意识及其象征表现密切相关，最终目标是实现自性化，即个体的完整性和自我实现。

自性在诺伊曼的心理发展阶段理论中占据核心地位。自性是个体心灵的中心，既是生命的源头，也是发展的终极目标。自性先于个体发展，在生命与环境的互动过程中逐渐展开。他认为，自性引导个体从原始无意识状态逐步走向自我意识，并最终实现自性化。诺伊曼在荣格的原型理论基础上进行扩展，强调原型在个体心理发展中的关键作用，特别是大母神原型（Great Mother Archetype）和英雄原型（Hero Archetype）。这些原型象征着不同的心理发展阶段，指导个体实现从无意识到意识的转化。诺伊曼通过原型解释了个体如何在心理发展中应对内外挑战，以及如何在不同生命阶段进行象征性的心理转化。他认为，个体心理发展的核心任务之一是从无意识中分化出意识，并通过一系列心理过程（如英雄的旅程）将这些分化的意识与无意识重新整合，从而实现心理的成熟和完整。这一整合过程被视为自性化的关键部分。诺伊曼的理论依赖象征和神话来描述心理发展的不同阶段。他认为，神话不仅是文化的产物，也是集体无意识的反映，同时是心理发展的重要象征。因此，理解象征和神话对于人们理解心理发展的各个阶段至关重要。

2. 阶段理论

诺伊曼在其著作《儿童：初期人格的结构与动力》（*The Child：Structure and Dynamics of the Nascent Personality*）中基于荣格的分析心理学理论框架，尤其是原型和集体无意识的概念，结合自己的见解，详细探讨了个体心理在从出生到早期成长的过程中，是如何从无意识状态发展出自我意识，并最终形成完整人格的。他将多种发展理论与荣格关于内在心灵的概念相结合，详细论述了早期人格如何在将自性作为中心组织原则的指导下发展。诺伊曼的观点为理解个体从出生到形成稳定自我意识过程中的深层无意识提供了理论基础。

1）心理发展阶段的影响因素

这些心理发展的阶段与原型、象征性过程以及儿童与母亲的关系密切相关。也就是说，我们要从以下三个方面来理解每一个阶段。

（1）原型的作用

诺伊曼认为，儿童的心灵中储存着集体无意识的原型，这些原型在心理发展的不同阶段发挥着不同的作用。儿童心理发展的各个阶段都由不同的原型力量驱动。在最初的母子合一阶段，大母神原型是核心；而随着自我意识的觉醒，英雄原型逐渐发挥作用。这些原型象征着儿童内心发展的不同侧面，推动其从无意识过渡到有意识状态。

（2）象征性的体验

在诺伊曼的理论中，儿童的体验带有明显的象征性和神话色彩。由于儿童的心理尚未发育完全，他们会通过象征和神话的方式来理解世界，尤其是在早期发展阶段，儿童通过身体的感觉来体验外部世界，并逐渐将这种体验内化为心理上的认知。

（3）母子关系的影响

母亲在儿童心理发展中的角色至关重要。诺伊曼强调，母亲不仅在现实中为儿童提供抚养和保护，还代表了集体无意识中的大母神原型，母亲的形象和行为直接影响儿童的自我意识和安全感的发展。

2）心理发展阶段

诺伊曼将心理发展划分为三个主要阶段：原始关系，自我意识觉醒和自性化发展。

（1）原始关系

在诺伊曼的理论中，心理发展的第一阶段被定义为"原始关系"。这是心理发展的基础阶段，是所有后续关系的起点。在这一阶段，孩子刚出生时与母亲之间存在一种"神秘参与"的关系，孩子无法区分自己与母亲，双方共享彼此的无意识。这个阶段的孩子尚未发展出独立的自我意识，与母亲构成一个统一的整体。在这种原始关系中所建立的安全感，对个体今后的所有情感关系起到重要作用。

原始关系阶段是婴儿与母亲共生的阶段，诺伊曼将这种关系称为个体心理发展的起点。婴儿在此时处于一种未分化的状态，无法意识到自己与母亲的区别。母亲与婴儿在此时的互动不仅仅是生理上的，更是心理上的。孩子的自我意识尚未觉醒，整个世界通过母亲的感知进入孩子的心理世界。在这个阶段，婴儿尚未发展出自我边界，母亲的存在仿佛是婴儿世界的延伸。婴儿无法区分"我"和"非我"，母亲的一切行为和情感都直接影响婴儿的心理体验。诺伊曼指出，这种无边界的关系为个体的情感发展提供了基础，尤其是为个体与外界建立信任和亲密关系打下了最初的根基。

诺伊曼特别强调婴儿的"身体-自性"体验。在原始关系阶段，婴儿的所有心理体验都是身体性的。婴儿通过皮肤接触母亲，感知外部世界；通过母亲的喂养，感知内在世界。母亲的拥抱、抚摸、喂养等行为不仅满足了婴儿的生理需求，更在无意识层面推动了婴儿心理的发展。尽管婴儿尚未形成明确的自我意识，但这种通过身体感知建立的体验为后续的自我认知和心理整合奠定了基础。在这一阶段，母亲对婴儿的照顾和与婴儿的互动直接塑造了婴儿的安全感。婴儿通过与母亲的联系，感受到一种情感上的稳定性和安全感。这种早期的安全感对于个体未来的心理发展和人际关系至关重要。如果婴儿在这一阶段能够形成良好的安全感，那么未来在面对压力和情感挑战时会更加从容，心理也会更加稳定。

在原始关系阶段，大母神原型起到了关键作用，它象征着母亲的无所不能和绝对的庇护。

大母神原型在这一阶段是婴儿心理的中心，母亲在婴儿的心中被视为绝对安全的象征，代表着保护和滋养。婴儿不仅在物质上依赖母亲的照顾，更在情感和心理上依赖母亲提供的安全感。诺伊曼认为，这种大母神原型象征着婴儿对母亲的依恋和与母亲心理上的融合。婴儿的心理体验以象征的方式存在。由于婴儿尚未发展出语言和思维能力，他们无法通过理性来理解周围的世界，而是通过象征性的体验来感知自己与母亲、与外部世界的关系。诺伊曼指出，婴儿在原始关系阶段的体验与原始文化中的神话象征有相似之处。母亲作为大母神原型，象征着秩序和生命的中心，婴儿通过这一象征性体验感知世界的结构。诺伊曼还指出，婴儿在这个阶段的思维模式是神话般的。他们在尚未发展出清晰的语言和思维能力时，通过神话和象征性的方式来理解世界。这种神话般的理解并不依赖于逻辑，而是来自集体无意识中的象征性图式。

母子关系的质量直接影响个体未来的心理发展和与他人的关系。诺伊曼认为，母亲不仅仅是婴儿生理上的抚养者，还在心理上代表了婴儿的自性，帮助婴儿发展出自我意识和心理整合能力。母亲与婴儿之间的情感共鸣在这个阶段尤为重要。母亲给予婴儿足够的情感支持和回应，能够极大地促进婴儿的心理发展。婴儿通过母亲的回应感受到自己是被爱的，这种情感上的互动为婴儿未来的人际关系提供了重要的心理基础。如果母亲未能在这个阶段为婴儿提供足够的支持，婴儿可能会在未来的情感关系中表现出不安、依赖或回避等问题。原始关系的体验深刻影响了成年个体的亲密关系。许多成年人在亲密关系中追求的，实际上是他们在婴儿时期与母亲的那种无条件包容与融合的体验。他们希望伴侣能够像母亲一样给予他们绝对的关注和爱，而不是建立在成熟和互相理解基础上的关系。这种追求通常源自早期原始关系中未完成的心理发展。母子关系的质量还决定了个体如何应对无意识中的内容。在早期的原始关系中得到了充分的安全感和支持的个体，在日后面对无意识的冲突时，会表现出更好的整合能力；相反，缺乏早期稳定关系的个体，可能会在无意识的驱动下采取过度防御策略，导致心理上的僵化或过度的情感依赖。诺伊曼认为，母亲在这一阶段通过象征性"持有"婴儿的情感与心理，帮助他们处理早期的内外冲突。

（2）自我意识觉醒

在这个阶段，儿童开始从原始的未分化状态中分离出来，逐渐意识到自己与外界（尤其是母亲）是不同的独立个体。儿童开始意识到身体的边界，并逐步学会通过自身的感知与外界互动。这也是自我意识觉醒阶段的核心特征。随着这一觉醒，个体开始形成初步的自我意识，知道自己可以与外部世界互动，并且能够独立感知和体验事物。在这一阶段，儿童不再依赖于与母亲的心理共生，而是逐步开始确立自己独立的存在感。这种分化过程标志着个体自我认同的开始。

在这一阶段，诺伊曼认为原型的作用依然至关重要。原型通过象征的形式，继续主导儿童心理的内部运作，并对其自我意识的形成提供重要的支持。尽管儿童开始与母亲分离，但大母神原型的力量仍然存在。它继续为儿童提供安全感和情感支持，同时在象征意义上为其提供心理上的滋养。当然，在这一阶段，儿童逐渐从对大母神原型的依顿中挣脱出来，进入更为独立的状态。随着自我意识的逐步觉醒，诺伊曼引入了"英雄原型"这一概念来进行描述。英雄原型代表着儿童逐步脱离大母神的庇护，开始迈向独立个体的心理旅程。英雄象征着力量、勇气和个体的成长。儿童通过象征性体验，如面对外界挑战和与他人互动，来验证和强化独立的自我意识。

儿童在这一阶段的体验带有神话般的色彩，他们尚未完全发展出成熟的逻辑和思维能力。儿童通过象征性的方式理解世界，英雄与母亲的象征性冲突代表着儿童心理上的独立挣扎与发展过程。自我觉醒的象征体验不仅仅是理性的认知，还涉及儿童对外在世界的象征性解读。

尽管儿童在这一阶段的核心是自我意识的觉醒和与母亲的分离，母亲的角色仍然至关重要。母亲不仅代表着现实中的抚养者和依赖对象，还具有深远的象征意义，依然通过潜在的心理联结对儿童的自我发展产生影响。儿童逐渐脱离对母亲的绝对依赖，开始感知自己与母亲的不同。这种分离既是情感上的，也是心理上的。随着儿童自我意识的形成，他们逐渐在情感上减少对母亲的需求，但母亲依然是其情感安全感的重要来源。随着自我意识的觉醒，母子关系从完全的依赖逐渐转变为一种更加成熟的互动。虽然儿童的独立意识逐渐觉醒，但大母神原型的象征意义并没有消失，母亲在儿童心灵中的象征性力量仍然为其提供支持。诺伊曼认为，这种象征关系为儿童的心理成长提供了无形的基础，即使个体逐步走向独立，母亲依然是儿童心理安全感和情感稳定性的象征。母亲的角色从最初的保护者逐渐转变为儿童心理发展过程中情感上的支持者，促使儿童继续向自我独立的方向前进。

（3）自性化发展

自性化是心理发展的终极目标，标志着个体的自我逐渐与无意识整合，达到心理的平衡与完整。自性化的核心特征是自我与无意识的整合。

在这个阶段，个体的自我意识不仅得到了巩固，还逐步整合了来自各个层面的无意识内容。在儿童发展的早期阶段，自我和无意识是分离的，个体通过逐步的心理成长，意识到自身与外界的区别。到了自性化发展阶段，个体的自我意识已经与无意识建立了有机的联系，形成了整体的心理结构。自性化不仅是自我和无意识的整合过程，也是心理的平衡过程。个体通过对内在冲突、外在环境的体验与处理，最终实现心理的成熟与完整。自性化发展阶段标志着个体在心理层面实现了对自我、他人和世界的全面理解与接纳。个体通过与无意识的和解与整合，最终找到了生命的目的和意义。在自性化发展阶段，个体的心理经历了从自我中心到更高层次的意识觉醒。

在自性化发展阶段，原型的作用变得更加突出，尤其是那些象征着整合、平衡和完整的原型在个体的心理发展中发挥重要作用。在这一阶段，自性原型起到了关键作用。自性原型代表着个体无意识中的整体性，是自性化过程的最终目标。自性原型通过无意识的象征性内容展现出来，指引个体逐步走向内在的整合。这一原型为个体提供了一个心理上的支点，促使个体不断探索自己的内心世界，并最终实现内在的平衡。在早期阶段，英雄原型象征着个体从依赖到独立的转变，标志着自我意识的觉醒。在自性化发展阶段，英雄原型逐渐转化为更成熟的象征，即个体开始认识到自身的有限性，并学会与无意识力量对话与和解。英雄的旅程在此时已经完成，个体不再通过外部挑战来确立自我，而是通过内在的整合来实现心理的成熟。自性化发展阶段充满了象征性的体验。这些象征包括圆形结构的曼陀罗等代表完整、平衡、和谐的形象。诺伊曼强调，曼陀罗是自性化过程中的重要象征，代表着心理的中心与整合的完成。在这个阶段，个体不再仅仅依赖外部的象征性力量，而是通过内心的象征性体验来实现自我与无意识的合一。

尽管自性化发展阶段标志着个体心理的成熟与独立，但母亲作为原型的象征性力量仍然在心理层面起支持作用。大母神原型在自性化发展阶段不再是控制与保护的象征，而是转化为心理上的滋养与支持。个体不再依赖母亲的实际抚养与保护，而是通过内化的母亲形象（大母神原型），获得心理上的安全感与情感支持。这种象征性的母亲形象帮助个体在面对无意识的挑战时，能够保持心理的稳定与安全。母子关系在这一阶段达到了成熟状态，个体不再依赖母亲的物质与情感支持，而是通过自我整合形成独立人格。虽然母亲的现实作用逐渐减弱，但其象征性意义仍然深深植根于个体的无意识中，继续为个体提供无意识层面的心理支持。自性化发展阶段的一个重要特征是个体学会内化母性力量，母亲不再作为外部的存在，而是作为内在的象征性存在，影响个体的成长。母亲象征的安全感、爱与支持被内化为个体自我的一部分，帮助个体在自性化过程中与无意识力量对话，并实现内在的平衡与整合。

04

第四节　卡尔夫的整合性观点

本节主要介绍卡尔夫如何整合荣格分析心理学和东方哲学思想并将其融入洛温菲尔德的"世界技术"中，同时开创性地将诺伊曼的心理发展阶段理论应用于沙游，揭示了来访者早期心理发展的关键阶段，通过沙盘中象征的表达方式，帮助来访者在自由与受保护的空间中探索无意识，从而促使来访者实现内在世界的整合和自性化。

一、东方哲学思想的影响

卡尔夫在少年时期对东方文化，尤其是我国道家哲学产生了浓厚的兴趣。她毕生致力于整合东西方心理学理念，这一追求在其发展的沙游实践中得到了充分体现。卡尔夫将周敦颐的太极思想、《易经》中的心理学思想及阴阳五行理论融入沙游体系，不仅使该疗法夯实了理论基础，还获得了独特的视角和方法。同时，禅宗思想也对卡尔夫的沙游发展产生了重要影响。其强调内在自我觉醒与心灵治愈，这与卡尔夫在沙游中所倡导的原则相契合。通过东西方思想的融合，卡尔夫使沙游成为一种具有跨文化意义的综合性心理咨询方法。

1. 对周敦颐太极思想的融合

卡尔夫把周敦颐的太极图及其哲学思想作为理解沙游过程的重要理论基础，她阐释并发挥了其中新儒学的整合性哲学思想。

周敦颐是宋代理学的奠基人之一，其最著名的哲学贡献莫过于太极图和太极思想，其象征着宇宙万物的根本原理——阴阳的对立统一[①]。卡尔夫深受太极图的启发，将这一哲学概念融入沙游，将沙盘内容的呈现看作个体心灵中阴阳两极的动态平衡与整合过程的反映。图2-1是卡尔夫所理解的太极图。她将太极图的四个阶段与个体的心理成长相联系。

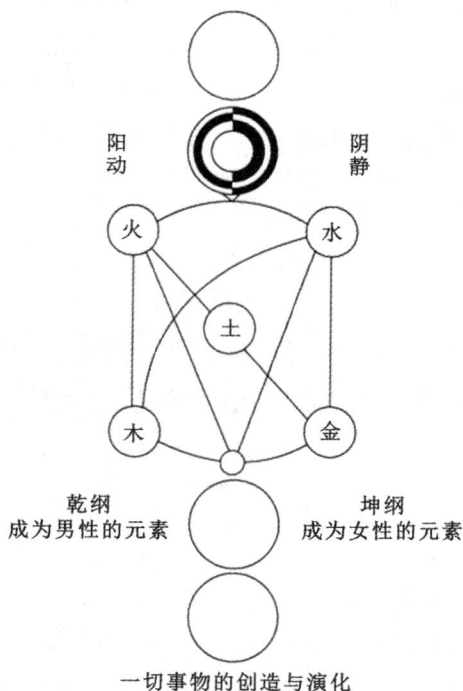

图2-1　卡尔夫所理解的太极图

---

① 朵拉·卡尔夫.沙游在心理治疗中的作用[M].高璇,译.北京:中国轻工业出版社,2015:11.

（1）无极的圆圈

第一个圆（由上到下）象征着出生时的自我状态，代表着个体最初的纯净和未分化的自我。

（2）阴阳与五行的运作

这一阶段反映了意识自我和人格发展的过程，涉及形成个体意识和心理能量的复杂交互。

（3）自性化过程的开始

太极图的第三个圆圈标志着个体化的起点，个体开始寻求内在完整性和个性化的旅程。

（4）转化与自性化的实现

最后一个圆圈体现了心理分析中的转化，象征着生命循环和个体发展的连续性。

在这个过程中，太极图不仅是沙游的理论基础，也是其方法、技术的内在核心。通过沙游，卡尔夫引导来访者经历从自我产生到意识自我和人格发展，再到自性化的出现和转化的整个过程。在她看来，真正的心理健康不是消除所有的冲突与不安，而是学会在对立中找到平衡，理解并接纳自己的多样性。在沙盘这个微观宇宙中，来访者逐步学会以太极哲学的智慧为指引，观察、接纳并转化内心的阴阳，走向更加和谐统一的心灵状态。这与荣格分析心理学中的关键概念相呼应，为心理咨询提供了一种深刻的文化和哲学框架。

2.《易经》智慧的体现

卡尔夫将坎卦中的水视为心灵发展过程的完美隐喻。《易经》中的坎卦由水元素构成，其卦象"坎上坎下"，象征水的流动与深沉。卦辞的"习坎，有孚，维心亨，行有尚"，象辞的"水流而不盈，行险而不失其信。维心亨，乃以刚中也"进一步阐释了水的恒常流动和即使在危险中也不失其本性的诚信，表达了在不断变化和充满挑战的环境中，坚持信念与真诚的重要性。这一哲学思想被卡尔夫巧妙地转化为沙游的内在逻辑。她认为，坎卦中的水是心灵成长过程中的理想象征，象征着个体在沙游中的体验——从混沌到和谐，最终实现内心深处的平和与完善。

卡尔夫进一步解释说，沙游实际上是一个融合了"天时""地利""人和"的象征性空间。"天时"体现在沙粒的流动，象征着时间的流逝与生命的变化；"地利"则由沙盘的空间形态代表，反映大地的稳定与广阔；"人和"则寓于游戏互动之中，揭示了个体心理的动态与深层结构。通过沙游，参与者能在象征层面体验到"天人合一"的境界，促进内心的和谐与自我成长。卡尔夫强调，《易经》的"天""地""人"及其相互作用，构成了哲学体系的核心。她以北京故宫太和殿前的日晷和嘉量为例，阐述了"乾坤"二卦的象征意义，以及人在宇宙秩序中的定位。乾卦的"自强不息"与坤卦的"厚德载物"，以及咸卦中"无心之感"，都被卡尔夫视为沙游中至关重要的心理动态，体现了个体在面对内外部环境时的适应性与创造性。

具体来说，这些观点在沙游中主要表现在以下几点。

（1）《易经》的卦象与沙盘布局

《易经》的六十四卦中每一卦都由六条阴阳爻构成，象征着宇宙的变迁与生命的各个阶段。在沙游的实践过程中，来访者通过沙盘内的布局与沙具的放置，可能无意识地重构了这些卦象的排列，映射出其内在世界的波动与心理状态的演进。咨询师借鉴《易经》中卦象的象征意义，从多角度解读来访者沙游作品背后的心理动机和变化轨迹，加深对来访者情感世界的理解。

（2）阴阳平衡的体现

中国传统哲学中的阴阳理论，强调对立统一与平衡。在沙游中，来访者常创造出阴阳对比强烈的场景，如光明与黑暗、动静分明的区域，反映了内心世界中对立情感与冲动的共存。咨询师通过观察这些对比，引导来访者在无意识层面探索与整合内在矛盾，有助于来访者达成内在平衡与和谐。

（3）五行理论的应用

五行理论是中国传统哲学的一个重要组成部分，它描述了自然界中五种基本元素（金、木、水、火、土）之间的相生相克关系。在沙游中，来访者可能会使用代表这些元素的沙具，如金属制品、植物、水源、火焰、土壤等。咨询师通过分析这些元素在沙盘中的分布与互动，洞察来访者复杂的心理状态，识别其潜在的心理冲突，并促进其自我调适与成长。

（4）共时性的体现

在沙游中，共时性原则体现为心理事件与物理事件之间的有意义联系，其中来访者在特定时间点创造的沙盘场景可能与他们生活中的事件产生共鸣，这种体验有助于他们更深入地理解个人经历，促进心理治愈和自我发现。卡尔夫将咨询师与来访者之间的这种直觉联系称为"共时性时刻"，认为在这个时刻，双方能够同时体验到沙盘中所展示的来访者的内心状态。这种体验通常伴随着顿悟，且往往不需要言语表达。凯·布莱德威则将这种深刻的共时性体验视为"终极的咨询时刻"，认为在这个时刻，咨询师与来访者之间的理解和共鸣达到顶峰，为来访者提供了一个重要的自我探索和治愈的机会。沙游的共时性，不仅可以帮助来访者在其心理和物理层面建立联系，还促进了咨询师与来访者之间的深层次沟通，从而为来访者提供独特的治疗体验。

3.与禅宗思想的结缘

荣格的分析心理学深受东方哲学的影响，而卡尔夫对东方哲学的兴趣则始于她早年追随荣格学习的经历。但是，她真正与东方心灵导师的深入交流，则是在她专业发展的关键时期。1953—1954年，卡尔夫在厄诺斯会议（Eranos Conference）中与日本禅师铃木大拙相识。这位禅师以其著作将禅宗思想引入西方国家。卡尔夫深受铃木的影响，她前往日本拜访铃木，并在禅寺居住，成为首位享此殊荣的女性。铃木禅师的教诲，尤其是他通过简单方式直指深层真理的能力，给卡尔夫留下了深刻的印象。尽管她没有正式禅修，但与铃木的对话让她认识到了沙游与禅宗核心精神的共性，即通过简单的方式直接指向深层真理。

具体而言，在日常生活和思维中，人们往往习惯用对立的概念来理解世界，如善与恶、美与丑、生与死、我与他等。这种二元对立的思维方式在一定程度上帮助人们理解世界，但也可能导致偏见、冲突和内在的困惑；而禅宗思想中的"不二"理念是指超越二元对立，达到一种更高层次的心灵统一与和谐。在"不二"的境界中，对立的双方并不是相互排斥的，而是在更高层次上实现融合、共存。例如，在"不二"的视角下，生与死并非绝对对立，而是生命循环的一部分；自体与他人也不是完全分离的，而是存在于同一个整体之中。达到"不二"的境界既需要智慧的参悟，也需要实践的修行。在禅修中，通过静坐、参禅、冥想等方式，修行者逐渐放下对二元对立的执念，体验到一种超越二元对立的宁静与和谐。这种境界不仅是一种心理的平衡，更是一种对世界和自我的深刻理解与接受。

禅宗的核心精神隐含在沙游中，这不是指沙游外在的技术层面，而是强调在咨询过程中，必须创造能够唤醒并支持个体自我疗愈力量的空间。沙游的这一特性与禅修的重要主张相当类似，因为在学禅的过程中，参禅者将会被期待只能依靠自己。沙游和禅修都强调，真正的领悟无法完全通过外部引导来获得，最终都只能向自己的内心寻求。

卡尔夫在沙游中发现，咨询过程如同禅修，它提供了让来访者能够唤醒并支持自我治愈力量的空间，来访者可以通过"心"的作用选择、组合、构造象征性心象，创造人的内心世界的真实图景。沙盘创作的过程就是人的意识与无意识相互交流的过程，就是人回归本心、探索生命意义的过程。这种体验与禅宗所推崇的"静坐冥想"体验相契合，体现了东西方思想在心灵疗愈上的共鸣。

二、对分析心理学的理解与发展

沙游是基于荣格分析心理学的一种心理咨询方法，它利用沙盘中的象征性表达来探索集体无意识和原型意象。沙盘中所表现的系列意象，呈现了沙游参与者心灵深处意识和无意识之间的持续对话，以及由此激发的治愈过程和人格（触及心灵和自性的）发展。同时，卡尔夫将诺伊曼的心理发展阶段理论应用于沙游，通过沙盘中的象征性物件和场景，揭示来访者早期心理发展的关键阶段（尤其是母子关系的再现），这为咨询师理解来访者的心理成长提供了独特的视角。沙游不仅促进了来访者对早期心理创伤的治愈，也加深了他们对自我认同的理解，帮助他们在自性化的道路上实现自我超越。

1. 集体无意识与原型意象的象征性表达

卡尔夫在创立沙游的过程中，深度汲取了荣格分析心理学的理论精髓，尤其是对集体无意识和原型理论的应用，使其成为沙盘咨询中不可或缺的核心组成部分。集体无意识作为荣格分析心理学理论中一个关键概念，是指人类共有的、跨文化和世代传承的心理内容与模式。卡尔夫理解并发展了这一理念，认为沙游提供了一个直观且强有力的渠道，使个体能够触及并表达深层次的心理内容。

在沙游中，象征符号成为沟通意识与无意识的媒介。来访者通过选取和排列沙具（如动物模型、人物雕像、自然元素等），在沙盘中创造出独特的场景。这些场景不仅超越了日常语言的局限，还触及个体内心的集体无意识，唤醒了其对内在神圣本质的认识。卡尔夫认为，沙盘中的每个象征性元素，都是个体内心世界的真实映射，它们的布局和互动揭示了个人的内在冲突、愿望和成长潜力。

原型作为集体无意识的具体体现，通过沙游中的象征性表达得到了活化。阿尼玛、阿尼姆斯、智慧老人、内在儿童等原型意象，在沙游作品中显现，帮助个体理解并整合这些普遍存在的心理动力。卡尔夫的咨询实践强调，通过沙游中的创作，来访者能够在安全的环境中探索和面对这些原型，从而促进个人的自我发现、自我接纳与自我超越。

沙游提供了一个独特的非言语空间，使个体的内在世界得以自由流动和展现。卡尔夫深信，正是在这样的自由与受保护的环境下，来访者能够通过象征性的创作与解读，触及心灵深处的集体无意识内容，实现对内在矛盾的整合，促进人格的全面和谐与成长。因此，沙游不仅是一种心理咨询工具，更是一种促使个体进行深度心灵探索与自我转化的艺术，它帮助个体在象征的指引下，逐步认识并整合自身的内在力量与智慧，从而在自性化的道路上迈进。

2. 儿童心理发展与自我发展阶段

在沙游的理论框架内，卡尔夫深入探索了母子关系在个体早期心理发展阶段的核心地位，这一探索深受诺伊曼关于儿童心理发展理论的影响。诺伊曼的作品《儿童：初期人格的结构与动力》融合了弗洛伊德、克莱因、皮亚杰等人的理论与荣格的内在心灵概念，重点探讨了自性中心原则下的早期人格构建，为理解个体从出生到形成稳定自我意识的历程提供了理论视角。

卡尔夫将诺伊曼的"原始关系"概念与沙游中的象征性表达相结合，通过观察沙盘创作中母子关系的再现，追踪来访者早期心理发展阶段，特别是关注母子关系创伤的疗意过程。她发现，沙游中的象征性创作与诺伊曼描述的发展阶段相呼应，从最初的安全感体验，到与母亲建立关系，直至自性原型的整合，反映了健康自我发展与心理功能恢复的路径。

卡尔夫在沙游中，通过象征性物件和场景的构建，揭示来访者内心世界中母子关系的复杂性，并为其提供修复与成长的平台。她强调，沙游不仅是一种表达与探索的工具，更是促进内在成长与自性化进程的媒介，咨询师通过引导来访者在沙盘中重新体验和重建母子关系，实现来访者早期心理创伤的治愈与自我认同的深化。卡尔夫将诺伊曼的理论框架应用于沙游，尤其是象征性过程中，观察并识别了心理发展的具体阶段。通过这种应用，卡尔夫的工作成为连接理论概念与实际观察的桥梁。表2-1是诺伊曼与卡尔夫对心理发展过程中的前三个阶段以及自我发展早期阶段的理解对比。

表2-1　诺伊曼与卡尔夫对心理发展过程中的前三个阶段以及自我发展早期阶段的理解对比

对比阶段	诺伊曼	卡尔夫
心理发展过程中的前三个阶段	与母亲的原始关系	母子一体性
	与父母的分离	与母亲建立关系
	趋中性	自性的群集
自我发展早期阶段	生殖崇拜-闪灵阶段	动物-植物阶段
	魔力-生殖崇拜阶段	
	魔力-战争阶段	战斗阶段
	太阳-战争阶段	
	太阳-理性阶段	适应集体阶段

注：改编自《沙盘游戏疗法手册》第五章表5-1和表5-2。[1]

（1）动物-植物阶段

卡尔夫将诺伊曼提出的前两个自我发展早期阶段整合为动物-植物阶段。在这个阶段，心灵使用动物、植物等自然元素的象征物来组织意识的早期发展。这些象征物代表了无意识中涌现的心理内容，它们以原始的形态呈现在沙盘中，并且随着意识的发展，逐渐被意识觉察。沙盘中，这个阶段的发展可能表现为充满生机和原始能量的场景，如森林、海洋等。

（2）战斗阶段

在卡尔夫的描述中，战斗阶段是意识浮现的阶段，不同的战斗势力会在沙盘中直面对方。这个阶段的特点是自我意识与无意识的母性能量产生分离，自我意识开始与男性

① Barbara A. Turner.沙盘游戏疗法手册[M].陈莹，姚晓东，译.北京：中国轻工业出版社，2016：47-48.

能量产生认同，建立一个有自主性的心灵实体。沙盘中可能呈现好人与坏人的对立场景，或光明与阴暗的对立场景，象征着意识中对立能量的相互作用和斗争。

（3）适应集体阶段

自我发展早期阶段的最后阶段是适应集体阶段，此时新的心理特质被同化到日常生活场景中。这个阶段的意象可能表现为日常生活的村镇场景，人们进行日常活动，象征着心灵的纠结已经结束，新的心灵产物被整合进意识。这个阶段的沙盘可能展示出具有代表性的当代或日常普通的沙具和象征意象，标志着个体对新发现的心理特质的适应和接纳。

实际上，在沙游中，并非所有案例都会经历完整的发展阶段，心灵成长的路径往往是不连续且不完整的。许多沙游作品仅反映了个体心灵发展过程中的片段。尽管这些片段可能不构成一个完整的咨询案例，但它们仍然具有独特的价值和意义。咨询师应将来访者的作品视为一个整体，以开放和包容的态度去理解和发现个体心灵独特的工作方式。这种全面的视角有助于咨询师更深入地理解来访者的内心世界，促进其心灵的成长和治愈。

3. 沙盘中的自性化过程

卡尔夫在其多篇论文以及多部专著中都是以荣格的自性开始论述的。因而，对于自性的理解，以及自性在沙游过程中的意义和作用，成为卡尔夫沙游体系的重要内容。[①]卡尔夫坚信，咨询过程受自性引导，并通常发生在无意识层面。因此，咨询师的核心任务是营造环境，促进自性的自我恢复。

自性化过程是荣格心理学的基石，卡尔夫将其诠释为个体通过沙游自发地进行自我整合和潜能实现的内在旅程。这一过程鼓励来访者在安全的咨询环境中，自由地表达无意识层面的内容，借助象征性的创造和探索，逐步整合意识与无意识、理性与情感、男性特质与女性特质等多重面向，促进心理成长和成熟，同时增强个体与外界的和谐连接。沙游为来访者这一内在探索提供了具象化的舞台。例如，来访者通过构建和谐村庄的沙盘场景，不仅表达了对和谐人际关系的向往或对和谐内心秩序的追求，还体验到了自我与自性之间的深刻关联，推动了个性整合与发展的进程。

卡尔夫的创新之处在于，其不仅传承了荣格理论，更结合自身的临床观察，发展出了一套独特的沙游技术。她强调沙游的治愈力源于其非言语性，这一特性允许来访者触及并表达内心深处的体验和感受。对于儿童而言，沙游成为一种容易使用的安全媒介，用于表达那些复杂的感受和经历，而无须依赖语言的精确度。而当这一方法扩展到成人时，沙游则开启了一扇深入进行自我探索的非言语大门，成为促进个体心理发展和自我整合的有力工具。

---

① 申荷永,高岚.沙盘游戏:理论与实践[M].广州:广东高等教育出版社,2004:42.

三、对"世界技术"的创新

受到洛温菲尔德"世界技术"的启发，卡尔夫认识到通过象征性游戏，儿童可以表达并处理内心的焦虑和恐惧，提高安全感和控制感，进而促进现实适应能力和社交技能的发展。当卡尔夫把荣格分析心理学和东方哲学思想注入洛温菲尔德的"世界技术"后，整合性的沙游便获得了新的生命。卡尔夫将这一技术用于儿童心理咨询，开创了儿童心理治疗的新纪元。

1. 沙盘材料的使用及意义

卡尔夫在沙游中首先强调了沙子的重要性，认为沙子是一种极其重要且自然的疗愈材料。她建议咨询师准备两种状态的沙箱，即干沙和湿沙，为来访者提供不同的触感体验。沙子的细腻颗粒赋予了它极强的可塑性和柔软性，干湿两种状态给人以不同的触觉感受。沙子像土壤一样，蕴含着自然的原始元素。卡尔夫使用的沙箱规格与洛温菲尔德的设计相似，沙箱内侧涂成蓝色，以营造水和天空的感觉。相较于洛温菲尔德的多层抽屉式设计，卡尔夫将沙具陈列在开放式架子上，方便来访者观察和使用。这些沙具代表了日常生活或想象世界中的典型形象。

2. 介绍沙游

在介绍沙游时，卡尔夫并不建议在治疗初期立即引入这一疗法。她认为，首先应该建立咨询师与来访者之间的关系。在此基础上，咨询师可以在适当的时机询问来访者是否愿意尝试沙游。如果与来访者言语之间的咨询工作进展缓慢，且来访者愿意尝试，咨询师可以建议来访者体验沙游。此时，咨询师可以与来访者讨论游戏的重要性和价值，帮助来访者理解游戏不仅仅是为了回归童年，而且在评估想象力、提供内心平衡感和整体感方面具有重要作用。卡尔夫引用了德国著名的哲学家舍勒的观点，认为人类在游戏中才能达到完整。当来访者开始接触沙子时，卡尔夫会告诉他们，沙箱内侧的蓝色代表水和天空。在介绍结束时，咨询师会告诉来访者"可以摆放任何你喜欢的东西"。

3. 咨询师的角色与关系

卡尔夫提倡咨询师在治疗中扮演缄默的见证者角色，他们应在不干扰来访者创作的同时，与来访者保持适当的距离，并为其提供必要的支持。咨询师的任务是创造一个自由且安全的环境，以促进来访者的自由想象和内心表达。他们记录治疗过程，但不在沙游作品完成后立即进行分析，以免打断来访者的内心体验。卡尔夫强调，咨询师应以包容、接纳的态度关注整个治疗过程，并具备非评判性和设置界限的能力。

在移情方面，洛温菲尔德认为来访者的主要移情应集中在沙盘和材料上，而不是咨询师。她担心来访者与咨询师之间的移情关系可能会干扰来访者对材料的专注，因此在必要时会将儿童转介给其他咨询师，以减少其对单一个体的移情、增强对材料的移情。洛温菲尔德将咨询师视为促进儿童对自己作品的理解的人，而非移情的对象，以避免干扰儿童对沙盘的理解。卡尔夫的移情观受到荣格心理分析观点的影响。荣格认为心理分析是一个双向互动的过程，咨询师和来访者都参与其中，咨询师不是权威，而是同样以个体的存在与发展在治疗中起决定性作用。荣格还指出，在移情关系中，咨询师既是个体，也是来访者内在心理内容的投射。卡尔夫所讨论的移情并非传统意义上的移情，她更多的是间接提及移情，并认为移情为实现来访者潜能提供了空间。卡尔夫后来注意到沙游作品本身如何直接指向来访者与咨询师的关系，例如，来访者选择的沙具可能反映了他们对咨询师的情感。这种观点强调了咨询师与来访者之间的互动和相互关系在沙游中的重要性。

4. "自由与受保护的空间"的意义

在卡尔夫的沙游体系中，一个核心且创新的概念是"自由与受保护的空间"，这构成了这一疗法的基石和转化发生的前提。这一概念源自对心灵自由的深切理解，认为心理困扰往往源自内心自由的缺失。卡尔夫借鉴东方哲学与人文思想，强调心灵自由的重要性，指出许多心理疾病的根源在于缺乏心灵与思想的自由。卡尔夫认为，这种自由的空间能够激发个体的创造力和自我表达欲望，是心理咨询和个人成长的重要基础。同时，受保护意味着在这个空间里，个体感到安全，能够自由地、不受外界干扰地探索内心世界。

自由与受保护的空间是东方哲学思想中对立统一整体观的具体体现。实际上，创建这样一个空间并非易事，在现实生活中，自由与受保护往往难以兼得，例如，野生动物享有自由但缺乏保护，家养动物受到保护却失去了自由。[①]卡尔夫认为，在沙游过程中，自由与受保护具有专业内涵，需要咨询师和来访者建立彼此接纳和信任的关系，让来访者感到被接纳，同时能够保持自己的原则和个性。

具体而言，为实现这一目标，咨询师需要通过建立信任关系，让来访者感受到被无条件接纳，进而敢于展现真实的自我；同时确保环境的私密性和安全性，让来访者在沙盘中自由地探索和表达内心世界，通过象征性的游戏经历自性体验与成长，从而实现心理创伤的转化与治愈。因此，创造并维护既自由又受保护的环境，是沙游成功的关键所在，其看似简单，实则需要咨询师具有高度的专业技巧和深切的人文关怀。

通过沙游，来访者的心理问题和创伤经历得以呈现和转化，而不是被压抑或隐藏。卡尔夫指出，内在安全感的缺失会导致儿童无法正常发展，而沙游所创造的自由与受保护的环境为儿童和成人提供了咨询和治愈的机会。在这一环境中，来访者可以通过游戏和创造性表达来获得自性体验和成长，这是沙游的根本意义所在。

---

① 高岚,申荷永.沙盘游戏疗法[M].北京:中国人民大学出版社,2012:93.

5.记录方式

记录是对沙游过程的记录，不仅包括咨询师在来访者创作过程中绘制草图，还包括对完成后的作品的摄像记录。在来访者离开咨询室后，咨询师可以在征得来访者同意的情况下为作品拍照。几个月或几年后，当来访者和咨询师都认为时机成熟时，可以一起回顾这些照片，帮助来访者将作品中的象征性意象与其外部生活联系起来。卡尔夫在多年观察儿童的沙游过程后，意识到沙游对成年人同样有益，并在研究儿童的同时开始了对成人的研究。

6.独立的咨询形式

卡尔夫在1980年凯·布莱德威等人的《沙游研究：起源、理论与实践》（*Sandplay Studies：Origins，Theory，and Practice*）一书的前言中明确表达了她对沙游的看法，她不认为沙游仅仅是言语分析的辅助工具，而认为沙游可以作为一种独立的咨询形式，其价值在于能够提供一个开放的空间，让无意识的内在冲动得以展现，而不受不成熟概念的干扰。

她认为，在沙游的早期阶段，重要的是创造一个允许无意识内容自由表达的环境，而不是立即进行言语分析。她指出，当进程发展到自性得以汇聚的阶段时，言语和分析性的工作才会变得更加重要。卡尔夫的这一观点强调了沙游中治疗初期非言语技术的重要性，同时也认可在治疗的后期阶段，当自性开始显现和汇聚时，言语和分析性方法的价值。这种观点体现了卡尔夫对沙游深度和广度的理解，以及她对咨询过程中不同阶段不同方法的灵活运用。

卡尔夫将荣格分析心理学的原理应用于沙游，超越了"世界技术"中对行为和情感的直观观察，转而深入探讨沙游作品中的象征意义、无意识动力及个体心理发展的深层结构。有时在咨询初期的沙盘创作中，来访者所追求的目标——自性的实现——已经在沙盘中通过象征性元素隐约体现。随着自性的象征显现，新的活力逐渐被释放，并引导个体自我走向更加健康的成长之路。

四、沙游：自性化与整合性的实践

卡尔夫认为整合性是人类内在的心理特性，儿童通过语言、绘画和游戏，自然表现出整合性倾向。沙游通过其三维表现形式，使来访者的无意识过程得以视觉化，从而激发和实现荣格描述的自性化过程。沙游通过构建一个自由与受保护的环境，为来访者提供了一个独特的机会。通过与沙具的互动，来访者得以重新连接并表达其自性，这一过程覆盖了意识与无意识、身体与精神、内在与外在、自我与自性等多个维度的整合。

（1）意识与无意识的整合

沙游提供了一个安全的空间，让个体可以自由地选择沙具放置在沙盘中，这个过程往往不受意识控制，而是源于无意识深处的冲动。通过这种方式，无意识的内容和象征得以可视化，意识层面开始理解和接纳这些原本隐匿的部分，促进了两者的沟通与整合。

（2）身体与精神的整合

在沙游中，个体不仅通过思维选择沙具，还通过身体操作进行布局。这种身体行为与心理活动的结合，促进了个体身心的统一。触摸沙子、摆放沙具的过程不仅是一种身体经验，还映射内心状态，实现了物质操作与心理象征的连接。

（3）内在与外在的整合

沙盘中的场景往往是个体内在心灵世界的外在投射。通过这个微观宇宙，个体将自己的内在感受、经历和愿望具象化，从而理解与接纳外在现实与内在体验之间的联系，实现内外世界的和谐共存。

（4）自我与自性的整合

自性是荣格分析心理学中的核心概念，指个体潜藏的完整性和生命目标。沙游鼓励个体探索和表达真实的自我。通过象征性的创造，个体逐渐接触并理解自我的深层次部分，包括阴影、人格面具等，进而促进自我与自性的整合，实现个性化的成长和发展。

（5）冲突解决与心理疗愈

沙游通过象征性地处理内在冲突，如意识与无意识、自我与超我之间的矛盾，帮助个体发现内在的资源，学习以建设性的方式应对挑战，减少异化感，从而缓解心理压力，促进心理健康。

整体而言，在卡尔夫的沙游理论中，来访者通过沙游的塑造意象活动，体验到自己作为一个整体的组成部分。这种体验是个体实现有意义生活的关键。沙游中的象征性创造不仅是深层的心理和情感体验，也是个体整合性体验的实现过程。在荣格和卡尔夫的理论框架下，自性化被视为个体追求的一种神圣的存在状态，同时也是人格完善的体现。这一过程涉及以自性为中心的人格整合性发展，是心理分析和沙游要实现的核心目标。

卡尔夫特别强调象征性图形（如曼陀罗）在沙游中的自发形成，她将其视为自性显现的象征。曼陀罗在沙游中的出现，不仅代表着个体整合性的发展，也标志着自性化过程的进展。通过沙游中的曼陀罗体验，个体能够触及内在的神性，推动实现人格的整合与发展。这一过程体现了卡尔夫对沙游的深刻理解以及对荣格理论的创新性应用和发展。

05 第五节　沙游的核心理念

本节在前文阐述的沙游相关理论和观点的基础上，从沙游临床应用的角度归纳沙盘咨询师应秉持的核心理念，这些理念会影响临床工作的原则和具体操作。本节主要涉及"完整人格""可视化的自性存在""自我治愈与自我整合""内在自由而有爱心"等四个理念。其中，完整人格是对个体人格多重结构特征的认识，尤其是对无意识的重要性和价值的理解。提到完整人格，自然会涉及自性表征和疗效产生的基础两个议题。基于对人格结构及其基本运作的理解，咨询师在直接面对来访者时需要有"内在自由而有爱心"的理念，这是沙游工作的承载。

一、完整人格

人格有不同类型的意识，简单地说包含有意识和无意识两种类型。前者是冷静的、非情绪的，有清晰的、容易理解的内容，也能进行系统性的、逻辑性的和言语的表达。后者是充满能量的，有丰富的情绪情感和直觉，既有模棱两可的、流动的、难以看清的内容，也有混乱、散漫和难以言语的内容。无意识包含弗洛伊德提出的个人无意识和荣格提出的集体无意识。无意识在弗洛伊德的经典理论中被描述为具有生物性欲望的特征，是需要被驯化的。但是，在后弗洛伊德的深度心理学理论中，无意识的基底或者说核心是最为宝贵和真实的自己，如荣格提出的自性、温尼科特提出的真我和科胡特提出的自体等，是个体价值感的坚实基础。

人类在某些时刻，认为或希望自己是理性的、自控的、有清晰的社会目标导向的，也就是说，人类会无视无意识这个人格组成部分的存在。可以说，某些时刻人确实需要这种理性的意识状态。但是，基于后弗洛伊德的深度心理学理论，完整的人需要完整的人格，而完整的人格的重要组成部分就是无意识。

沙游的创立正是因为卡尔夫看到了洛温菲尔德的"世界技术"过程中自性化的存在，也就是说，她发现了可以在分析心理学的指导下借助"世界技术"接近无意识，实现自性化。自性化的过程是个体试图实现完整性的过程。咨询师需要为来访者提供促进来访者自我治愈和成长的空间，让来访者走向人格完整性，获得独特的完整的自我价值感。

二、可视化的自性存在

如前文所述，卡尔夫通过分析心理学的理论视角，认为洛温菲尔德的"世界技术"存在着荣格提出的自性化过程，并将此技术融入荣格学派的理论而发展出沙游。卡尔夫认为，沙游提供了一种让自性汇聚的空间，而且这种自性是可视化的、可被识别的存在。换句话说，卡尔夫认为存在着自性的沙盘。但有一点需要注意，人们对于自性沙盘存在与否和如何识别的看法是有分歧的。人们对自性沙盘的看法产生分歧的原因之一是，"自性是什么"这个问题本身就是极难用言语来表征的。荣格曾表示，从理智上来说，自性不过是一个心理学概念，一种用于表达某种不可知本质的构念，由于其本质上的特性，它超越了个体的理解能力，因此我们无法直接把握其本质。[①]荣格及其后继者相信存在着位于人类心灵核心的内容和能量，并努力寻找一种方式来理解和描述这一本质。不管自性是什么，深度心理学相信在人类的心理上或心灵中存在着超越自我的能量和秩序，它们主导着人类的自我发展。

与自性紧密相关的概念是自我实现。自我实现的核心理念是让一颗向日葵种子长成一株向日葵，而不是一朵玫瑰花。与自性紧密相关的另一个概念是自我中心或自私。荣格认为，虽然社会标准会阻碍自性化这一个体自然需要的实现，但是个体存在的前提是群体关系，自性化导向的不应是孤立，而应是更亲密、更广阔的群体关系。他认为好的群体关系既能让个体保持内在凝聚力和集体价值观，也能给予个体最大的自由度。[②]

在沙游过程中自性是否出现，主要取决于咨询关系的质量。卡尔夫认为，沙游可以让来访者体验到自己与自性的联系。沙游的目标不是自性体验，而是在自性汇聚后通过持续的工作来整合这一体验。

三、自我治愈与自我整合

经典的精神分析理论认为咨询的疗效是由咨询师的诠释扩展了来访者意识的版图带来的。沙游与此不同。沙游的疗效是来访者无意识中的自我治愈力量被启动后带来的。

自我治愈是个体的潜能。个体的心灵深处有着自我治愈的力量。但是，出于各种原因，这一潜能有时发挥不了作用。要想发挥这一潜能，个体需要敢于面对自身无意识的内容。个体如果处于外部目标导向的理性的意识状态，拒绝无意识的影响，排除无意识时也会同时排除心灵深处自我治愈的力量，失去心灵自我调节的重要作用，难以有完整的、良好的心理健康状态。

① Jung C G. Two Essays on Analytical Psychology: Vol. 7[M]. Princeton: Princeton University Press, 1966:325.

② 茹思·安曼. 沙盘游戏中的治愈与转化: 创造过程的呈现[M]. 张敏, 蔡宝鸿, 潘燕华, 等, 译. 北京: 中国人民大学出版社, 2012:30.

曾任国际沙游治疗学会（ISST）主席的茹思·安曼在其著作《沙盘游戏中的治愈与转化：创造过程的呈现》（*Healing and Transformation in Sandplay：Creative Processes Eecome Visible*）中阐述了荣格对心灵自我调节的观点：心灵是一个自我调节系统；个体需要意识的导向性，但导向性会产生片面性；批判性的关注和有方向性的意识会抑制自我调节作用；如果意识的导向性减轻，无意识能够自己协调一致地流动，调节作用就会发挥出来；只有意识的导向性和无意识的流动性有一个平衡点，心灵才是一个自我调节的系统。

抑制并不会带来消除，而是迫使无意识发挥调节作用寻找症状等方式进行表达和调节。咨询师常常在心理临床工作中发现，有些来访者更注重意识过程，对于自然而然的无意识表达，如冲动、梦境、症状等，倾向于认为它们是没有价值的、需要被直接消除的。

在沙游中，自我治愈的启动需要一个自由与受保护的空间及共情的关系，同时需要来访者自己经验这个过程，尤其需要深层水平的触动。沙游的治愈疗效需要咨询师提供的空间与关系，需要咨询师的跟随与参与，但不需要咨询师的解释，也不需要咨询师在这个过程中替来访者去经验。大道至简，沙游的目标是启动来访者的自我治愈，这看起来似乎很简单，真正做到实则不易。临床工作上如何实现来访者的自我治愈，是咨询师需要思考和注意的。"无为"的基础是"有为"，要实现真正的"无为"，咨询师就要在背后进行大量的"有为"工作。

四、内在自由而有爱心

咨询师需要秉持内在自由而有爱心的理念，并付诸实践，由内而外地为来访者营造治愈的空间与氛围，帮助来访者慢慢地经验到自己的自由的转化力量，并慢慢地经由自由表达和非批判性的经验由内而外地发生转化。

自由是内在的。首先，咨询师需要秉持非批判性的态度，接受来访者自然呈现的每个面向。在这种态度下，咨询师不会急于做积极与消极、好与坏的区分，也不会仓促地针对来访者的人格类型或问题得出"浓缩型"的结论或贴上"纸片式"的标签。其次，咨询师需要持转化的态度，正如卡尔夫所说的，我们从来无法预知在黑暗之中会出现什么好的事物①。沙盘室内部自由的态度带来的自由氛围，是来访者的无意识得以表达和被自己经验的必要条件。

爱意味着耐心的陪伴和保护，咨询师要陪伴来访者经验沙游过程，保护其尚且柔弱的转化力量并避免毁灭性的能量将其击垮。爱还是一种品质，让咨询师不单纯地把来访者当作患者，还把来访者当作和自己一样的普通人来对待。②

---

① 瑞·罗杰斯·米切尔，特·S.弗里德曼.沙游：过去、现在和未来[M].张敏,高超,宋斌,译.北京：中国人民大学出版社,2017：69.

② 瑞·罗杰斯·米切尔，特·S.弗里德曼 沙游：过去、现在和未来[M].张敏,高超,宋斌,译.北京：中国人民大学出版社,2017：69.

总之，内在自由而有爱心的理念在临床工作中的体现就是为来访者提供自由与受保护的空间，这也是沙盘临床工作的重要原则，这部分内容我们将在第三章进行具体介绍。

～本章重点小结～

1.深度心理学以探索心理的无意识为核心，关注生命的意义与自性化过程。它源自弗洛伊德的精神分析理论，并在荣格的分析心理学中得到进一步发展。深度心理学为沙游提供了理论基础，特别是在理解无意识表达和自性化的过程中起到关键作用。

2.表达性疗法强调个体通过非言语手段进行自由表达，如绘画、沙盘、舞蹈等，以激发心理治愈与发展潜能。卡尔夫的沙游疗法特别注重来访者在沙盘中的象征性经验，而不仅仅是外部的表达。来访者的体验在这一过程中被认为比所表达的内容更加重要。

3.沙游是一种广义上的表达性疗法，其结合了深度心理学、分析心理学以及中国传统文化的理念。沙游特别关注来访者在游戏中的象征性表现与体验，以帮助他们整合无意识与意识。通过创造一个自由与受保护的空间，来访者能够在游戏中自由表达和体验内在世界。

4.游戏被视为一种古老的社会文化现象，是个体表达与探索内在世界的重要方式。它不仅在社会文化中具有传承意义，还在心理学中作为理解个体心理状态的途径。通过游戏，个体能够体验愉悦、自主性和内在的自由。

5.在心理咨询中，游戏为来访者提供了一个自由表达和自我探索的机会，有助于建立咨询师与来访者之间的信任关系。通过游戏，来访者能够自由地表达内在的情感与冲突，这对于促进其心理健康和自性化具有重要意义。在沙游中，游戏也是观察来访者内心世界的媒介。

6.象征在荣格分析心理学中起着连接无意识与意识的作用，它们可以通过梦境、艺术、游戏等形式呈现出来。象征不仅是情感能量的转换器，还能够塑造意识，帮助个体理解并整合无意识中的内容。通过象征性的互动，来访者能够逐渐吸收无意识内容，并在心理上实现成长。

7.自性化是分析心理学的核心概念，是个体通过整合不同心理功能和无意识内容，最终实现心理完整与自我发展的过程。在沙游中，自性化表现为来访者通过象征性表达和游戏，逐渐整合内在的冲突与阴影。

8.诺伊曼提出，自性是个体心理发展的中心组织原则，引导个体从无意识状态走向自我意识的觉醒。原型在这一过程中发挥着重要的作用，尤其是大母神原型和英雄原型，它们象征着个体心理发展的不同阶段。心理发展的最终目标是实现自性化，即个体的完整性和自我实现。

9.卫礼贤是荣格接触中国传统哲学思想的重要桥梁，他的翻译作品如《易经》和《太乙金华宗旨》对荣格产生了深远影响。荣格深入研究这些经典，从中汲取象征性思维、对立统一等思想，并将其应用于分析心理学。

10.沙游强调来访者的完整人格，包含有意识与无意识的多重结构特征，尤其重视无意识的重要性和价值。在沙游过程中，通过自由创造象征性图像，来访者可以经验到自性化过程，这也是个体人格整合的核心目标。

习　题

1.简述深度心理学的发展，并说明它是如何为沙游提供理论基础的。

2.表达性疗法中的"表达"与"经验"有何不同？在沙游中，卡尔夫更强调哪一方面？

3.简述游戏的性质及其在个体心理发展中的作用，并说明游戏是如何促进儿童认知发展的。

4.简述中国传统哲学思想是如何影响荣格的分析心理学理论的。

5.诺伊曼如何通过原型理论来解释个体心理发展的不同阶段？结合大母神原型进行说明。

6.荣格的自性化包含哪些内容？

7.简述东方哲学思想如何体现在卡尔夫的沙游中。

8.简述禅宗思想中的"不二"理念是如何体现在沙游中的。

9.请结合母子关系在个体早期心理发展中的作用，简述卡尔夫对诺伊曼的心理发展理论的理解和发展。

10.从沙游临床应用的角度简述沙盘咨询师应秉持哪些核心理念。

第三章
沙游工作原则

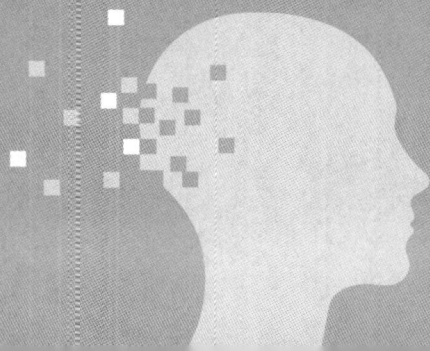

学习目标

1. 了解无意识的不同层次以及探索无意识的方法。
2. 认识沙游是如何对无意识产生影响的。
3. 理解象征以及象征性的态度在沙游中的作用。
4. 熟悉自由与受保护原则在沙游中的意义及其具体运用方式。
5. 掌握共情的概念、定义及其在沙游中的应用。
6. 能够结合中国传统文化思想理解"感应"及其在沙游中的作用。
7. 对沙游的疗愈假设有较为清晰的认识。

导言

沙游技术能够通达无意识内容，强调自性原型以及对个人无意识与集体无意识的认识与理解。沙游工作中，个体自由创造出的一系列意象有利于促进个体自性化。荣格分析心理学是沙游技术的理论基础，沙游工作要遵循心理分析的基本原则，即无意识的工作水平、象征性的分析及感应性的转化机制。基于沙游工作的特点，创造一个自由与受保护的空间、发挥共情的治愈作用也具有至关重要的意义。本章将从上述几条原则入手，详细解析沙游工作是如何通过这些原则达到疗愈效果的。

01 第一节 无意识水平

　　沙游是一种在当今社会得到广泛应用的心理分析技术，它让个体以游戏的方式，通过沙具、沙和水在盘中的塑形与布置，表达内心的想法和感受。由于这种表达不需要语言，来访者往往能够在非理性思维的驱动下创作沙盘，使得沙盘能够表达超出来访者当前意识层面认知的内容。也就是说，沙盘中所展现的是有意识觉察但还未完全意识化的一些无意识内容。随着沙游过程的逐步深入，来访者不仅可以探索个人无意识，还会触及以本能和原型为内容的集体无意识。因此，来访者在沙游工作中自由创造出的一系列意象，能够促进个体的自性化。

一、无意识的工作水平

　　无意识是沙游的关键要素，它不仅构成了治疗的理论基础，还涉及具体的治疗技术和方法。无意识包括个体无意识和集体无意识，两者在沙游中通过象征性表达，反映个体内在真实的状态。能否有效地在个体无意识层面工作，是衡量沙游工作成效的关键，也是基于分析心理学的咨询与其他心理咨询相区别的重要标志。

1. 无意识的概念

　　无意识是指不被人们意识觉察，潜藏在清醒的意识之下的心理活动。集体无意识既是荣格对弗洛伊德个体无意识的发展，也是荣格独立的创造。

　　个体无意识是弗洛伊德精神分析理论中的核心概念之一，是指那些被个体压抑或遗忘的心理内容，由带有情感色彩的情结组成，如被压抑的欲望、情感和记忆等。个体无意识中的内容通常与社会规范或个体的道德标准相冲突，这些内容虽然不在意识层面，但可以通过某些方式进入意识。弗洛伊德的个体无意识概念为我们理解人类心理提供了全新的视角，它强调了无意识心理过程在个体行为和心理状态中的重要性，对当今的心理学和心理治疗工作产生了深远影响。

　　集体无意识是人类进化过程中共同的精神遗产，注入我们每个人的内心深处，由本能和原型构成。荣格从对神话和原始社会的风俗习惯的研究中得出此概念,并在临床实践中对此进行了验证。集体无意识超越个体差异,揭示了不同文化和历史背景下人们共同的心理特征,有助于人们理解不同文化中的信仰、仪式和象征,提供了一种分析和比较不同文化中的普遍主题和模式的框架。集体无意识的概念为人们理解人类心理、文化和精神生活提供了深刻的洞见,它既是荣格分析心理学的理论基石,也是人们深入理解沙游工作原则的基础。

2. 个体无意识与集体无意识的关系

个体无意识与集体无意识相互联系,共同构成了人类心理的深层结构,在沙游中具有独特的作用和意义。个体无意识和集体无意识都通过象征性的方式表达,个体在沙游过程中创作出来的沙画,便是个体无意识和集体无意识的意象。

个体无意识与集体无意识在来源和内容上有所区别。个体无意识主要来源于个体经历和个体心理结构。如前文所述,集体无意识来自人类进化过程中整个精神性的遗传,而不是个人经历。在内容方面,个体无意识包含个人独特的经历、欲望和冲突等,而集体无意识则是具有普遍意义的原型,它是人类共同的精神遗产,超越了文化和时间的界限。

3. 集体无意识的核心

原型是构成集体无意识的主要内容,是心灵体验的基本形式。荣格认为,原型是人类原始经验的集结,像命运一样伴随着我们每个人,其影响可以在我们每个人的生活中被感觉到[①]。根据荣格的理论,历史中重要的观念,不管是宗教的、科学的、哲学的观念还是伦理的观念,都能够回溯到一种或几种原型[②]。我们今天所见的这些观念的现代化形式,实际上只是原型的不同表现,是人们有意识或无意识地将这些原型应用于生活现实的产物。如果说本能负责指导和组织现实存在,原型则为本能提供精神指引,具有构建心灵的功能。例如:与日常生活体验相关的儿童原型,代表纯真、潜力和新的开始;英雄原型则代表勇气、力量和冒险精神。沙游中的沙具和场景往往与这些原型相联系,有助于触及个体的无意识内容。

自性是核心原型,它包括所有其他的原型。荣格将自性定义为包含意识与无意识的整体性以及呈现这种整体性的事实[③]。在此基础上,卡尔夫强调,自性是内在秩序和规律,实现个体心灵的完整性和统一性在人格发展中具有重要意义[④]。自性构建了个体包括过去、现在与将来的所有经历,包含所有的可能性,既是生命的根源又是生

①　Jung C G. The Collected Works of C. G. Jung: Vol. 8[M]. Princeton: Princeton University Press,1977:342.

②　高岚,申荷永. 沙盘游戏疗法[M]. 北京:中国人民大学出版社. 2011:56.

③　高岚,申荷永. 沙盘游戏疗法[M]. 北京:中国人民大学出版社. 2011:74.

④　Kalff D. Sandplay: A Psychotherapeutic Approach to the Psyche[M]. Chicago: Temenos Press,2004:6.

命的目标。以整合意识和无意识为目标的沙游，可以帮助人们实现自性的成长和心性的发展。

二、探索无意识的方法

在前面的内容中，我们对无意识的概念进行了基本介绍。无论是弗洛伊德提出的自由联想、梦的解析、移情与暗示，还是荣格的词语联想、梦的意象象征分析和积极想象，都为理解和表达无意识为容提供了理论基础和实践方法。自由联想允许被压抑的无意识内容浮现，而梦的解析揭示了心理防御机制和无意识欲望。荣格的词语联想技术可以捕捉带有强烈情感的情结，积极想象则直接与无意识意象沟通，促进个体的心理整合和自我治愈。这些方法不仅能够帮助个体在沙游中表达和理解象征意义，还能够促进个体自我与无意识之间的对话。

1. 无意识与精神分析方法

弗洛伊德在临床实践中不断探索，基于对人类心理结构和功能的深刻理解，特别是对潜意识过程的认识，提出自由联想、梦的解析、移情与暗示等分析方法。这些方法有利于沙游工作中对无意识的探索以及对象征意义的理解。

自由联想是弗洛伊德用来探索和表达无意识内容的一种技术。在使用自由联想技术时，来访者在清醒状态下自由地回忆自己经历的有关情境和事件，即不带任何批判地对待自己头脑中浮现的任何观念、想法、事件。这一过程允许无意识中被压抑的内容浮现到意识层面，获取个体内心世界的信息。

梦的解析是探索无意识的另一个窗口。弗洛伊德认为，梦是无意识心理活动的一种表现，是无意识欲望和冲突的象征性表达。梦的解析更重要的是识别那些被个人的心理防御机制掩饰和隐藏的无意识。通过梦的解析，咨询师不仅可以了解来访者的无意识内容，还可以发现其为了保护自我而构建的心理防御机制。

移情与暗示则通过处理来访者对咨询师的移情问题，解决其与早期经历相关的未解决的内在冲突，帮助其释放那些因为压抑而在无意识中累积的力比多。

这三种精神分析方法为我们在沙游中理解无意识内容提供了理论基础，帮助我们更深入地理解和运用沙游。

2. 无意识与分析心理学方法

正如前文所述，荣格在无意识领域的理论扩展了弗洛伊德的概念，他不仅关注个人无意识的内容，还强调集体无意识的重要性以及人类心理中的象征和原型。尽管两人都强调无意识水平上的工作，但他们的心理治疗目标不同。弗洛伊德认为心理治疗目标是使无意识内容意识化，即将无意识中被压抑的内容带到意识层面，从而解决无意识中的冲突和压抑问题。而荣格更加强调自性化过程，即个体发展独特个性和自我意识的过程。在沙游工作中，分析心理学的目标是通过沙游帮助个体接触和表达集体无意识中的原型和象征，促进自我与无意识之间的对话，以实现个体的心理整合和自我治愈。因此，理解分析心理学中的三大技术有利于我们理解沙游是如何起到疗愈作用的。

词语联想是一种简明的测试方法，通常会让被试按照一种简单的规则，对一些特定的刺激性词语做出自己的联想与反应。荣格认为，如果被试在特定词语上出现延迟反应，并且无法清楚解释这种延迟的原因，这种延迟就可能是由某种无意识情绪引起的抑制反应。在这种意义上，词语联想起到了类似听诊器的作用，用来快速捕捉那些无意识中被压抑的、带有强烈情感的心理内容的集合物。荣格将这种集合物称为"情结"。通过词语联想，咨询师能够对个体的无意识进行探索，寻找与情结相关的刺激词，进而深入分析和治疗。

尽管荣格与弗洛伊德一样，都以梦为心理分析的主要内容，但他们对梦的理解颇有差异。弗洛伊德的释梦是剥去梦的伪装，从显梦中获得隐梦的象征意义。而荣格梦的分析以其原型意象和象征性为基础，不仅关注个人无意识，更强调集体无意识中的原型如何通过梦的象征表达出来，从而连接个体与更广泛的人类经验。这与沙游在探索无意识、解读象征意义、触及文化和原型以及实现自我调节等方面具有一定的内在联系。

积极想象也是一种探索和接触无意识的重要方法，是直接获取无意识内容的技术。荣格认为，积极想象可以让几乎所有意象都产生于意识的思维中，这些意象比不确定的梦更完整、更丰富，我们可以与这些意象进行直接的沟通，更好地理解个体是怎样在沙游工作中与自己制作的沙盘中的意象进行对话的。当积极想象的练习达到无为的境界让事物自发地出现时，个体就获得了积极想象的目标，也就获得了一种新的心理态度。荣格将这种态度与转变称为意识的升华、人格的扩展与提升或心理发展的高境界。与积极想象类似，沙游的来访者对自己所创造的沙盘场景的感受和体验常常引发情感的触动和转变。

三、无意识与沙游

与精神分析方法和分析心理学技术在探索无意识的作用上相似，沙游也是沟通意识和无意识的纽带。无意识水平上的沙游与心理分析，意味着在无意识和意识之间构建一种更为本质、更加确定的关系。沙游中，个体不仅探索个人无意识，还触及集体无意识，包括本能和原型。沙具和场景成为本能和精神追求的象征，帮助个体表达和探索自身与人类集体经验的连接。沙游以自性为中心促进自性化，推动个体实现整合性发展。

1. 沙游作为探索无意识的途径

沙游提供了一种非言语的沟通和表达方式。在游戏中，个体可以通过沙具、沙子以及场景的布置来表达内心的想法和感受，让无意识的内容浮现出来。卡尔夫认为，为来访者提供一个自由与受保护的空间是沙游工作中至关重要的一环。她强调，这种空间能够激活来访者的内在力量，因此是沙游的基本工作条件之一。沙游工作空间的自由与受保护的本质特点能让来访者回归最初的心理状态，而所有的成长和发展都起步于此。

与梦境分析或传统的心理分析不同，咨询师不立刻向来访者解释沙盘中的象征性内容。相反，咨询师以包容接纳的方式对待来访者的工作，提供一个自由与受保护的空间，让个体能够自由地探索无意识。咨询师通过观察、倾听和共情来帮助来访者理解沙盘中的象征和主题，让他们以自己的节奏发展内在的潜能。与此同时，来访者的心灵不断整合并逐渐将象征性的内容意识化。因此，咨询师需要不断培养和提升自己包容与接纳沙游历程的能力，以及对历程中象征性内容的理解能力。

大多数情况下，来访者在非理性思维的驱动下创作沙盘作品，因此这些内容通常超出了他们当前的意识层面的认知。也就是说，沙盘中展现的场景是有意识觉察的一种形式，但还没有上升到完全意识化的层面，但由于它是三维立体和实物性的，所以又完全可以被意识到。需要注意的是，只有当来访者反思他的沙盘作品时，沙盘的部分内容才可能逐渐地被意识到。

2 沙游促进自性化与整合性发展

咨询师在沙游工作过程中帮助来访者的无意识原型在意识层面显现出来，帮助其接触与感受无意识的真实和潜在力量。其中不但包含真正的治愈的因素和力量，还包含本性自我与自性化发展的条件与机会。

自性化或自性化过程关注的是自我与心灵内容之间的关系，它是荣格分析心理学中的核心概念。荣格用自性化表示一个人最终成为他自己所经历的一种整合性的不可分割的不同于他人的发展过程。换句话说，自性化是使一个人能够意识到他在哪些方面具有独特性，以自性为人格核心的一种整合过程。卡尔夫提出，沙游的根本意义在于通过游戏，在自由与受保护的空间中获得自性的体验与发展。这与荣格强调的心理分析的目的是自性化过程及其发展不谋而合。

卡尔夫认为整合性是人类具有的一种内在心理特性，尤其是在儿童的心理发展中，他们通过语言、绘画、游戏等自然地表现出内在整合性倾向。整合性是人格发展中至关重要的因素，涉及意识与无意识的整合、身体与精神的整合、内在与外在的整合以及自我与自性的整合。

具体而言，意识与无意识的整合体现在沙游允许个体在沙盘中自由地表达自己，可以将无意识内容带入意识层面，促进自我理解和内在洞察。身体与精神的整合体现在沙游是一种身体参与的活动，个体通过操作沙子和沙具营造特定场景来表达自己。这种身体上的参与有助于连接身体感受和心理状态，促进身体与精神的整合。内在与外在的整合体现在沙游为个体提供了一个表达内在感受和外在环境的平台。通过在沙盘上摆放各种人物、动物、植物等象征性元素，个体可以将内心世界与外在现实相联系，实现内在与外在的整合。这有助于个体更好地理解自己在现实生活中的角色和地位以及与他人的关系。自我与自性的整合体现在沙游有助于个体探索和认识自性。自性是一个人内在的本质和核心，包含个体的潜能和智慧。通过沙游，个体可以揭示内心的自性，实现自我与自性的整合。

我们要注意将自性化过程与整合过程区分开来。整合过程是自我对心灵中被压抑的或阴影内容的逐渐意识化，而自性化过程既包含意识的成长，也包含持续关注自我是否与自性（即人格中心）保持协调一致。可以说，对阴影内容进行实质性整合是自性化的前提条件，因为一个更加健康强大的自我可以更好地承受艰难的自性化过程以及依据自性不断调整自我的过程。然而，仅仅将一些心理内容整合进意识，并不足以构成完整的自性化过程。自性化必然包括依照自性重整意识的过程，这意味着个体需要在自我与自性之间建立起一种新的动态关系，使得自我能够在自性的引导下，实现人格发展与心性成长。沙游就是通过整合被压抑的阴影内容、让心灵以核心原型自性为中心，并创造一个自由与受保护的空间，让自性显现，从而促进自性化过程。

沙游中呈现的心灵内容尤为深刻和普遍，不仅包括对人类本能根源的表现与象征，还包括对人类精神根源的表现与象征。沙游中的沙具和场景可能成为这些本能和精神追求的象征，通过它们，来访者能够表达和探索自己与人类集体经验的连接。正是这样的实际接触以及与之接近或相似的经验，使得个体能够在沙游无意识水平的工作中获得治愈与成长，实现整合性与自性化的发展。

02 第二节 象征性的分析

沙游技术通过让来访者在沙盘中进行象征性表达，并对表达出的内容做出解释性分析，来帮助来访者更好地了解自己的无意识。沙盘作为一种表达工具，正是通过象征性语言，超越来访者的意识，触及其无法以理性与逻辑解释的情感与直觉等方面。因此，对来访者创作的沙盘作品的分析，必须采取一种象征性态度。

一、象征

荣格认为象征是对心理现实富有隐喻性的、朦胧又神秘的写照，是无意识回应意识疑问的产物。象征通过对人们别具吸引力的意象，模糊又独特地表达着其内容与意义——象征的吸引力正源于此。荣格指出：它们满怀含义、意味深长的语言向我们呼唤着，它们要表达的超过它们所明示的；我们可以马上确认象征，尽管我们可能无法完全满意地阐明它对我们的意义；象征永远是对我们想法和感受的挑战。[1]

人与人之间最早的交流，是借助意象语言来进行的。而汉字的发展，也正是意象从具体逐渐抽象化从而演变为文字语言的过程。可以说，没有象征就没有我们今天的文字语言。即使是在今天，象征仍在我们的文化和社会中发挥着极其重要的作用。但有时人们会感到，文字语言不能很好地表现内心世界的活动，也不能有效地解释自己的情绪情感状态；在人与人之间以及人与外部世界进行交互作用的过程中，人们时常感到文字语言的苍白无力。这时，人们就会运用象征这一原始方式。沙游技术的关键之处也正在于象征。可以说，不懂象征，就无从理解沙游。

来访者创作沙盘作品的过程，正是其运用象征性语言，对自己内心客观、静止的物质或事实进行表达的过程，这使咨询师可以在一定程度上理解来访者的内心世界。沙具以及沙盘中沙子的使用，都有特定的意义，其通过来访者的个人情感，与个体的生活及个人世界密切联系在一起。咨询师需要理解沙盘中沙具的象征意义，并结合来访者个人对沙盘作品的解释，领会来访者的沙盘作品所蕴含的真实而丰富的意义。因此，学习沙游技术，必须学习象征理论，了解各种象征的意义。只有对各种象征的意义有深入浅出的透彻理解，才能更理解来访者，更清楚来访者的心理状态，并为来访者提供更有针对性、更有效的心理援助，使来访者能自由、安全地通过沙游整合自我，实现自性化，达到自我治愈的目的。

1. 象征的含义

我们这里所说的象征，既非符号学意义上的习惯性象征，也非个体层面的偶发性象征，而是普遍性象征。这种象征和它所代表的东西之间有一种内在的联系，强调内在的一致性，而不是外在的相似。当然，外在的相似常常是某种事物或意象成为象征的原因。比如，弗洛伊德在分析梦的过程中，将梦中出现的任何外形上类似于男性生殖器的意象均看作阴茎的象征，钢笔、胡萝卜、木棍、蛇等在外形上均为如此。

但这种观点遭到了荣格的强烈反对，他指出，弗洛伊德把这些给予我们无意识背景线索的意识内容误称为象征，但它们并不是真正的象征，因为它们仅仅在潜意识过程中扮演征兆或症状的角色，真正的象征在根本上与此不同，且应被理解为一个还不能以任何其他或更好的方式来确切阐述的直觉想法。[2]

荣格所强调的象征带有一种整体论的意味，也就是说，在研究象征时，并非单纯从其外形进行辨别，更强调其内在联系。普遍性象征不同于偶发性象征，它能被几乎所有

① Jung C G. The Collected Works of C.G. Jung: Vol.15[M]. Princeton: Princeton University Press, 1966:119.

② Jung C G. The Collected Works of C.G. Jung: Vol.15[M]. Princeton: Princeton University Press, 1966:105.

人认可，如火常代表光明、权力、能量等。古往今来，这种印象是人类共通的，而不是个体的感觉。绿色可能是勃发的青春和生命力的象征。沙盘中的蓝色，也会使人想到水、源泉和生命。普遍性象征也不同于符号学意义上的习惯性象征，它更主要的是无意识层面的，甚至是集体无意识层面的"语言"，不局限于个人，也不局限于特定群体。

象征既有意识的部分，也有无意识的部分。意识的部分，很显然就是我们能够看得见或意识得到的，比如，如果来访者激活了猫的象征，象征的意识部分就是毛茸茸的、有长长的胡须和明亮眼睛的动物。然而对来访者来说，在实现与意识的整合之前，猫所具有的或所代表的深层原型内容依然处于无意识之中。

2. 象征的意义

在分析心理学看来，事物的象征并非固定不变、一对一的关系，而是可变的。同一种无意识内容，可以通过不同的象征物来表现；而同一种象征物，在不同的人身上或是不同的情境下，也可能代表不同的无意识内容。同样是象征生命与活力，象征物可以是火，也可以是水；而火又同样可能象征毁灭与威胁。钥匙插入锁孔，可以看成是性的象征，也可以看成是打开心门、获得新希望的象征。拥有不同文化背景的个体，在不同的时间、空间，对同一种表征事物的象征意义会有不同的理解。因此，在理解象征意义时，不应僵化，不应固着于某种解释，而要从整体的基础上去探索、理解其内涵。象征在任何既定情况下的特殊意义，都只能根据象征出现时的全部背景来确定，也就是由运用象征的人的支配性经验决定。

象征无法被我们有意识地创造，因为象征总是承载着超越其自身的内容，指向无意识中不能直接呈现的一面。象征的吸引力来自其对意识暗示的一些尚未可知的内容。象征只有在孕育着隐藏的意义时，才是鲜活的。一旦我们完全了解了一个象征的意义，这个象征被彻底意识化，就失去了原有的吸引力，也就失去了作为象征的功能。

虽然事物的象征不是固定不变的，但其基本内涵是相对稳定的，否则象征就失去了普遍性的意义，对象征的探究也就不太可能实现。表面看，这似乎是矛盾的，其实不然，因为象征源于原型。原型深植于人类的无意识，是未知的，但又始终影响着人类的行为和意识。象征是原型的外在表现，原型只有通过象征才能有形地表现出来。人类只有通过象征才能或多或少地触及原型、认识原型，进而理解个体、集体的无意识内容。所以，出自同一原型的象征可能有丰富的内涵和不同的表现形式，但究其根源，本质仍是一致的。

3. 象征的超越功能

当意识的自我陷入危机时，就产生了象征。象征是连接受限的自我与由此从无意识中产生的补偿产物之间的桥梁。分析心理学告诉我们，自我对自性的偏离，会带来错误的认同，得到认同的部分进入意识范围而被接纳，没有得到认同的部分被拒绝、压抑到无意识当中，进而导致心理能量的丧失。这样的失衡使无意识中出现补偿产物。这种状态称为对立补偿。在这样的状态下，自我会在对立而又都偏离了自性的两极之间摇摆，不断地试图认同某一方；但不论是偏向视角有限的自我还是偏向补偿产物，都无法完全满足自我的需求。当自我同时将对立两极的内容带入意识时，由于无法偏向更认同哪一方，这种在错误认同之间的摇摆不定就会暂停。这时，自我陷入了两难境地，停滞在互相冲突的双方中间。自我压力逐渐产生并聚集了大量的心理能量。这些能量深入无意识之中，激活可以解决自我困境的原型。通过个体附着于这一特定原型核心的诸多意象和经验，原型以象征的形式浮现于意识之中。在彼此对立的两极之间，象征处于一个平衡的状态。它不与对立两极中的任何一方"结盟"，而是为处理危机提供了全新的方法。象征包容着彼此对立的两极，同时带来了解决心理冲突的新途径。这些无意识的内容以一种可意识的或可见的方式体现在象征的意义中。当我们完全理解了象征的意义，这些内容被意识化时，就能够支持和促进自性化的过程。这就是象征的超越功能。

超越功能代表了真实与想象或是理性数据与非理性数据之间的联系，从而弥合了意识与无意识之间的鸿沟。站在对双方都有补偿关系的立场，超越功能使论点与反论点得以在同等条件下面对彼此。超越功能通过象征来表达，其本身超越了时间和冲突，既不坚守，也不偏向任何一方，但能以某种方式为双方所共有，并提供新合成的可能性。超越功能提供了纯粹个人观点以外的视角，至少能使个体避免片面性，摆脱毫无意义的冲突，并且常常通过仿佛更客观的立场，提出一个令人惊喜的可能实现的解决方案，促使人们从旧有的心理态度或状态转变为另外一种心理态度或状态。

对超越功能的体验，蕴含着不可逆的自我改变，陷入困境的自我只有经历某种意义的死亡，才能够获得重生。当自我所把控的意识内容必须由未知的新内容替代时，个体会产生绝望无助的感受。要让超越功能发挥作用，个体必须在必要的时候愿意放开自我把控，相信这会让自己拥有更好的生活。

在荣格看来，象征不仅是人认识自我的钥匙，更是人实现自我的灯塔。象征的超越功能表达了人受到挫折后渴望得到满足的愿望，这与弗洛伊德的"象征是欲望的伪装"的观点是一致的。但荣格认为象征不仅仅是一种伪装，它还能转化心理能量，具有推动、促进个体心理甚至集体心理发展的力量。

象征为我们指引了一条通往无意识的路径，它在意识和无意识之间进行调节、整合，并与隐藏的个体无意识和集体无意识进行交流。这样，意识与无意识之间看似不可调和的矛盾就能够得到缓解，并通过对它们的整合，促进自我的实现、自性化的发展。

二、沙游中的象征

卡尔夫在《沙游治疗期刊》（*Journal of Sandplay Therapy*）创刊号上，撰文介绍了沙游及其意义，同时提出了对咨询师的基本要求。卡尔夫指出，沙游中的咨询师除了具有心理学基础、进行必要的心理训练之外，还必须具备以下重要的两条：一是对象征怔的理解，二是能够建立一个自由与受保护的空间。

由于沙游过程充满了象征性语言，因此咨询师应当对象征有丰富的知识储备，包括宗教神话、神话作品、童话作品等领域的象征。这也是荣格分析心理学的基本要求。更为重要的是，在训练过程中，咨询师本身必须或是通过荣格式的心理分析或是经由自身的沙游过程，对这些象征有亲身体验，这样才能在充满象征的沙游过程中，有效地陪同来访者，与来访者共同探索。尽管沙盘被称为"非言语心理治疗"，但沙盘可以"说话"，它使用的是无意识心理学的象征性语言。

在沙游中，任何一件沙具都能够表现某种象征性意义。比如，动物往往可以表示与人类的理性和判断相对应的本能、直觉、冲动、阴影等意义。不同的动物有着不同的象征意义，如狮子可能象征勇敢、攻击性或权力，绵羊可能象征温顺、无辜或懦弱等。不同的颜色也可以使人产生不同的联想，从而具有不同的象征意义，如红色可能是兴奋、冲动或危险，蓝色可能是平静、深远或忧郁等。咨询师越能理解沙盘中出现的象征的意义，就越能更好地掌握深入理解来访者内心世界的工具。

来访者内心的困惑、纠结以及各种不适应的状态，都借助对沙子以及各种沙具的利用，以象征的形式倾泻于沙盘之中。象征是来访者表现自己内心世界的方法，理解沙盘的象征意义是咨询师与来访者内心世界进行交互的途径和手段。沙游看待象征的视角不同于精神分析：精神分析中对象征的研究是为了深入挖掘各种象征的本源、内涵，而探究沙游中的象征意义更多的是探索内心的一种途径而非目的。

正如前面所提到的，象征是相对稳定和不断变化的统一体。因此，咨询师在理解沙盘的象征意义时，需要注意保持一定的灵活性。沙盘中出现的具体象征，必须放在具体的沙盘中进行理解，包括其所处的空间位置、方向等；此外，还必须结合来访者本身各方面的情况。这可以说是理解沙盘、分析沙盘象征意义的整体观。

在沙游中，沙子和水是不可或缺的构成元素，在这两者的基础上，沙盘的象征意义得以展现。为什么沙盘的基本构成元素是沙子和水呢？下面我们就来介绍沙子和水自身所具有的象征意义。

1. 沙子

在沙盘限定的范围内聚集的沙子，是沙游过程中具有丰富意义的内容。汉字"沙"由"水"和"少"构成，意为"水少沙见"。一粒石子沿河而下移动100千米的距离，需要上百万年的时间；而我们沙盘中的沙，同样在大自然中经历了风吹日晒、流水磨砺的长久作用。于是，沙子本身就包含了各种元素和能量，也具有古老的时间的含义。

实际上，沙子在任何一种文化背景下都是人们熟悉的东西。小朋友天生就喜欢玩沙子，沙子是天然的道具。在沙盘中，沙子是创造"世界"的基础。我们可以把沙盘中的沙子比作炼金术中的"原始物质",沙游的整个过程都从沙子开始。通过抚触沙子,人们的深层记忆被逐渐唤醒,使用沙子塑造的意象,把人们带回曾经的幻想、创伤或其他经历中。沙盘中的沙子加入水后,变得如同土地,承载着我们的情绪以及身体的感受。沙子本身就具有转化的特性:不是液体,却能流动;是固体,却不能以较固定的方式保持稳定。而沙子一旦与水结合,又会变得有黏着性和可塑性。沙子连接了意识与无意识、远古与当下、物质与精神,沙盘中的意象都要借助沙子来支持、隐藏、掩饰或破坏。同时,在不少文化传统中,沙子被赋予了神圣的意义或具有神圣的用途。

2. 水

沙盘中有两种水。首先是现实层面的水,来访者可以往沙盘里注水,与沙子混合,或者在创作沙盘作品的过程中,用沙具装水、用水来清洁沙具。其次是象征层面的水——沙盘内部的四周和底部都漆成蓝色,也就是大海或天空的颜色。当蓝色部分被视为大海、湖泊或河流时,就出现了水的元素。许多来访者第一次挖到沙盘底部,看见从指尖慢慢扩散开来的蓝色时,会感到惊喜。这样的动作也象征着来访者放松了对现实的把控,触及无意识中那些较深层的心灵内容。

对于象征层面的水,我们可以进一步探讨其特性及意义。水是生命之源,可以流动,滋养万物。水本身有液态、气态和固态三种形态,可以相互转化,人的情绪与心理状态之间的转化亦可用水的这种物理属性进行很好的物质化表达。水虽然本身是无形的,却拥有极大的能量。所谓"滴水穿石",水能冲刷、渗透、重塑物体的表面。沙盘中加入的水,或许也可以"溶解"坚如磐石的情结。卡尔夫曾指出,心理发展的过程就像流动的水。水在沙游中占据突出的位置。作为无意识或未展现事物的代表,沙盘的水蓝色底部容纳、支撑着沙盘中的内容。

3. 小结

沙游的两大基本构成元素——沙子与水,可以看作物质世界中能量的两极。结合道家文化,我们可以将沙子视为阳,即男性特质,将水视为阴,即女性特质。两者既彼此对立又相互依存。阴中有阳,阳中有阴,对立统一。因此,在沙游咨询室中,除了沙盘和沙具,咨询师还应当为来访者准备好水以及盛水的容器,方便来访者往沙子里加水。在沙盘里,我们可以看到沙在水中、水在沙里。沙与水的关系从根本上反映了那一刻来访者所呈现的心理内容的核心构成,展现出意识与无意识互动的方式。

三、象征性的态度

在"世界技术"创立之初,洛温菲尔德就指出许多经历是不能用言语表达的。她认为,"世界技术"为来访者提供了一种在面对咨询师和自己时,能够表达不能用言语和肢体表达的微妙情感和想法的工具，让他们就好像无意中在一面镜子里看见了自己。

后来，卡尔夫以荣格的分析心理学理论为基础，创造了沙游疗法。沙盘中的每个沙具甚至每个元素，都被赋予了一定的意义和象征。而这些象征，作为心理能量向现实世界输出的形式，影响并表达着自性的激活。所以，分析心理学中以象征性的态度来进行分析的原理，在沙游中也具有关键作用。

我们可以把象征性的态度看作一种浅层的冥想，在这一过程中，理性对意识的控制逐渐放松。这种平静的态度，让个体得以借助象征与自身未知的部分相连，得到更多来自内心深处的信息。象征性的态度会让心灵体验到自性的指引。象征代表着原型，因此会触及不同心灵的相似内容。如果几个人或一个团体以象征性的态度看待某一特定意象，那么象征就会在每位观察者身上激活相似的心灵特质。象征的原型成分会激活个体及群体心灵中所对应的原型成分。当然，如果个体赋予了特定意象个人所独有的含义，那么对他来说，这一意象就承载了更强大的象征力量。

总之，只要我们意识到象征中可见或可注意到的部分，并且带着象征性的态度去观察，象征就会开始在心灵中发挥作用。而在一个完整的沙游历程中，沙盘里的一系列象征性内容可谓浩如烟海、高深莫测。来访者可以自由地使用沙子与各种沙具，创造出一个满足自己成长和转化所需的独特的象征性作品。沙游作为象征性的建构过程，是个体身心同时参与的活动，其创造出来的三维结构，具有不可思议的力量。随着来访者用双手给沙子塑形、移动沙子、挑选沙具，并按特定的关系摆放沙具，来访者的心灵也受到了深深的影响。

四、象征性过程中咨询师的角色

在沙游中，来访者和咨询师同时参与象征性过程。这一独特的工作设置——积极地共同参与来访者的象征性过程——意味着咨询师是沙游咨询室里最重要的"工具"。准备沙盘、收集沙具是沙游中相对简单的任务。拥有这些工具固然重要，但咨询师的在场陪伴质量才是影响沙游工作整体效果的关键因素。咨询师有意识、高质量的参与，对沙游工作中治愈和转化的过程起到决定性的作用。

咨询师必须进入这样一种状态：在意识水平上要包容并理解来访者的象征性活动，同时必须承受由来访者作品所引发的来自自身无意识的信息。这样，咨询师就与来访者一起创造了一个彼此合作、相互重叠的心理能量场，来包容接纳来访者的象征性工作。通过观察态度对象征性过程的影响，咨询师和来访者共同努力，强化象征的功能，实现象征影响心灵转化的潜力。

来访者需要知道如何与象征性的内容产生联系，但术语对来访者作用不大，也不能期望来访者去遵循咨询师的理论路径。咨询师需要从心理上理解这些内容，但不急于进行深入准确的解释，因为这样一来，来访者可能受象征的神秘超然吸引或是被咨询师的专业知只打动，被诱导进行讲解说明，而不是认真对待整合象征性内容的必要性。来访者对象征可能一直保持纯理性的理解而不带任何个人或心理相关性，难以与自己的内心建立能带来真正转变的辩证关系。

在前文对超越功能的介绍中，我们提到了当自我陷入困境、要通过超越功能来另寻新路时，自我必须"置之死地而后生"。来访者进入沙游时，必须彻底放弃自我控制；而这种对意识局限性的公然挑战，是十分恐怖且危险的。这时，咨询师的在场就发挥了稳定来访者心理能量场的作用。尽管作为观察者的咨询师其自我的稳定性并不像来访者那样通过沙盘可见，但在这段危险的历程中，它扎扎实实地支撑着来访者的心灵之旅，使来访者可以经历自我失控的心灵风暴又不至于迷失其中。

咨询师的有效陪伴，能为来访者的象征性过程提供力量与稳定性。但是，如果咨询师的状态不佳或提供的是无效的在场陪伴，那么这个动荡的象征性过程即使没有严重地伤害来访者，也会给来访者带来本质上的负面影响。如果选择使用沙游技术开展工作，那么咨询师的责任和义务是怎么强调都不为过的。在这一水平上参与来访者的象征性过程，要求咨询师持续内省自己的自我与自性之间的关系状态，并不断调整内在心灵去实现更深层的心灵目标，否则任何对内在心灵真相的不恪守都会成为沙游工作中的阻碍。

按照卡尔夫的建议，咨询师没有必要理解沙盘里所发生的一切，但必须投入准备理解这一切的过程中。具体来说，咨询师必须做到以下几点。

一是完成自己的个人沙游历程，这是至关重要的。为了和来访者一道进入沙盘之中，咨询师必须先以同样的方式经历自己心灵的整个过程。如果没有经历自己的沙游过程，就试图参与来访者的沙游过程，是一种无准备的危险行为。

二是必须研究并懂得来访者沙游中出现的象征。咨询师在工作过程中的投入参与，很大程度上取决于他自己与沙游中象征性内容的积极关联。因此，咨询师必须查阅、反思、通过讨论及其他可以想象的方式，思考并理解这些象征，有意识地进入来访者心理象征的关系之中。

三是必须参加督导。咨询师可以与督导老师一起或是在安全的督导小组里，回顾沙游个案的内容。咨询师独自承受来访者的象征性内容和沙游过程是非常困难且危险的，而督导老师或团体督导能够作为容纳环境的延展。来自他人的支持极为重要，通过回顾个案，督导老师与咨询师可以一同参与来访者的象征性过程。为了稳定和加强象征性内容的容纳环境，咨询师与督导老师建立信任关系，督导小组成员之间建立稳定关系，是至关重要的。督导小组成员如果频繁变化，就不能很好地提供稳定的支撑氛围，对个案的工作也不够尊重。

沙游要求咨询师全心投入，对象征性工作如此，对自己内在心灵成长和整个生命旅程也如此。咨询师为了有效地开展工作，要保持对象征性内容和沙游工作过程持久的敬畏和开放的态度，并培养从心灵深处获取信息的能力，让自己的意识与无意识建立起合作同盟的关系来容纳来访者的工作，进而与来访者一同推进象征性过程。

03

第三节 自由与受保护

"自由与受保护"这一概念是由卡尔夫提出的,她将这一概念引入沙游的理论和实践。卡尔夫认为,沙游之所以能产生治愈的效果,首先在于其自由与受保护的空间。这既是沙游临床治疗的基础,也是治疗过程中治愈和转化得以实现的条件。[①]

一、概念与发展

20世纪40年代,卡尔夫开始将沙游引入她的临床实践。她深受荣格的影响,将沙盘视为一种能够表达无意识内容和心理过程的工具。

在观察到儿童在沙游中展示出自由表达的状态和创造力的同时,卡尔夫也意识到咨询师在工作过程中要保护来访者的隐私和内心世界。她强调,在沙游中需要平衡自由与受保护的原则。

自由是指来访者在沙游中自由表达和探索内心世界。来访者可以自由选择和操作沙盘中的沙具并创造场景,展示他们的内心体验和情感。咨询师鼓励来访者发挥主动性和创造性,以便他们能够自主地探索和展现内在世界。

受保护是指咨询师在整个沙游过程中创造出一个安全的受保护的环境,咨询师不干预或评判来访者的表达方式,尊重他们的自主权和个体差异。咨询师还应保护来访者的隐私,并确保工作过程中信息的保密性,除非出现了保密例外的情况,如来访者有自伤行为、自杀意念等。

"自由与受保护"概念的引入为沙游提供了一个综合性理论框架,帮助咨询师在实践中更好地应用沙游为来访者提供有效的治愈服务。

二、自由与受保护平衡的意义

1.平衡的重要性

卡尔夫强调,自由与受保护的平衡是沙游顺利进行的关键。在沙游中,构建自由与受保护空间的目的是帮助个体在工作过程中展现和探索内心世界,同时提供足够的安全感,以便他们能够放松意识、开放心灵并与咨询师建立信任关系。

---

① 高岚,申荷永.沙盘游戏疗法[M].北京:中国人民大学出版社,2012:6.

在沙游咨询室中，咨询师会允许并鼓励来访者使用沙、水、沙具在沙盘中创作任何内容，而不会做进一步的指导[①]，这样一来，自由的表达和创造为来访者提供了自我探索和发现的机会，而保护的原则则确保来访者在工作过程中感到安全和受保护。对沙盘的理解和接纳绝非易事，建立安全的咨访关系，是来访者在沙游中超越意识限制，呈现无意识信息进而使心灵得以成长和整合的前提。两者的平衡有助于建立咨询师与来访者之间的合作关系，促进来访者的个人成长和治愈。

2. 平衡的方法

自由表达是指来访者在沙游中有权自由地选择沙具和表达他们内心的感受、想法和体验。心灵的自由是沙游技术的要义之所在。来访者可以通过在沙盘中放置各种沙具来创造他们自己的场景，并以他们认为合适的方式互动；当然，来访者也被允许什么都不做，直到他们准备好了。这种自由表达的方式使个体能够自主地探索和表达内心世界的内容，从而促进自我认知和情绪释放。

然而，自由表达并不意味着完全没有限制，有边界的自由和有限制的保护是"自由与受保护"更为深刻的内涵。在沙游工作中，提供保护的目的是确保来访者表达过程中的安全。这包括提供一个具体而现实的物理空间和一个具备涵容与承载的心灵场域。前者为一个安静且不被打扰的沙游咨询室，特定规格、种类和数量的沙具，以及固定长宽深尺寸的浅盘。沙具使心灵意象得以自由呈现，同时，浅盘的边框又为无意识的呈现提供了一个边界。这些硬件的设置与规范使无形的心灵意象得以呈现，使得身心连通成为可能。同时，这个边界有力地保护了来访者无意识呈现的深度和广度。后者包含保密设置以确保个人信息和工作内容不会遭到泄露；此外，咨询师与来访者建立信任关系，咨询师通过尊重、接纳和倾听来访者来构建一种支持性环境和氛围。咨询师的职业素养要求其作为整个物理与心理空间的"容器"，对来访者带来的一切行为和无意识内容进行承载、涵容、酝酿、转化，并在关键时刻树立必要的边界。

在沙游中，保护还涉及咨询师在合适的时机适度介入和引导。咨询师会留意来访者的情绪反应和沙盘中的沙具选择，并在必要的时候提供支持、鼓励或具有象征态度的解释。这种介入是为了确保来访者在沙游过程中不会承受过多的压力，避免涉及潜在危险或创伤性内容时给来访者带来伤害。

总体而言，自由与受保护原则的核心是在一个安全的、保密支持性的环境中，为来访者提供自由表达和探索内心世界的机会。这种平衡的处理方式允许个人自主地选择想要表达的内容，同时提供必要的保护，以确保工作的有效性和安全性。

[①]　Barbara A. Turner. 沙盘游戏疗法手册[M]. 陈莹，姚晓东，译. 北京：中国轻工业出版社，2016：XI.

3. 平衡时要考虑的因素

（1）初始评估和工作计划

在沙游历程开始之前，进行一次全面的初始评估是至关重要的。咨询师需要了解来访者的背景、目标、需求和可能的敏感问题，并据此制订个性化的咨询计划，并在工作过程中更好地平衡自由表达和受保护的需求。

（2）提供结构和指导

在沙游中，咨询师可以为来访者提供一些结构和指导，以帮助他们在自由表达中保持安全。这包括但不限于与来访者讨论沙游目标、为来访者提供合适的介绍引导、与来访者共同制定一些规则以确保工作过程的安全和沙游效果。

（3）渐进式展开

咨询师可以采用渐进式展开的方法，逐步引导来访者更深入地探索和表达他们的内心世界，可以从较为轻松和安全的主题开始，逐渐向更具挑战性和敏感性的领域转移。这种渐进式的方法有助于来访者在适当的时间使用恰当的方式处理复杂的情绪和体验。

（4）鼓励探索和反思的态度

咨询师可以通过提问、鼓励思考、引导来访者关注内心的感受和身体的体验及意义，来加深其对自己内在世界的理解。同时，咨询师应尊重来访者的个人节奏和边界，确保他们在探索过程中感到安全和受支持。

（5）心理教育和解释

咨询师可以提供必要的心理教育和解释，以帮助来访者理解他们内心世界的象征、主题和情感表达。这有助于增强来访者对沙游的认知，并在他们自由表达时提供更多的理解和支持。

最重要的是，咨询师需要根据每个来访者的独特需求和情境进行个性化的平衡。咨询师尊重来访者的权益和边界，建立一个安全、信任和支持性的环境，可以使来访者在自由表达与受保护中找到适度、适时的平衡，从而使沙游产生疗效。

三、自由与受保护原则下的咨访关系

自由与受保护原则强调了咨询师与来访者之间进行互动与合作所应秉持的基本态度，主要体现在以下几个方面。

第一，自由与受保护强调以来访者为主体，咨询师与来访者通过合作共同探索问题，而不是咨询师单方面提供建议或指导。

第二，鼓励咨询师尊重来访者的个体差异。每位来访者都有独特的背景、经历和需求，咨询师应灵活地适应不同的个体，并根据他们的特点提供个性化的支持和指导。咨询师应尊重来访者的意见、价值观和文化背景。

第三，强调来访者的自主权和自决权。咨询师应尊重并鼓励来访者在沙游工作中发挥能动作用。

第四，确保来访者在心理咨询中感到安全和受保护。咨询师要提供一个安全的环境，保护来访者的隐私和个人信息。来访者可以自由地运用沙盘、沙具去表达情感，分享敏感的经历，而不必担心这些信息被泄露或自己因此受到评判。

第五，自由与受保护原则强调了咨询师倾听和理解的重要性。咨询师应当以富有同理心和关注的态度倾听来访者的故事和需求，理解他们的情感体验和困扰。通过倾听和理解，咨询师能够与来访者建立良好的工作联盟关系，促进有效的沙游工作过程。

总体而言，自由与受保护原则在心理咨询中体现了一种合作、尊重和安全的咨访关系。这种咨访关系为来访者提供了一个可以自由探索和成长的空间，同时确保他们的自主权和隐私权得到尊重和保护。咨询师与来访者之间的合作和互动是实现沙游工作目标的关键。

四、对不同年龄段来访者的意义

自由与受保护的平衡对不同年龄段的来访者有不同的意义。

1. 儿童（3～12岁）

对于儿童来访者，自由与受保护的平衡意味着提供一个安全的环境，让他们自由地表达和探索内心世界。在沙游中，儿童可以通过选择和操作沙具来展示他们的想法、情感和体验。自由表达如同游戏和玩耍的过程，为儿童提供了提升建立自我认知、进行情感调节和解决问题能力的机会。同时，咨询师需要保护儿童的隐私和个人信息，确保他们感到安全和受保护。

2. 青少年（13～18岁）

对于青少年来访者，自由与受保护的平衡意味着尊重他们的个体差异和自主权。青少年可能面临身份探索、情感困扰、自我认同等问题，而沙游可以提供一个探索和表达自我的安全空间。咨询师应尊重他们的自主权，鼓励他们主动参与沙游工作，并提供必要的保护，确保他们在沙游工作中感到理解和支持。

对于以上两类未成年来访者，咨询师尤其要注意在家长访谈中对未成年来访者咨询信息的保密，建议在咨询初期就与来访者讨论其不希望家长知晓的内容以及保密例外原则，以免破坏咨访关系。

3. 成年人（18岁以上）

成年来访者可能面临各种挑战，如情绪问题、人际关系困扰、职业压力等。自由与受保护意味着给予他们在沙游中自由表达和探索的空间，让他们自由地探索和表达内心的矛盾与需求。咨询师应尊重成年人的自主权和个体差异，并为其提供必要的保护和支持。

04 第四节 共情与感应

共情在绝大多数现代心理咨询方法中非常重要，它在沙游中也不例外。以现代精神分析和人本主义心理学为首的西方心理学流派，都相当重视共情的价值。咨询师真正理解来访者，来访者真实表达自己，都需要共情。在融合了中国传统文化思想的沙游技术中，人们可以通过对感应的理解来进一步加深对共情的认识。

一、共情

英文的"empathy"由德文的"einfühlung"翻译而来，我们理解为"共情"。共情在心理咨询中是一个关键概念，指的是咨询师能够感受和理解来访者的内心体验，并与其建立情感上的联系。共情是一种情感，也是一种认知过程。通过共情，咨询师可以体会到来访者经历的情绪、思想和体验，以更好地理解来访者的需求和问题，并进行有效回应。

19世纪70年代，共情作为专业术语，几乎是与心理学一起出现的。被心理学史家波林称为"新心理学先驱"的洛采和现代心理学奠基者冯特，都是共情这一概念的最早使用者。

共情在心理咨询领域的发展可以追溯到20世纪初的心理动力学理论。弗洛伊德等心理学家认为，咨询师需要通过共情来理解意识和无意识的冲突。随着时间的推移，其他心理学派也逐渐重视共情，将其视为有效的治疗工具。

20世纪五六十年代，人本主义心理学代表人物卡尔·罗杰斯强调了共情的重要性。他认为，咨询师通过提供无条件的积极关注和理解，帮助来访者实现个人成长和自我实现。

共情也是认知行为疗法（CBT）中的一个关键要素。在CBT中，咨询师与来访者合作，共同探索和改变来访者的思维模式和行为。

1. 共情的关键要素

不同理论和学派对共情的定义有所不同，但通常认为共情包括以下几个要素。

（1）感受他人情绪的能力

共情涉及咨询师能够感受并理解来访者所表达的情绪和情感状态。

（2）真实性和真诚性

共情需要咨询师以真实和真诚的态度对待来访者的体验，而非只是机械模仿或表达同情。

（3）接纳和尊重

共情包含对来访者所经历的情绪和体验的接纳和尊重——不论它们是否与咨询师的经历或理解相同。

（4）情感共鸣和情感联系

共情涉及咨询师与来访者建立情感上的联系，以便更好地理解和回应来访者的需求。

总之，共情在心理咨询中被视为重要的技巧和态度，能够促进咨询师和来访者之间的连接，并为来访者提供支持和理解。

2. 中国传统文化思想对共情的理解

中国传统文化思想对共情的理解带有深沉的情感和宽广的语境。高岚和申荷永在《沙盘游戏疗法》一书中对此进行了如下论述[①]。

> 在早期的英汉词典中，empathy多被翻译为"神入"，尽管未能流传，但烘托出了共情的一种意境。汉语中本来有"神思"和"神通"的用法，前者为"神随意往"，后者为"心思通达"，皆包含着"共情"的某种意境。
>
> 在汉字"共"的甲骨文原形中，包含着两人共同拥有的意象，包含了"和"的理念。在共情现象中，不管是美学体验中的感情移人，还是社会心理学中的设身处地，临床心理学中的感同身受，其中"共与和"的意境非常重要，共情的主体与被共情者处于一种心情和情感的和谐状态，是共情现象的重要基础。孔子曰："君子和而不同"；张九龄的"天涯共此时"，苏轼的"千里共婵娟"等诗句，也都衬托出"共"的境界和"共情"的意味。

---

① 高岚，申荷永．沙盘游戏疗法[M]．北京：中国人民大学出版社，2012：100-101．

徐灏在其《说文解字注笺》注解"情"字的时候，阐释了"发于本心谓之情"的道理。于是，孟子的心性学说，其"恻隐之心人皆有之"的主张，也都反映在了共情的寓意之中。朱熹在注解《孟子》的时候曾发挥了"心统性情"的思想，以"情"为心之体用，也能展现为共情中所包含的中国文化心理学的意义。

《论衡》本性篇中引刘子政言："情，接于物而然者也。"当"共情"发生的时候，"投射"已经不再重要，共情也就不是单纯的"转移情感"，而是共情者与被共情者本心的自然呼应或共鸣。"共情者"不是以自己的感受来代替对方的感受，而是能够真实地感受到对方的感受，与对方共同拥有或分享某种情感与感受，这便是心理分析和沙盘游戏治疗中的共情和共情意境。

3. 共情的方法与内涵

共情在西方心理学中被广泛研究和讨论，人本主义心理学强调个体的主观体验和人际关系的重要性，而存在主义心理学关注个体的存在意义和他人的关怀。在心理分析中，共情作为一种方法表现为通过设身处地、感同身受的能力体现出感应的作用，或共时性现象的效果。同时，中国传统文化思想中的感应心法，以及道家的无为，都是共情方法的重要基础[①]。

共情作为心理学理论的核心概念，强调咨询师与来访者的情感共鸣和连接。以下是几种常见的共情的方法和内涵。

（1）情感共鸣

共情的核心是情感共鸣，即与来访者共享情感体验，这意味着咨询师能够感受到来访者的情感并对其进行理解和回应。情感共鸣涉及感知他人情感的能力，包括情感识别和情感表达的理解。通过情感共鸣，咨询师能够与来访者建立情感联系，体验到来访者的情感状态。

（2）理解来访者的视角和内心世界

这需要咨询师跳出自身的视角，设身处地地思考和感受来访者的经历和体验，并能以来访者的视角进行推理、想象和情感推断，以便更好地理解来访者的情感和行为。

（3）对非言语表达的理解

共情不仅依赖言语交流，还涉及对非言语表达的理解。共情强调咨询师对来访者的非言语交流和身体语言的关注，通过观察其面部表情、身体姿态、声音的变化等，

---

① 高岚，申荷永.沙盘游戏疗法[M].北京:中国人民大学出版社,2012:101.

获取更多关于来访者内心体验的信息，并对其进行理解和回应。非言语交流和身体感知可以加强共情的连接和理解效能，让咨询师更全面地理解来访者的情感状态和内在体验。

（4）镜映和验证

共情还涉及咨询师向来访者传达对其情感体验的理解和接纳。这可以通过镜映和验证来实现，即咨询师将自己体验到的情感和对来访者内心世界的理解用自己的话表达出来，并向来访者传递对其经历的看法、理解和认同。镜映和验证的目的是让来访者感受到被理解和接纳，从而推动其情感体验向前发展。

（5）情感调节和同情心表达

共情还涉及情感调节和同情心表达。情感调节是指咨询师适当地调节自身情感以适应来访者的情感状态，并为其提供支持和安慰。同情心表达是指咨询师对来访者困境和痛苦的关心和关怀。通过情感调节和同情心表达，咨询师能够展现出关心和支持，并与来访者建立情感联系。

（6）关注文化差异和多元性

共情也能够促进人们对文化和多元性的关注。咨询师需要通过共情跨越文化差异，尊重和理解不同文化背景的来访者。共情能够帮助咨询师更好地发现和回应来访者的文化差异，为其提供个性化的支持。

总的来说，共情是一种与他人建立情感联系、形成共同体验的能力。它包括情感共鸣、理解来访者的视角和内心世界、对非言语表达的理解、镜映和验证、情感调节和同情心表达、关注文化差异和多元性等方面。共情在西方心理学中被认为是处理人际关系的重要能力，有助于建立连接、增进理解和支持他人的情感体验。

4. 共情在沙游中的应用

在沙游中，可以将共情的方法和内涵应用于以下几个方面。

（1）建立安全的咨访关系

共情在沙游中起着关键作用，可以帮助来访者建立安全、信任和支持的咨访关系。咨询师可以通过共情的方式表达对来访者的理解和关切，以及对其内在体验的共鸣。这种表达可以是语言上的反映和验证，也可以是对来访者在沙盘中摆放沙具的感受和意义的理解。建立安全的咨访关系有助于来访者感到被接纳和支持，从而更愿意探索问题并寻找解决方案。

（2）引导来访者探索问题

咨询师可以运用共情技巧提出开放性问题，帮助来访者关注特定的沙具及象征、沙具之间的关系以及来访者对其的感受和意义。通过共情的引导，来访者可以更深入地思考和表达问题，并从不同的视角和情感层面探索问题的内涵。

（3）推动情感表达和处理

咨询师可以运用共情的方式观察和理解来访者在沙游中的情感表达，然后通过镜映和验证帮助来访者探索和理解这些情感的来源和意义。通过共情的引导，来访者可以增强情感意识和情绪调节能力，从而促进情感整合和自我成长。

（4）培养自我认知和洞察力

咨询师可以通过共情进行观察和反馈，帮助来访者注意到他们在沙游中的表达与内心世界的关联。咨询师的观察和反馈可以激发来访者思考与之相关的情感、经历或问题，并促进自我反思和自我探索。共情的应用有助于来访者增强自我认知和洞察力，从而更全面地理解自己和问题，促进自身成长和变化。

二、感应的力量与转化[①]

本章介绍的沙游基本原则——无意识水平的工作、象征性的分析、自由与受保护、共情等——都源于西方分析心理学理论和实践基础，但是感应与转化的原则则主要源于中国传统文化思想。

中国传统文化思想中的感应，通常指的是一种共情或共鸣的情感体验。在中国传统文化中，人们相信世界上的一切事物都是相互关联、相互影响的，这种关联和影响贯穿社会与人、自然与人、人与人之间的关系。因此，感应在中国传统文化思想中是一种理解和体验他人情感、观点和境遇的能力。高岚和申荷永把感应作为中国传统文化中的心理学的第一原理。

1. 感应的内涵与理解

在中国传统文化思想中，感应是亲近、生动且寓意深远的。《说文解字》中将"感"解释为："动人心也。从心咸声。"其字形含心意，富动态，呈现着感动人心的象征和意义。《易经》中的"天地感而万物化生，圣人感人心而天下和平"，就是这种感动人心、化生万物的写照。

"应"（應）字在《说文解字》中的解释为："当也。从心鹰声。"《周易》中"应乎天而时行"便是"应"中的意境。"應"字含心中之雁形。《说文解字》中"雁"的解释为："鸟也。从隹，从人，厂声。"徐铉等注为："雁，知时鸟，大夫以为挚，昏（婚）礼用之，故从人。"雁飞而为"人"形，虽则千里之外，亦相感通呼应。元好问曾有

---

① 高岚,申荷永.沙盘游戏疗法[M].北京:中国人民大学出版社,2012.(征得原作者的同意,节选与改编自该书第四章的部分内容)

"问世间，情为何物，直教生死相许"之传世诗篇，所形容的正是灵性不变、雁情独钟。《易经》中多有"佳鸟'的象征，如《周易·中孚》卦的九二爻的爻辞："鹤鸣在阴，其子和之。"如《文言传·乾文言》中的"同声相应，同气相求"，就彰显着感中之应的道理。

《周易·系辞》中有"圣人以此洗心"的箴言，也留给我们这一永恒的"洗心"命题。《周易·系辞》中同时还有"《易》，无思也，无为也，寂然不动，感而遂通天下之故。非天下之至神，其孰能与于此"的启示，由此也有了"感应"的原则。《周易》下经由"咸卦"开始，尽显"感应"之深意，透视人间易道之神迹。

国内学者曾把"感应"译为英文的"touching by heart and response from heart"（心的感动和心的呼应），突出了汉字"感"与"应"的"心"意。在心理咨询中，"心"永远是关键。在心之理中，不仅包含"心者，生之本，神之变也"（《黄帝内经·素问》）的中医学解释，"心也者，智之舍也"（《管子·心术上》）、"总包万虑谓之心"（《礼记·大学疏》）的心理学阐述，而且包含"天心与道心""为天地立心"的心性学传统。同时，中国传统文化的"心理"还包含"理心"之妙用，所谓"医之上者，理于未然"（《新唐书》）便是写照。正是"心"中有"理"，含心意含美德，"理"中有"心"，为玉为璞，为美为医。

中国学者把感应作为中国传统文化中的心理学的第一原理，并将其与西方心理学的"刺激－反应"原理进行比较，突出"感""应"中的"心理"与"理心"以及心性的内涵。申荷永等学者认为，感应也是心理分析和沙游过程中最重要的工作原理。实际上，感应影响或决定着麦斯麦术的治疗效果，或者说是其中治愈的关键。同样，感应也是弗洛伊德自由联想以及荣格积极想象方法背后的重要机制。在整个心理分析和沙游的过程中，感应是方法中的方法，治疗中的治愈，转化与发展中的关键。

2.感应的意义和作用

对于"心理分析究竟是如何把患者治好的"这一问题，不同学者给出了不同的答案。比如，曾任国际分析心理学会主席的默瑞·斯坦认为，心理分析的真正治愈因素在于无意识。曾任美国旧金山荣格研究院院长的资深荣格心理分析家约翰·比贝认为，真正的治愈因素在于心理的真实性。同样任职过美国旧金山荣格研究院院长的资深荣格心理分析家珍·科茨认为，爱能治愈。曾任国际梦的研究学会主席的罗伯特·伯尼克强调患者的自我探索和自我治愈，他认为，心理分析家只是一个"工具"，患者用此"工具"来达到治愈的效果。

荣格心理分析家鲁西克认为，心理治疗是一种艺术，治愈是奇迹。当人们努力去做自己该做的心理分析工作时，治愈自然就会出现。他曾反问国内心理分析家申荷永：

"你认为到底是哪些因素起治愈的作用呢?"申荷永的回答是:"感应。"[1]

这是基于中国传统文化思想的一种回答。把感应作为发挥中国传统文化中的心理学的第一原则,既包含荣格用"共时性"表达的"心理的真实性",也包含"感应"这一心理法则。

感应中包含着"有求必应""心诚则灵""精诚所至,金石为开"的道理,所反映的是"移情""共情"和"共时性"的心理分析效果。若是说爱能治愈,那么也是因为其中有感应的发生;即使是自我治愈,不管是把心理分析家作为工具还是镜子,其中也必然包含感应的作用。因而,感应是治愈的重要因素,有感应就会自然而然地出现奇迹般的治愈,就会获得心理分析所追求的转化与自性化。

3. 沙游中的感应

在2003年美国西雅图国际沙盘游戏治疗大会上,我国心理学者申荷永以"《易经》与沙游治疗,沙游治疗与中国"为题做了大会报告。其中特别突出与强调了感应与转化原则在沙游中的作用,并认为感应具有以下三个层面的意义。

第一,感应是《金花的秘密》中的秘密,通过感应,荣格发展了积极想象技术;通过感应,我们可以使沙游具有游戏的精神和意义。

第二,当咨询师在沙游中有所感应的时候,就能营造疗愈的气氛,就能够使沙盘充满活力。

第三,中国古代哲学家告诉我们,《易经》可以用来洗心,"精诚所至,金石为开",这便是通往感应之路。

实际上,以上三个层面意义的背后是感应所具有的更为深刻的心理分析和沙游的意义。

首先,《易经》中咸卦所寓意的"无心之感"的境界。《周易·系辞》中对此有进一步的阐释:"《易》,无思也,无为也,寂然不动,感而遂通天下之故。非天下之至神,其孰能与于此?"这对于在无意识水平上工作、强调非言语和非指导性的沙游来说,尤其重要。荣格和卡尔夫都把与此有关的"无为"作为重要的工作原则。

其次,"为无为"。感应中包含"心诚则灵"和"有求必应"的意境。"无为"是一种境界,达此境界者便能发挥"为无为"的作用。庄子在其《应帝王》中说:"无为名尸,无为谋府,无为事任,无为知主。体尽无穷而游无朕,尽其所受乎天而无见得,亦虚而已。至人之用心若镜,不将不迎,应而不藏,故能胜物而不伤。"

最后,感应中包含"精诚所至,金石为开"的道理,以及心理分析和沙游所追求的转化与自性化的意义。"庄周梦蝴蝶"是感应的体现,被形容为物化,被翻译为心理分析的转化;庄子能够知鱼之乐,则是齐物和齐一,是感应也是转化;在感应与转化中"独与天地精神往来,而不敖倪于万物",也正是整合性与自性化的体现。

---

① 高岚,申荷永.沙盘游戏疗法[M].北京:中国人民大学出版社,2012:106.

05

第五节 沙游的疗愈假设

人们对沙游技术的一个常见疑问是：为什么在咨询师的陪伴下，来访者使用沙盘工具进行自由创作，就能达到心灵疗愈的效果呢？

我们每一个人的心灵，都和身体一样，有着自我疗愈的力量。但这种自我疗愈的能力有时会由于各种原因而受到阻碍，使心灵所受的创伤迟迟不能愈合。而在咨询师的包容、接纳和关注下，并在咨询师创造的一个自由与受保护的空间中，来访者的自我疗愈能力可以得到充分发挥。也就是说，沙游技术应用的基本前提，就是相信每个人的心灵在适当的环境中都具有自我疗愈的能力与倾向。

沙游的疗愈假设，正是基于这一前提；而工作过程中疗愈效果得以实现，离不开以下几个要素：一是来访者和咨询师的共同移情关系；二是自由与受保护的空间；三是象征性理解沙盘中的各种意象。

一、疗愈的要素

1.来访者和咨询师的共同移情关系

如果咨询师与来访者无法建立足够安全稳定的关系，沙游工作就无法进行下去，更遑论发挥疗愈作用。有鉴于此，可以说在沙游或者任何其他类型的心理咨询或治疗方法中，共同移情（或称移情/反移情）是必然会出现的。在沙游工作过程中，咨询师要时刻注意自己对来访者的共情表现，了解在观察与见证这一过程中自己对来访者的影响，还要留心个案存续期间发生的事件（如迟到、失约、取消等）对咨访框架的影响。

可以预见的是，来访者会在咨询过程中的某些时刻感受到自己对咨询师投射的各种情绪。这些情绪，来访者可能并未宣之于口。而咨询师为了更好地体验来访者感受到的情绪，就必须保持对共情的敏感性，及时觉察自己对来访者的感觉。假如咨询师的感觉强烈到会影响工作过程，那么咨询师本身除了督导，还应寻求个人咨询，以澄清这些好感或恶感的来源。

2.自由与受保护的空间

进行沙游工作是为了让来访者实现自我疗愈。在沙盘中所显示的，有时候可能是来访者一种困扰及病理的表达，但更重要的是来访者如何处理问题。即使来访者所表达的是不知如何是好的困境，仍然是目前处理问题的方法。在沙游中进行表达，本身就可以视为一种宣泄，也是心理咨询最早的形式之一。

沙游历程可视为来访者不断调适过去与现在的尝试，也是其持续迈向自性化的过程。咨询师在其中发挥的作用是共情、提供自由与受保护的空间，并不做任何评判地予以见证。这一历程是由来访者自身的无意识引导的。疗愈应当由内而生，而非源于外部。咨询师并不教育、指导或引导，而是通过积极关注、在场的陪伴和理解，与来访者同在。

3. 象征性理解沙盘中的各种意象

咨询师要能够从象征的层面理解来访者的沙盘场景，包括所摆放的沙具、所进行的操作、所讲的故事等。这样一种象征性的理解，能让咨询师在个体无意识乃至集体无意识层面与来访者建立更深层次的连接，形成更稳定的信任关系——这样的关系本身也有疗愈作用。相对而言，在语言和意识层面对沙盘场景做出解释显得不那么重要，咨询师只需要给出少量的、恰到好处的解释，来维持来访者发展的过程。心灵的转化往往是一个长期的过程，单次沙游只是其中的某个阶段，理性解释过多，很可能会打断来访者随着沙盘场景的创造而流露的感觉，打扰甚至阻碍来访者心灵转化的进程。茹思·安曼在《沙盘游戏中的治愈与转化：创造过程的呈现》一书中对此做了这样的解释：盛装了分析者心灵过程的容器正在烹煮，分析师要小心翼翼地看管着火候，不能让火熄灭，但也不能让火烧得太旺，以免容器里的东西溢出来，或让这个过程被其他方式破坏。[①]

▌二、疗愈的发生

只要有一个自由与受保护的空间和一个能与他共情的见证者（咨询师），来访者自我疗愈的历程就可以开始了。来访者在沙游过程中的经验，而不是咨询师对过程的理论诠释，产生疗愈的效果。在这一过程中，咨询师的共情比认知的理解更重要。通过共情，咨询师能够确认来访者的体验，肯定其感觉与理性、情绪与洞察，使得疗愈的历程在无意识层面发生。

沙游咨询从个体心理的深层来促进其人格的改变。要使用这种治疗方法，并达到较好的疗愈效果，就需要知道无意识世界与意识世界的不同法则。无意识世界并不是用简单的理性、知识的方式就能够了解的，而是需要综合细致的观察、敏锐的直觉理解、温和的感觉、冷静的思考。很多心理咨询/治疗方法，都重视来访者在咨询师共情理解的态度支持下，关注自身的所思所想，挖掘自我发展的可能性。但自我发展的可能性及其内容有时难以言语化。在沙游中，这些可能性和内容得以通过实实在在的物

---

① 茹思·安曼.沙盘游戏中的治愈与转化：创造过程的呈现[M].张敏，蔡宝鸿，潘燕华，等译.北京：中国人民大学出版社，2012：3.

后——沙盘与沙具——象征性地表现出来，使无形的心理有形化。这种突破人类语言文字的局限性，使用象征性语言表现不可言说的无形之物的表达方式，本身也具有疗愈的作用。

~ 本章重点小结 ~

1. 沙游所遵循的基本原则，是在一个自由与受保护的空间中，通过象征性分析针对无意识层面的内容进行工作，由共情与感应达成转化。

2. 无意识可以分为个体无意识与集体无意识。与精神分析和心理分析在探索无意识上的多种方法相似，沙游技术也能沟通意识和无意识。

3. 沙游不仅能帮助来访者探索个人无意识，还触及集体无意识。因此，沙游也能促进个体自性化，实现个体整合性发展。

4. 沙游使用象征性语言进行表达，因此能够超越意识，触及无法以理性和逻辑解释的情感、直觉等方面。对沙游中所使用的沙子、水、沙具等的分析，必须采取一种象征性态度。

5. 沙游的独特工作设置，意味着来访者和咨询师都要积极参与来访者的象征性过程，因此咨询师成为沙游中最重要的"工具"，其在场陪伴质量对沙游工作中疗愈和转化的过程起到决定性作用。

6. 沙游之所以能产生治愈的效果，首先在于其提供的自由与受保护的空间。自由是指来访者在沙游中能够自由表达和探索内心世界；受保护是指咨询师创造一个安全的受保护的环境，不干预或评判来访者的表达方式，并保护来访者的隐私。

7. "自由与受保护"的概念更为深刻的内涵是"有边界的自由和有限制的保护"。保护的目的是确保来访者在表达自己的过程中的安全。这包括提供具体而现实的物理空间和具备涵容与承载的心灵场域。

8. 在沙游中，共情就像其在绝大多数现代心理咨询/治疗方法中一样重要。共情是一种与他人建立情感联系和共同体验的能力，包括情感共鸣、理解来访者的视角和内心世界、对非语言表达的理解、镜映和验证、情感调节和同情心表达、关注文化差异和多元性等方面。咨询师真正理解来访者，来访者真实表达自己，都需要共情。

9. 在融合了中国传统文化思想的沙游中，可以通过对感应的理解来进一步加深对共情的认识。中国传统文化思想将世界上的一切人、事、物都视为相互关联、相互影响的，因此，感应在中国传统文化思想中是一种共情或共鸣的情感体验，也是一种理解和体验他人情感、观点和境遇的能力。

10. 沙游技术应用的基本前提是相信每个人的心灵在适当的环境中都具有

自我疗愈的能力与倾向。自由与受保护的空间和能与之共情的见证者（咨询师），可以使来访者的自我治愈能力得到充分的发挥。象征性的理解，则能让咨询师在个体无意识乃至集体无意识层面与来访者建立更深层次的连接，形成更稳定的信任关系，帮助疗愈过程更好地进行。

习 题

1. 无意识在沙游中发挥了什么样的作用？
2. 沙游中的无意识是如何呈现的？
3. 象征与沙游的关系是怎样的？
4. 在自由与受保护的平衡中应注意哪些问题？
5. 共情的方法和内涵有哪些？
6. 沙游中，有哪些疗愈的要素？它们是如何发挥作用的？
7. 你如何理解"象征性的态度"？
8. 结合自己的体验，谈谈你对感应的理解。

第四章

沙游咨询的过程

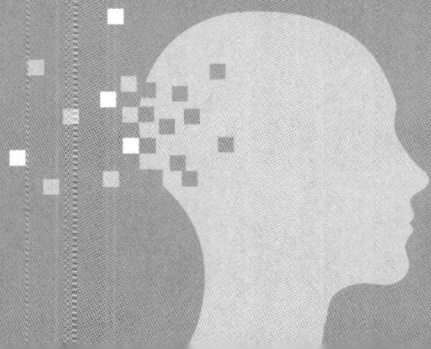

学习目标

1. 了解沙游咨询的前期准备工作，熟悉沙具的收集及其象征性意义。

2. 熟悉沙游咨询的开始与结束，掌握沙游咨询的操作方法和要点。

3. 掌握咨询师的工作重点，发挥沙游咨询治愈和转化的力量。

4. 学会通过高质量的陪伴、参与性的观察和陪同性的探索建立咨访关系，推进沙游咨询的进程。

5. 学会从沙游象征、主题、初始沙盘三个部分对沙游作品进行深入理解与分析。

6. 通过案例示范加深对沙游咨询过程的理解，了解来访者在这个过程中的变化。

导言

沙游咨询是指在心理咨询中运用沙游，其过程是沙游实践的体现，它不仅包括"做"的过程，还包括前期的充分准备和咨询师在沙游历程中的工作。在前面三章中，我们介绍了沙游这种疗法的定义、特征、发展简史、相关理论、工作原则等。在此基础上，我们从将沙游应用于具体咨询的角度，介绍这个工作过程。

本章将通过五部分内容细致讲解沙游咨询的过程。其中，第一节"沙游咨询的前期准备"提醒咨询师不仅要考虑沙游咨询室的布置和沙具的收集，还要进行专业知识的学习和专业能力的发展；第二节"沙游咨询的开始与结束"系统描述了沙游实践过程中的一系列具体操作，包括向来访者介绍沙游、沙游的指导语、沙游的记录、沙游咨询的结束、沙游作品的拆除与复位、沙游咨询的终结；第三节"沙游咨询中咨询师的工作"介绍了咨询师最重要的两部分工作，即通过守护与观察为来访者的心灵提供充足的容纳空间，通过理解与分析积极投入理解沙盘所展现的内容过程；第四节"沙游不同阶段的特征"通过选取若干有代表性的案例，帮助学习者进一步理解以往咨询师发现的沙游不同阶段的一些基本特征；第五节"沙游创造性意象的疗愈作用"通过一个改编的教学案例，展现沙游创造性意象的疗愈作用，进一步促进本书学习者对沙游咨询实践过程的整合与理解。

01 第一节 沙游咨询的前期准备

在来访者开始沙游工作之前，咨询师进行充分的前期准备是必要的，这是确保沙游咨询效果的关键。古语有云："工欲善其事，必先利其器。"沙游咨询室的布置、沙具的收集以及咨询师的专业学习等，每一个环节都不可或缺。

首先，别具一格的沙游咨询室及其相关设备，是沙游的重要特色。这不仅意味着要建立一个标准的沙游咨询室，还意味着要准备一套独具特色的沙具。沙具是来访者自我治愈的媒介，咨询师对沙具象征性意义的理解和运用，在沙游咨询过程中至关重要。

其次，咨询师的专业素养同样重要。咨询师需要掌握象征性语言，具备创造一个自由与受保护的空间的能力，并使专业设置发挥实际作用。在拥有设备齐全的沙游咨询室的基础上，咨询师的专业技能和心理准备，是沙游咨询取得实际效果的保证。

总之，沙游咨询的前期准备是一项系统而细致的工作，它要求咨询师在物质和精神层面都做充分的准备，以确保沙游咨询能够成为连接来访者内心世界与现实世界的桥梁，为来访者带来深刻的治愈体验。

一、沙游咨询室的基本布置

1.沙游咨询室的布局

卡尔夫创设了沙游的基本工作环境：她保留了洛温菲尔德的初创模式，比如可供进行地板游戏的大型玩具，泥塑、绘画等要使用的工具材料；她在洛温菲尔德工作室的基础上进行了改进，比如用展示架取代原来的抽屉来摆放各种沙具、沙盘放在可以移动的支架上等。

时至今日，卡尔夫的沙游咨询室（见图4-1）仍是咨询师建立沙游咨询室的重要参考。经过众多学者的实践探索和发展，目前一共发展出两种沙游咨询室布局，分别是沙游咨询和言语心理咨询一体的沙游咨询室布局、沙游咨询空间与言语心理咨询空间相互独立但连通的沙游咨询室布局。

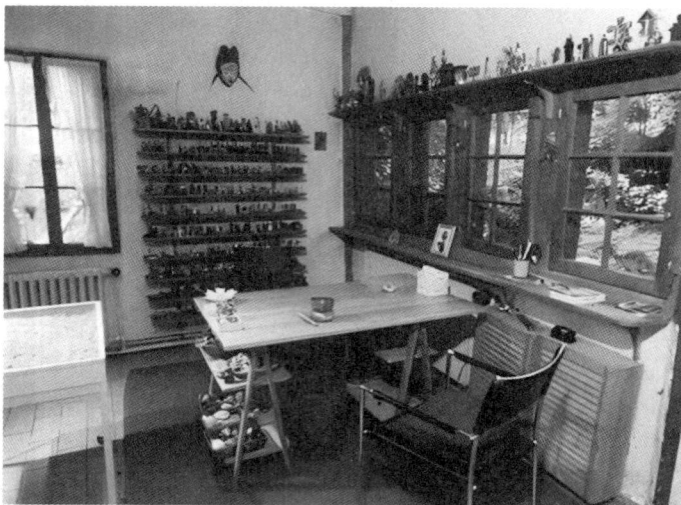

图4-1　卡尔夫的沙游咨询室[①]

如今，大部分咨询师采用沙游咨询和言语心理咨询一体的沙游咨询室布局。这种一体的布局需要工作室有充足的空间，在宽敞的空间内设置不同的工作区，供来访者进行选择。曾任《沙游治疗期刊》（*Journal of Sandplay Therapy*）主编的乔伊斯·坎宁安（Joyce Cunningham）和国际沙游工作协会主席伊娃·帕蒂斯·肇嘉（Eva Pattis Zoja）均采用这样的沙游咨询室布局。

然而，仍有不少咨询师选择沙游咨询空间与言语心理咨询空间相互独立但连通的沙游咨询室布局。这种布局能保证两个工作区域的功能专一，使来访者可以更专注于沙游或言语咨询本身。美国沙游治疗学会的主要奠基者、资深沙游师和荣格心理分析家哈丽特·弗里德曼（Harriet Friedman）的沙游咨询室就是采用此布局。

无论采用哪种布局，当来访者进入沙游咨询室时，所有的设备都需要准备就绪，打造一个远离日常的空间。在此环境下，沙游咨询室既以安全与受保护的方式激发来访者对自己内心深处的探索，也是容纳空间的一部分。

2. 沙游咨询室的设备

沙游咨询室的基础设备包括浅盘、沙子、展示架、水、钟表、照相机或摄影设备以及其他需要的工具和物品，并且每种设备都有一定的标准要求。

（1）浅盘和沙子

浅盘（也称沙盘）是长方形的，长72.4厘米、宽49.5厘米、深7.6厘米[②]。浅盘的底部和内壁为蓝色，一般是木材或塑料材质，如图4-2所示。

---

① 图片源于网络：http://www.isst-society.com/history/.

② 瑞·罗杰斯·米切尔，哈里特·S.弗里德曼.沙盘游戏：过去、现在和未来[M].张敏，高超，宋斌，译.北京：中国人民大学出版社，2017：59.

卡尔夫建议，最好为来访者提供干、湿两种沙子。因此，沙游咨询室最好有足够的空间来摆放两个浅盘，一个盛放干沙，另一个盛放湿沙。浅盘中可以使用专门收集或购买的海滩或河边的细沙。相较于粗沙，细沙更易塑形。沙子需要经过洗涤、过滤和筛选。为了确保沙子干净卫生，还要定期对沙子进行清洁。

浅盘可以放置在桌子上，或参考卡尔夫的方式，放置在推车或加了小脚轮的小桌子上，以便于移动。浅盘放置的高度取决于咨询师的偏好，有些咨询师对桌子高度的设计标准是：既能够让孩子舒服地站着操作，又适合成人舒服地坐在椅子上操作。

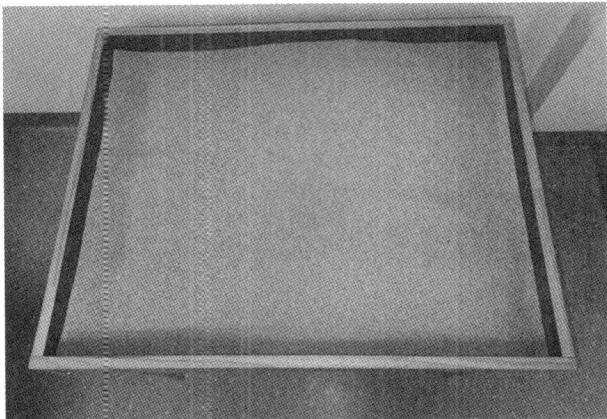

图4-2 浅盘和干沙

（2）展示架

在沙游咨询室中，展示架一般靠墙放置，位置显眼，方便来访者挑选和拿取其中的沙具（见图4-3）。标准的沙游咨询室至少要有1000个沙具，因此一般需要配备3个展示架[①]。展示架可能会很高，所以旁边可以配备一个凳子或小梯子。

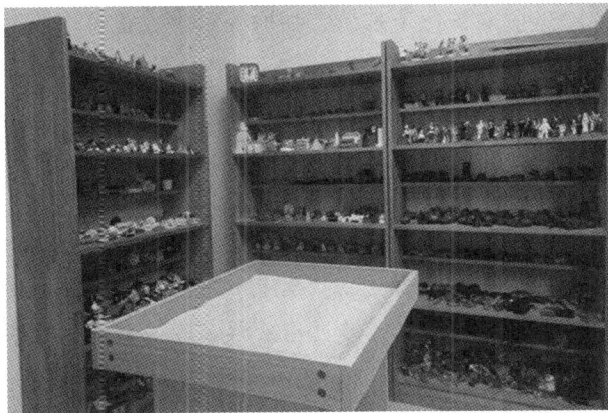

图4-3 摆满沙具的展示架

---

① 高岚,申荷永.沙盘游戏疗法[M].北京:中国人民大学出版社,2012:109.

（3）水

沙游咨询室中需要配备供来访者使用的水，可以把水存放在一个专门的容器或水罐里，便于来访者将水加入沙中，或用水清洁沾了沙子的手。一些咨询师也会为来访者准备干净的叠好的毛巾来擦手。

（4）钟表

沙游咨询室中可以配备两个小钟表，一个供来访者使用，另一个供咨询师使用。在沙游咨询过程中，需要注意避免让来访者观察到咨询师查看时间，以免对沙游效果造成不利影响，同时，不建议在墙上挂大钟表，以免给来访者带来时间上的压迫感。

（5）照相机或摄影设备

沙游咨询室需要备有照相机或摄影设备，以拍摄来访者的沙游作品。随着时代的发展，许多咨询师直接用个人手机或平板等电子设备对沙游作品进行拍照记录。这些照片将定格来访者在咨询期间所呈现的一系列沙盘场景，它们不仅可以用作沙游督导和分析的依据，还能反映来访者在咨询过程中的变化和效果。这些照片见证了来访者的成长和转变，是咨询师与来访者合作和共同探索的有力证据。

（6）其他需要的工具和物品

沙游咨询室里还要准备相应的工具以应对可能出现的其他情况：小铲子、耙子和勺子等工具，便于来访者使用它们来雕刻、挖掘和运送沙子（有的咨询师也会将这些工具作为沙具的一部分）；边缘平整的工具，便于来访者使用它们来平整沙面（也可以购买专门平整沙面的工具）；不同尺寸的扁头油画笔或刷子，用来清扫和整理沙水混合区域；大网眼或细密的滤网筛子，便于来访者使用它们撒沙子或筛沙子。对咨询师来说，这些工具对随后拆除来访者的作品也很有帮助。

另外，沙游咨询室里应准备便于来访者抽取的纸巾，也可以为儿童来访者准备一些玩偶、橡皮泥或绘画工具等。

二、沙具的收集

沙具是沙游的重要组成部分，也是沙游咨询的治愈因素。咨询师需要将收集到的沙具分类，建立完整的沙具系统，摆放在展示架上供来访者使用。同时，咨询师需要深入理解沙具所包含的象征性意义，以发挥沙具在沙游咨询过程中的治愈作用。

1.沙具的专业内涵

沙具又称沙游的微缩模型[①]。这些沙具绝非普通的玩具或摆设，而是具有丰富的象

---

① 高岚，申荷永.沙盘游戏疗法[M].北京：中国人民大学出版社，2012:116.

征意义的载体。每个模型都蕴含着深刻的心理意义，既是咨询师情感投入的体现，也是来访者内心世界的投影。

在沙游的世界，极其丰富的沙具不仅仅是简单的工具，更是连接咨询师与来访者心灵的纽带。通过这些具体的工具，来访者能够以一种自然有效的方式，将他们深藏的无意识和内在心理世界生动地展现出来；尤其是那些难以用言语表达的复杂情感和深层思绪，在沙游的世界中找到了它们的表达方式。沙游成为一种超越言语的沟通桥梁，让咨询师能够洞察来访者的内心世界，引导来访者开启探索和治愈的旅程。

咨询师深入了解手中的沙具至关重要，包括深刻理解每一件沙具背后蕴含的丰富象征意义。然而，在实际面对来访者时，咨询师必须避免机械地套用任何象征理论；相反，应基于沙游工作的基本原则——无意识的水平、象征性的分析和感应性的机制，灵活地感受和理解每种沙具对于来访者个人所特有的心理意义。这意味着，咨询师需要以开放和敏感的态度，观察来访者在沙游中的每个动作和选择，从而揭示和理解那些隐藏在表面之下的深层心理动态，引导来访者在沙游的世界中探索自我，实现心灵的治愈与成长。

2.沙具的分类

在建立沙游咨询室时，对沙具进行收集和分类是至关重要的。一个标准的沙游咨询室要具备足够多的沙具，以生动地表达各种生活、心理、原型和象征意义。不同的咨询师有不同的沙具数量标准，一般在1000个[①]到1600余个[②]之间。正如卡尔夫所言，沙具涉及现实和想象中的所有东西。它们是咨询师与来访者之间沟通的桥梁，能够帮助来访者以一种独特而直观的方式探索内心世界。

不同的咨询师对于沙具有不同的分类方式。总体而言，沙具的基本种类有：生物体，包括人物、动物、植物；自然景观，如河流、山川等；人文景观，如建筑物、运动交通等；家居用品，包括人类生活的各种常见用品；人类文明，包含神话传说、文化宗教、风俗习惯；基本元素，包括颜色、形状、数字、方位等。

沙具的收集目标在于展示生活和幻想的方方面面内容，并无具体规则可言。如今，在大多数情况下，咨询师可以直接购买成套的沙具，并按实际情况选择不同的数量和规格。此外，咨询师也可以根据自己的文化背景和日常生活经验，精心挑选和收集独特的沙具，以塑造和丰富自己的沙具系统。如果由于现实条件限制，无法提供来访者所需的沙具，也可以准备一些手工材料，让他们根据自己的想象和需要进行创造。

① 乔尔·莱斯-梅纽因.荣格学派沙盘游戏疗法[M].李江雪,李资瑜,译.北京:中国人民大学出版社,2018:36.

② 高岚,申荷永.沙盘游戏疗法[M].北京:中国人民大学出版社,2012:116.

展示架上沙具的摆放主要取决于咨询师的个人喜好。咨询师要以相对有序的、有意义的方式来摆放沙具，以免让来访者产生杂乱或混乱的感觉，同时便于他们寻找自己所需的模型。另外，也可以遵循一定的规律摆放。例如，为了便于来访者拿到沙具，将战斗类、卡通类和童话人物等摆放在中间区域，将原型维度中代表土地、自然等的元素放在底层（见图4-4），而把代表精神层面内容的沙具放在顶层。

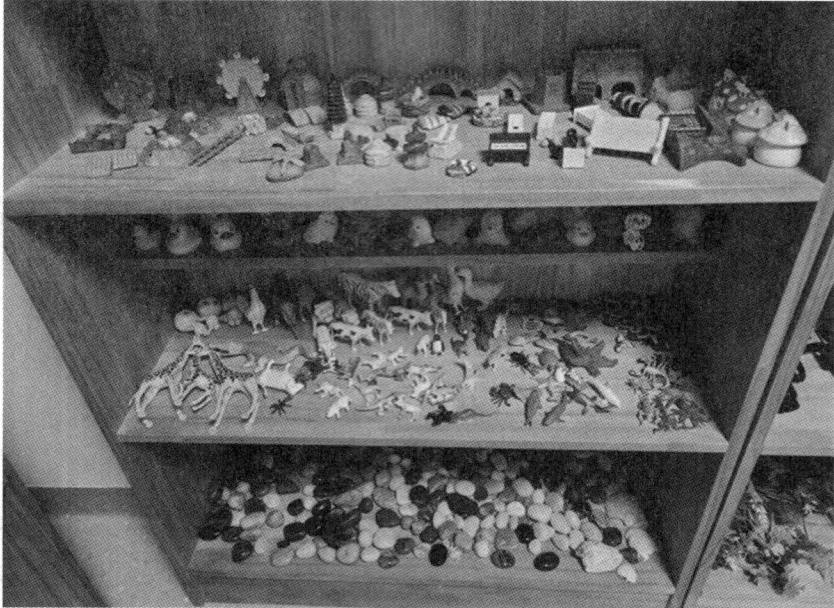

图4-4　从下到上放置自然元素、动物、人文景观的展示架陈列

需要注意的是，沙具的收集并不是简单地把一些富有象征意义的沙具模型混合在一起。咨询师收集与分类摆放的沙具，也反映着咨询师与沙具之间的关系，表现出咨询师的个人风格。因此，咨询师在参考相关收集和分类的同时，应避免盲目模仿任何现成的模式。如果只是简单地复制他人的风格来收集沙具，可能会失去得心应手的熟悉感，甚至可能让来访者感到疏远或不适。咨询师应基于自己的专业理解和经验，创造性地选择和组织素材，这样不仅能展现个人独特的风格，还能为来访者提供一个更加亲切和舒适的治疗环境。

3.沙具的象征意义

在沙游咨询中，沙具的象征意义可以帮助咨询师探索和理解来访者的内心世界和无意识。然而，这些象征意义并不是固定不变的，它们会根据个人的经历、文化背景和当前的心理状态而有所不同。因此，解读沙具的象征意义时需要结合具体情境和来访者的个人体验。

（1）人物

人物素材可以细分为不同性别和年龄层、不同职业、不同动作、不同服饰的人物，还包括不同时代、现实或虚拟的人物等；除了单独的人物，也有两个或多个人物组成的表达不同关系的人物组合。另外，完整或部分残缺的人体也可以作为沙具，不同的人体部位也具有不同的象征意义。

（2）动物

动物素材不仅包括各种现实中的动物，还包括远古动物、神话中或幻想出来的动物。同样地，动物也可以有不同的年龄、种类、动作姿态等。在沙游中，相对于人类文化中的理性判断，动物素材往往表示本能、直觉、冲动、阴影等意义，而不同的动物也具有不同的象征意义。

（3）植物

植物素材是沙具中十分重要的部分，同时具有不同的象征意义。常见的植物素材有各种花卉、灌木、藤蔓等。植物也可以分为不同的生长状态，如茂盛的、枯萎的等。植物素材常用于代表自然和生命力。

（4）自然景观

自然景观是自然界中各种地理形态和生态系统的总称。在沙盘中，常见的自然景观微缩模型既包括山脉、河流、湖泊、岛屿、洞穴、岩石，也包括太阳、月亮、星星、云朵、彩虹等。来访者有时会通过拨动沙子来创造山脉、岛屿，或大海、河流、湖泊等水体，有时会创造性地使用沙子或模型表现不同的天文现象。每一种自然景观都具备相应的心理属性及其象征意义。

（5）人文景观

人文景观是指人类活动所创造的景观，它们反映了人类的文化、历史、社会和经济活动。在沙游中，人文景观模型可以用来代表不同的社会环境、人际关系和个人经历。常见的人文景观包括大规模的建筑、道路、公园、桥梁、纪念碑、雕塑、农业和工业的相关设施等。不同风格的人文景观也可以体现不同的象征意义，如繁荣或衰败、现代或传统等。

（6）家居用品

家居用品是指在家庭生活中使用的各种物品，它们在沙游中可以用来代表不同的生活环境、个人习惯和情感状态。家居用品的微缩模型种类丰富，常见的有床、衣柜、沙发、电视、书架、镜子、桌子和椅子，以及各种厨房用品、浴室用品、装饰品等，也可以包括更精细的日常工具或小物件。家居用品素材广泛，在沙游中具有各种重要的象征意义。

（7）运动交通

运动交通存在动、静两种状态，并且能通过静止的状态来表达动态的内容。代表运动的沙具包含多种运动器械，如各种球类以及体育活动场景等。代表交通的沙具则包括水、陆、空领域的各种交通工具和交通设施。值得一提的是，交通工具中也常包含军用的交通工具，如坦克、战斗机、战舰以及其他军事类素材，这些都是儿童来访者常用的沙具。

（8）人类文明

人类文明素材覆盖范围相当广泛，包括但不限于神话传说、宗教文化、风俗习惯。这些素材在沙游中可以用来代表不同的文化背景、个人信仰和心理状态。通常，沙游中的神话传说、宗教文化、风俗习惯都属于文化内容。神话传说素材在沙游中，除了表达具体的象征内涵，也代表某种共同的沟通原型的意象。宗教文化有关素材则蕴含原型与集体无意识的意义和作用。风俗习惯则是一个相对综合的分类，可体现在其他类别的素材中，如代表婚姻的服饰和与葬礼相关的元素可以自由搭配在其他类别的素材中。

（9）属性

在沙游中，除了不同的实物分类，属性类别在沙游世界中同样重要，是来访者表达和探索自身的情感状态、心理体验和文化认知的关键内容。

在沙游中，不同的颜色、形状能使人产生不同的联想：不同的颜色代表不同的情感和情绪状态；而形状可以表达物体的结构和动态。

数字与人类的心理活动紧密相连，古代智者早已洞察到这一点，并用数字来表达深刻的哲学思想。例如，老子在《道德经》中提到"道生一，一生二，二生三，三生万物"，巧妙地运用数字来阐述宇宙的生成过程；毕达哥拉斯则创立了以"数"为世界本质的哲学体系，并对数字"6"的含义进行了深入的研究。

在沙游中，方位同样扮演着重要的角色，它们不仅是空间上的指示，更被赋予了丰富的象征意义。东、西、南、北、中，以及上、下、左、右，每个方位都代表着不同的能量和心理状态。在沙游中，这些方位的选择和布局可以帮助来访者探索和表达他们的内心世界。

三、咨询师的学习

在正式开始沙游咨询之前，咨询师对专业知识的学习必不可少。理论基础的积累和操作技术的掌握能够为咨询师沙游临床实践奠定坚实的基础。咨询师的专业能力发展体现在个人接受咨询、实习与督导以及持续的学习和提升上。

1. 专业知识的学习

专业知识的掌握和持续学习在沙游实践中至关重要。作为一种心理疗法，沙游的专业知识学习包括心理学的理论基础和实践技术。沙游的理论基础包含荣格的理论框架、卡尔夫的理论内容和象征的知识等。而实践技术则包括熟悉沙盘设置、素材选择和行为观察等流程。此外，咨询师必须具有提供人文关怀和心灵陪伴的能力，创造一个安全与受保护的环境，让来访者自由探索内心世界。

（1）理论基础

咨询师在开始沙游实践之前，理论基础的学习是必不可少的。专业知识的学习为沙游实践能力的培养奠定基础。沙游作为一种心理咨询方法，其理论离不开心理学的基础知识。因此，学习沙游的理论知识前，需要理解和掌握基础的心理学知识，包括心理学的基本概念、发展心理学和人格心理学等领域的内容。

沙游的理论基础学习涉及多个方面，例如：沙游的历史和起源，这涉及卡尔夫的理论，其中包括自由与受保护的空间的含义、咨询师的角色、共同转化、沙本身的治疗性质等；荣格的理论框架，其中包括心灵结构、原型、无意识、自性化过程、超越功能和心灵的真实性等；象征的相关知识，这涵盖宗教、神话、童话等多个领域。

沙游的理论知识可以通过阅读相关理论书籍或参与专业的沙游组织开展的课程进行学习。根据国际沙游治疗学会（ISST）和美国沙游治疗学会（STA）[①]两个组织对咨询师的培养计划和要求，除了上述相关理论基础知识，咨询师还需要学习伦理学、实践中考虑的因素、初始沙盘以及沙游过程的阶段和主题等。

（2）实践技术

作为一种心理咨询技术，沙游的实践同样要遵守咨询的基本原则，遵循专业标准和相关法律法规。在沙游实践中，咨询师需要学习和掌握建立关系、倾听和沟通等心理咨询的基本技术，以确保咨询顺利有效进行。

在进行沙游实践之前，咨询师熟练掌握沙游的操作流程和过程中的注意事项至关重要。咨询师需要学习如何设置合适的沙游咨询室、选择合适的沙具和向来访者介绍沙游，以促进来访者探索和表达。同时，咨询师还需要培养观察来访者在沙游中的行为、情感表达和互动模式的能力，懂得如何记录和分析这些信息。一般而言，咨询师可以通过个人或朋辈小组的形式进行操作练习，在熟练到一定程度时，可以开始在督导下进行沙游的实习，进一步提高沙游的实践技术。

---

① 国际沙游治疗学会成立于1985年，由卡尔夫和其他沙游治疗领域的先驱共同创立，是致力于提升沙游治疗专业水平、推广其应用并维护其伦理标准的国际性组织；美国沙游治疗学会成立于1987年，致力于在美国推广和发展沙游治疗。

咨询师的工作不仅是技术的运用，更是一种心理的陪伴和引导。在这个过程中，咨询师的专业素养和人文关怀同等重要。卡尔夫在《沙游治疗期刊》（*Journal of Sandplay Therapy*）创刊号上刊登了关于沙游的导论，其中提出了对咨询师的基本要求：作为咨询师，除了需要具备心理学的基础知识和专业训练，还必须具备对象征性的理解，以及建立一个自由与受保护的空间的能力。对象征性的理解，不仅要求咨询师进行理论学习，更要求咨询师通过自身实践和体验，深刻领悟这些象征的内在意义。另外，在沙游的咨询过程中，咨询师的首要任务是创造一个自由与受保护的空间。这不仅是一种技能，更是一种内在的素质要求。咨询师必须以一种开放无私的态度，为受访者提供一个安全的空间，让来访者能够自由地表达和探索自己的内心世界。任何咨询师个人的无法自控的私心杂念都可能成为咨询过程中的干扰因素，影响来访者的自我发现和心理成长。

我国心理学者申荷永曾按照瑞士荣格心理分析家阿道夫·古根比尔-克雷格（Adolf Guggenbuhl-Craig）的思路，在《心理分析：理解与体验》中阐述了作为心理分析师的基本素质，其中涉及三个原型意义的内容，即沟通、治愈与转化，这同样可以作为沙游咨询师素质的参考。

2.专业能力的发展

咨询师个人接受沙游咨询、沙游咨询的实习与督导，以及持续学习与提升，是咨询师专业能力发展的关键。通过个人接受沙游咨询，咨询师能够由内而外地深入理解沙游的过程。沙游咨询的实习与督导，有助于提升咨询师的技能和自信水平。持续学习与提升，不仅能丰富咨询师的知识和实践技能，还能通过案例研究和认证进一步提升咨询师的专业能力。这一系列过程强调了理论与实践的结合，以及不断深化专业素养的重要性。

（1）个人接受沙游咨询

在沙游的学习过程中，咨询师本人接受个人沙游的咨询，是至关重要的一环。只有经历个人的沙游咨询过程，咨询师才能由内而外地经验沙游。卡尔夫强调，要陪伴他人进行沙游，咨询师必须有深刻的个人沙游体验，这是开启无意识旅程的必要条件；并且，真实和具有创造性的个人经验，对于咨询师来说，是理解和接纳来访者深层心理内容的关键。

咨询师最好在已经接受专业培训且成熟的咨询师的陪伴下进行个人沙游咨询。参考国际沙游治疗学会的要求，个人沙游咨询必须由具有学会认证的、具有相关资质的咨询师进行，且个人沙游咨询至少包含40小时非沙游时间的个人分析。目前，对于个人的沙游咨询过程所需的咨询次数没有统一限定，但普遍认为至少需要30次才能经验到深入的沙游过程。咨询师由内而外地经验沙游，才能在沙游的实践中做到对来访者深层心理内容的包容和接纳。

（2）沙游咨询的实习与督导

咨询师完成沙游的理论、实践知识的学习及个人接受沙游咨询后，经过一定的实操练习，便可以开始沙游咨询的实习。在专业且有经验的咨询师的督导下，新手咨询师参与实际的咨询过程，积累宝贵的实践经验，理解理论与实践之间的联系。

一般而言，咨询师可以在专业机构的帮助下进行沙游来访者的招募，同时获得一定的场地和设备支持；如果已经具备基本完善的场地设施条件，咨询师可以自行招募来访者开展实习。需要注意的是，在实习期间，咨询师必须在相关督导下进行实践，督导的形式包括个人督导和团体督导。接受专业督导的指导和反馈，不仅有助于咨询师技能的提升，还能增强咨询师的自信心，同时有助于咨询师遵守专业伦理道德规范。通过这样的训练，咨询师能够逐步掌握沙游的核心理念和技巧。

根据国际沙游治疗学会的要求，咨询师在具有国际沙游治疗学会资格的专业督导下进行实习的沙游操作，需要至少80小时的督导时长，其中至少30小时的个人督导，最多50小时的小组督导，并且至少20%的小组督导时间为个人呈报个案。总之，一定时长的督导是必要的。

完成沙游咨询的实习与督导后，咨询师基本具备了独立进行沙游咨询的能力，可以开始正式的沙游咨询工作。但沙游的学习永无止境，培训和督导持续伴随着沙游咨询工作开展的整个过程。在督导下进行工作，是加强个人实践能力和理解分析能力的重要途径，能够促进咨询师在咨询工作中进行更专业更深入的探索。

（3）持续学习与提升

持续学习与提升对咨询师至关重要。关注沙游的新发展和研究成果，能够让咨询师掌握最新的理论和技术，从而提升沙游咨询的效果。同时，参与相关的继续教育和专业培训不仅能够扩展咨询师的知识面，还能让咨询师获取新的实践技能。这一过程还包括参加研讨会、工作坊以及行业会议，与同行分享和交流经验等。通过不断更新和深化专业知识，咨询师可以更有效地应对来访者的多样化需求，并提升自身的职业素养。

积累一定的个案次数后，咨询师可以尝试进行个案研究报告的书写。个案研究报告涵盖完整且已结案的沙游过程。咨询师需要在报告中体现对沙游过程的深度理解；该个案的沙盘数量要足以显示象征性过程的发展和转变。个案研究报告可以体现咨询师将理论与实践相结合的能力，完善的个案研究报告可用于督导或申请专业的沙游咨询师资质。

经过充分的学习和实践，咨询师可以尝试申请国际沙游咨询师、当地沙游协会或组织认证的沙游咨询师资质，进一步自我提升。

02

第二节　沙游咨询的开始与结束

　　沙游咨询的每个环节都具有独特的功能和意义。在沙游咨询的实际工作中，沙游咨询的开始、过程与结束并没有唯一的标准，咨询师的操作取决于来访者的具体需求和咨询进展。一般而言，沙游咨询以向来访者介绍沙游开始。沙游的指导语并非一成不变，咨询师需要根据情境与来访者的特点进行灵活调整，以帮助来访者理解和顺利开始沙游咨询。在沙游过程中，沙游咨询的记录至关重要。详细的书面记录是发现来访者无意识内容的重要线索。沙游咨询结束后，咨询师需要从多个角度拍摄沙游作品，以确保沙游作品得到完整记录。这些记录不仅是咨询师分析的依据，也是来访者心灵旅程的见证。沙游咨询结束后，咨询师与来访者共同探讨沙游作品的意义，帮助来访者从沙游作品中获得洞察和成长。在沙游咨询中的必要时刻，咨询师适时干预，保护来访者，并在后续咨询中与来访者深入探讨这些特殊情况。沙游作品的拆除与复位是每次咨询结束后的必要步骤，咨询师需要将沙游咨询室恢复至初始状态，为下一次的工作做好准备。沙游咨询的终结需要来访者和咨询师共同商讨，包括共同评估来访者问题的解决程度、心理状态的改善程度以及独立应对挑战的能力，以决定咨询的结束时机。沙游咨询的终结是新生活开始的象征，体现了"转化"的深刻含义。

一、向来访者介绍沙游

　　咨询师的首要任务是向来访者介绍沙游。咨询师需要根据来访者的个性、需求和具体情境调整介绍的内容和方式。

1.引出沙游的不同方式

　　在沙游咨询中，通常有三种引出沙游的方式：结合来访者的自发兴趣适时介绍沙游，在初始访谈中结合理论取向引出沙游，以及以咨询过程中的启迪引出沙游。

　　（1）结合来访者的自发兴趣适时介绍沙游

　　部分来访者在刚进入沙游咨询室时，会自发地被沙盘或架子上摆放的沙具吸引，自发地询问咨询师，这就很自然地形成了一个咨询师向来访者介绍沙游的机会。

　　咨询师可以选择顺势介绍沙具和沙盘，例如："这些'小玩具'都是用来做沙游的模型，你看，有各种各样的动物，也有许多不同种类的植物；有不同民族、不同身份和不同动作的人物，也有各种文化和宗教背景的模型；有各种交通工具，许多建筑材料和家庭用品等等。这里是两个沙盘，一个是干的沙盘，一个是湿的沙盘。湿的沙盘可以放水，这样容易在沙盘上做出城堡等造型。两个沙盘的底面都是天蓝色的。"[①] 此时，咨询师可以用手拨开沙子，露出蓝色的沙盘底面；若来访者愿意，咨询师也可以邀请来访者触摸沙子，然后观察来访者的反应和感受。同时，咨询师可以向来访者简要介绍沙游咨询的背景，并告诉来访者，如果他愿意，可以做一个作品，然后一起来讨论和分析。

有些咨询师考虑到来访者在首次咨询时可能会略显紧张和不安，从而选择先对沙游进行简短的介绍。如果来访者对沙游表现出兴趣，咨询师再向来访者介绍沙具和沙盘。

有些来访者在获得咨询师的同意后，就自发地开始了其沙游的过程；尤其是儿童，他们更容易被沙游咨询室的特殊布置和气氛吸引，自然地开始沙游过程。

（2）在初始访谈中结合理论取向引出沙游

在心理咨询的初始访谈中，如果来访者没有直接询问咨询师沙游相关内容，那么咨询师可以在访谈期间向来访者进行介绍。

一般而言，咨询师会向来访者介绍自己的咨询设置，包括自己对心理咨询和心理分析的理解和所要采用的主要方法等，在此可以提出沙游。

咨询师可以向来访者大致介绍沙游的背景、卡尔夫所提出的"自由与受保护"原则的内容，以及沙游非言语和非导向的特性等，也可以针对来访者的个人情况，适当地介绍无意识水平的工作、象征性的分析原理以及感应性的转化机制等。

之后，咨询师可以进一步介绍沙游的沙具和沙盘，或让来访者接触并感受沙子。如果来访者表现出了对沙游咨询的兴趣，可能会自发开始沙游。鉴于一般需要30分钟左右进行沙游，如果时间不够，咨询师也可以与来访者约定在下一次咨询时再开始沙游。

（3）以咨询过程中的启迪引出沙游

沙游是在个体无意识水平上工作的。如果来访者没有准备好，可能并不会直接表现出进行沙游的明确意愿。在这种情况下，咨询师可以先采用其他心理咨询方式。随着咨询的深入，尤其是咨访关系的发展，来访者可能会重新产生进行沙游的兴趣和愿望。

另外，咨询师也可能会遇到这样的情景：在咨询过程中，来访者看到了展示架上的某个对他而言具有吸引力的沙具，挑选该沙具来表达某种象征性意义；或在咨询师的启发下，来访者选择了某些沙具来表达自己的一个梦境；甚至是来访者直接在沙盘上用所选择的沙具来表现自己的梦境或童年的记忆和故事。

来访者一旦开始了其最初的沙游体验，一般来说都会经常选择沙游来作为自己的心理咨询方式。但需要指出的是，咨询师不能刻意暗示或迫使来访者去进行沙游。

---

① 高岚,申荷永.沙盘游戏疗法[M].北京:中国人民大学出版社,2012:141-142.

2. 向不同年龄阶段的来访者介绍沙游

咨询师在首次访谈中如何介绍沙游也是"容纳"的重要因素。根据不同年龄阶段来访者的心理发展特点，咨询师在介绍沙游的操作上有所不同。

（1）成年来访者

一般而言，如果成年来访者用前文所提到的任何一种方式展现出对沙游的好奇或疑问，咨询师便可以向其简要介绍沙游。简单的介绍既能一定程度地解答来访者的疑惑，也能向来访者传达尊重和发出邀请。

为向成年人简要介绍沙游时可以这样说："这是沙游，适用于成人和儿童，是一种有效的疗法，就像是做梦一样，以一种安全静默的方式，让人们进入问题的深层症结。我不知道这是否适合你，有机会的话我们可以试试看。"①

如果成年来访者并没有提及沙游，咨询师可以等到与其建立起一定的信任关系后，评估来访者是否适合沙游咨询，再向来访者提出。例如："我认为沙游咨询对你会很有帮助，我们可以认真考虑制作一系列沙游作品。"随后，咨询师可以邀请来访者到沙盘旁边，向来访者介绍沙游。

（2）青少年来访者

在沙游的世界里，青少年来访者常常表现出犹豫和迟疑，这可能与沙游的工作深度和青少年所处的心理发展的波动阶段有关。向青少年来访者介绍沙游时，咨询师主要关注的问题是打消他们"觉得沙游太幼稚"或"这是小孩子才玩的游戏"的疑虑。

咨询师向青少年来访者介绍沙游时可以这样说："这是沙游。它既用于成年人，也用于儿童。来咨询的时候，你随时都可以做一个沙画。让我来给你示范一下怎么做。"②

如果青少年来访者达到其正常发展阶段的认知水平，可以直接采用跟成年人来访者一样的介绍内容，例如："沙游疗法是一种深层心理疗法，不过，孩子们会认为他们只不过是在玩而已。这是一种很好的工作方式，我们不需要说话，也不需要去理解正在做什么。"③

（3）儿童来访者及其父母

跟儿童来访者进行沙游咨询时，跟他们的父母建立良好的合作关系是非常重要的，这能使父母产生咨询过程中的参与感，同时帮助父母克服儿童在咨询过程中出现无法理解的变化时的恐慌。在沙游咨询过程中，儿童需要足够的时间来充分经历一部分心理的整合。父母的理解和支持可以确保儿童来访者的沙游咨询顺利进行。

---

① Barbara A. Turner.沙盘游戏疗法手册[M].陈莹,姚晓东,译.北京:中国轻工业出版社,2016:340.
② Barbara A. Turner.沙盘游戏疗法手册[M].陈莹,姚晓东,译.北京:中国轻工业出版社,2016:347.
③ Barbara A. Turner.沙盘游戏疗法手册[M].陈莹,姚晓东,译.北京:中国轻工业出版社,2016:347.

　　咨询师在向儿童的父母介绍沙游时可以这样说："由于儿童的年龄和大脑发育水平的原因，他们还不能像成年人一样，跳出自己的经历来理性地分析它。儿童的心理语言是想象的，是象征形式的。他们用自己的沙游作品与我交流。所以，即使看起来他们不过是在玩而已，但其实他们是在深入地参与到自己内在心灵的工作中去。玩耍就是他们的工作方式。在某些层面，他们自己知道这些。他们也想来这里工作。不过，有意思的是，当我们问他们在沙盘游戏活动期间做了什么时，他们会说：'……我涂了颜色，我玩了棋子，我做了一幅沙画。'"①

　　对于儿童来访者来说，即使他们可能已经自然地开始沙游，咨询师还是可以告诉他们关于沙游的信息。比如，咨询师可以向儿童来访者这样介绍沙游："这就是沙盘游戏。我们叫它沙盘。这里有干沙子也有湿沙子。它们的感觉是不一样的。这些沙盘底部是蓝色的，可以用来构造湖泊、进行各种设计。你可以用这里的任何玩具在沙上制作一幅画。……就像创造你自己的世界一样。每次你来这里，有时我会安排些事情我们一起完成：画画、玩游戏，等等。有时你可以自己选择我们要做些什么，但你任何时候都可以做一个沙盘。关于沙盘游戏，我这里只有一个规则：不要用沙子打我。"②

二、沙游的指导语

　　一般而言，咨询师通过沙游的指导语告知来访者如何进行沙游。然而，沙游咨询并没有任何固定的指导语。面对不同的情景、不同的来访者，指导语的内容会有所不同，不同的咨询师表述的方式也可能有所不同。

　　咨询师可以用简单的指导语介绍沙游，如："你如果愿意，可以用沙游玩具架上的任何小玩具，在干的沙盘或湿的沙盘上，摆出自己想要表达的任何内容。"③

　　咨询师也可以更详细地介绍沙游及其操作方法，包括介绍沙盘内部的颜色、沙子的不同用法、沙具的使用等。咨询师也可以亲自在沙盘中进行示范，以帮助来访者更好地理解沙游的操作方法。比如："我来展示一下如何做沙画。这是沙盘。这种方法叫做沙游。（咨询师移动沙子给他们看）沙盘的底部是蓝色的，如果你想制作一条河流、一个湖泊或者做其他的设计，就可以拨开沙子。你还可以移动沙子把它们堆起来，做成你想要的形状。湿沙比干沙更容易成形，干沙更松软（用两个沙盘做展示）。（这时，咨询师可以从沙架上任意选取两三个沙具）然后，你可以到沙架旁，拿起任何吸引你注意的、你需要的沙具，把它放在沙盘中。当你这样做的时候就会形成一个场景、一个小世界，或者什么都不是。但都没有关系，这不是什么艺术比赛，这不过是让我们内心的一些信息、无法言说的那些内容，呈现出来的一种方式。"④

---

①　Barbara A. Turner.沙盘游戏疗法手册[M].陈莹,姚晓东,译.北京:中国轻工业出版社,2016:343.

②　Barbara A. Turner.沙盘游戏疗法手册[M].陈莹,姚晓东,译.北京:中国轻工业出版社,2016:346.

③　高岚,申荷永.沙盘游戏疗法[M].北京:中国人民大学出版社,2012:143.

④　Barbara A. Turner.沙盘游戏疗法手册[M].陈莹,姚晓东,译.北京:中国轻工业出版社,2016:341.

另外，咨询师还可以跟来访者提及沙游过程中，咨询师会在旁边安静地记录，并向来访者补充说明完成沙游作品之后会做些什么，让来访者有一定的心理预设。咨询师可以告知来访者在完成沙游作品后，咨询师和来访者会一起交流在创作沙游作品过程中的想法和感受，探讨沙游作品的含义。比如："当你做这些的时候，我会安静地坐在那边（指着我的椅子），记录你所做的内容。不用担心动了周围的东西，结束后我都会整理好的。当你做好了，可以示意我，我会过来和你一起看你的作品，我可能会问你在做这些的时候想到了什么（指着我沙盘上的作品）。你可能会说，'哦，这个人在追赶那个人；这个人生病了。我不知道剩下的是什么意思。'我会记下这些，然后拍照存档。在整个咨询彻底结束后一段时间，我们可以再来一起浏览一下你所有的沙盘照片，理解这些作品的内容。到那时，你或许就能告诉我它们的含义了。就是这样。这些沙盘的内容会留存在你的心里。你现在想做一个作品吗，还是下次再说？"[①]

有时候，尽管来访者希望进行沙游，并了解了沙游的操作方法，但仍不知道如何开始，咨询师可以尝试引导来访者先用一些时间进行感受。咨询师会提示来访者用手先感受一下沙盘或沙子以获得感受，并引导来访者带着感受去寻找合适的沙具；或者提示来访者从展示架开始，感受不同的沙具，选择自己喜欢的沙具开始创作。

三、沙游的记录

沙游咨询中，记录沙游作品是关键步骤，这包括沙游过程中对来访者的沙游进行书面记录，以及沙游结束后对来访者的沙游作品进行拍照记录。咨询师要详细记录来访者沙游作品的制作过程，包括来访者的行为、情绪和言语，并从多个角度拍摄沙盘，确保完整记录沙游作品。

1. 记录制作过程

全面记录来访者沙游作品的制作过程是"容纳"的关键部分。来访者在沙盘中发生的一切都源自无意识。咨询师仅凭回忆或不完整的记录是无法准确把握整个沙游历程的，只有在沙盘创造的时空中见证整个过程，咨询师才能以有意义的方式进入沙盘的象征世界。

咨询师可以在沙游记录表上记录沙游作品制作过程。沙游记录表包括以下信息：来访者的信息（姓名、性别、年龄等），对来访者的初始观察和印象，来访者和咨询师所在的位置，各个模型的摆放顺序，包括来访者对沙子的具体操作（如触摸、拨开、堆积等）和模型的移动或变化，最好在沙游记录表上按模型摆放顺序将相应的位置标记出来。按顺序记录整个沙游创作的过程，咨询师不仅可以加强与来访者作品之间的联系，

---

① Barbara A. Turner. 沙盘游戏疗法手册[M]. 陈莹, 姚晓东, 译. 北京：中国轻工业出版社，2016：341-342.

也能提升自己对来访者心理活动的理解和容纳能力。另外，咨询师还可以将捕捉到的来访者的情绪反应，以及来访者在拿起沙具时所说的话等记录下来。沙游记录表模板如表4-1所示。

表4-1　沙游记录表模板①

沙游记录表

姓名		性别		年龄		日期	

初始观察和印象：

来访者位置： 咨询师位置：	沙盘摆放图

模型摆放顺序：
1.
2.
3.

模型的移动或变化：
1.
2.
3.

来访者的表达：

　　为了保持与来访者象征过程的重要连接，咨询师必须全身心投入地观察来访者的制作过程，记录沙游的过程。在来访者制作沙游作品时，咨询师需要安静地坐在旁边记笔记，记录沙游的过程。同时，咨询师需要找到一个恰到好处的位置，既能够近距离地观察和参与这一过程，又能够与来访者保持足够的距离，以尊重来访者的个人空间和心灵自由。

① Barbara A. Turner.沙盘游戏疗法手册[M].陈莹,姚晓东,译.北京:中国轻工业出版社,2016:358.

2. 拍照记录沙游作品

除了书面的记录以外，通过摄影的方式，真实地、多角度地记录沙游作品也是咨询中的重要一环。一般而言，咨询师从沙盘的正面开始拍摄，即来访者创作和观察沙盘的视角（见图4-5）。为了更全面地记录沙游作品，咨询师可以再从沙盘的其他三个角度各拍摄一张照片（见图4-6至图4-8），以及从沙盘的上方拍摄一张全景图（见图4-9）。对于那些在照片中难以呈现的重要细节，咨询师可以拍摄特写近景进行补充（见图4-10）。如果有些沙具被隐藏或掩埋，咨询师可以在拆除沙盘的过程中将它们挖掘出来，并拍照记录它们的位置，以确保沙盘的每个角落都被记录下来。

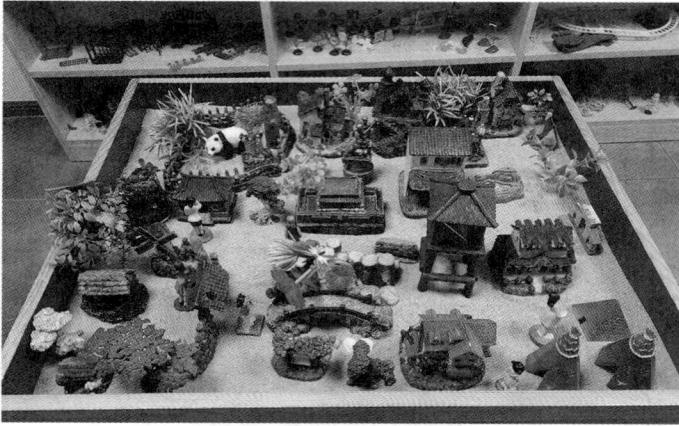

图4-5　来访者的视角

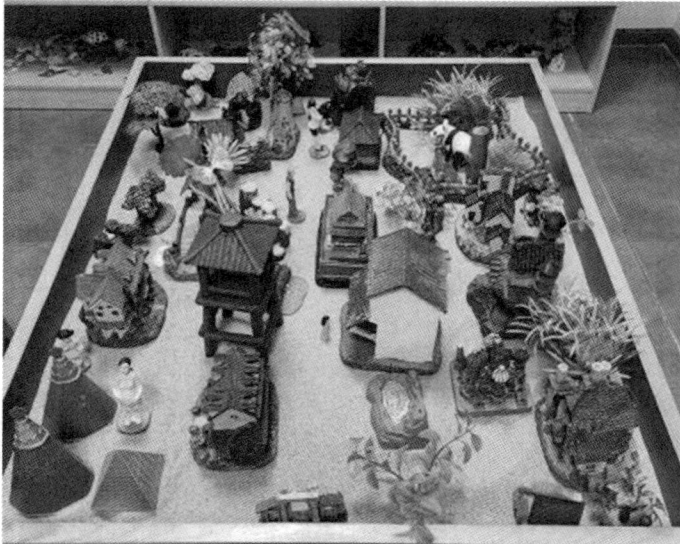

图4-6　咨询师的视角

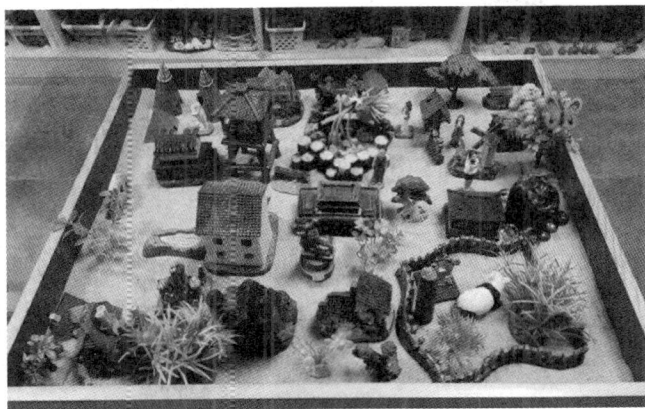

图 4-7　第三个视角

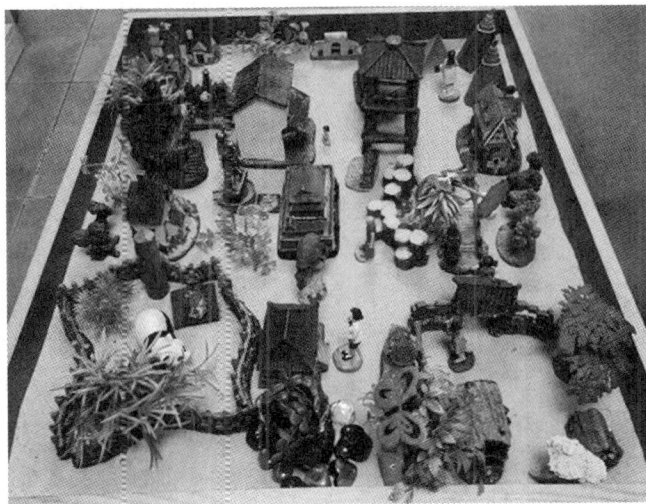

图 4-8　第四个视角

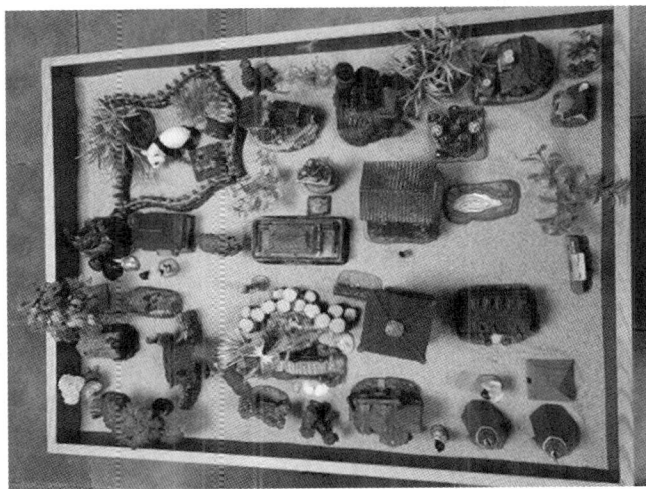

图 4-9　全景图

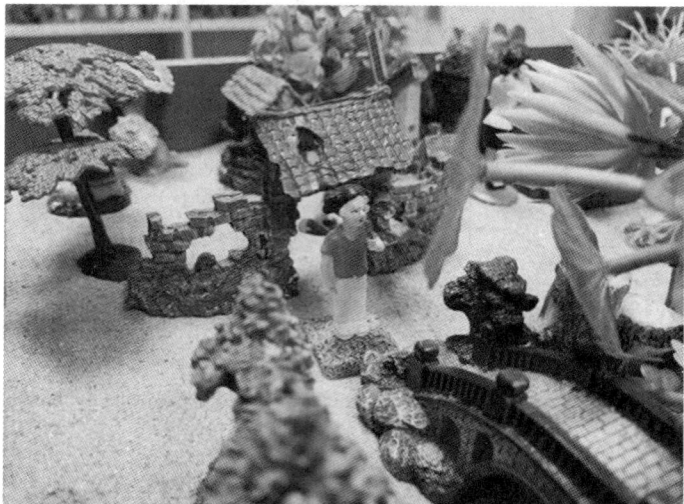

图4-10　重要细节

在沙游实践中，咨询师对于何时拍摄沙游作品有着不同的思考和选择。有的咨询师认为，在来访者在场时拍照，可以作为"容纳"过程的一部分，能确认沙游作品对于来访者和咨询师的重要性。特别是对于儿童来访者，记录其沙游作品是对其个体重要性和个人成长的强有力认可。这种方式体现了咨询师与儿童来访者一致认同且重视非言语游戏的重要价值。

也有咨询师选择在来访者离开后再拍照，在这种情况下，咨询师需要提前告知来访者，并确保来访者知道他们可以在咨询结束后与咨询师一起回顾这些照片，以尊重来访者的隐私权。经历一段时间的沙游咨询后，当来访者和咨询师认为时机合适时，可以一同回顾之前的沙游作品，以帮助来访者建立象征意象与外部生活之间的联系，同时也是咨询师做出的一种延迟解释。

拍摄记录下来的沙游作品照片在整个沙游过程中至关重要，它们不仅是咨询师开展工作的需要，也是来访者沙游心路历程的纪念。如果来访者愿意，咨询师可以将这些照片赠予他们，作为咨询过程的纪念。这些照片如同时间的印记，见证了来访者内心的转变和成长，是咨询过程中不可或缺的一部分。

四、沙游咨询的结束

在沙游咨询中，一次沙游咨询的结束通常以一个沙游作品的完成为标志。咨询师要保持安静的姿态，与来访者一起感受和体验沙游的意义，鼓励来访者自我探索，避免主观解读，同时详细记录来访者的反应。在特殊情况下，如来访者未能按时结束或出现情绪过激情况，咨询师应适时干预，保护来访者，并在后续咨询中深入分析和处理这些情况。

1. 完成沙游作品的制作

通常，一次沙游咨询的工作时长为50分钟。正常情况下，来访者会在30分钟内完成沙游作品的制作，使用湿沙盘可能比使用干沙盘花费更多的时间。当来访者完成沙游作品，通过言语或非言语的方式示意咨询师时，咨询师则被邀请进入来访者的沙盘世界。

在此阶段，咨询师可以继续保持一贯的安静状态，守护并观察来访者，接受他们呈现的信息，并与来访者一起感受和体验沙游作品的意义。咨询师与来访者一起细致地"阅读"沙游作品，体现了咨询师体察与观照的作用。当咨询师感觉来访者准备好从非言语性沙游世界转向言语交流时，寻问问来访者刚刚在沙游中的感受和想法。例如，咨询师可以轻声询问来访者"你感觉怎么样"或"在做这个沙游作品时，你有联想到什么吗"。如果来访者主动描述自己的感受或讲述沙游作品中的故事，咨询师应避免将自己的主观感想强加于来访者，提问时应避免使用带有明显性别特征或主观判断的词语。在这一过程中，咨询师需要继续尽可能全面、详细地记录来访者的言行。

如果来访者直接向咨询师提出关于沙具的深层象征或意义的问题，或请求咨询师评介、分析沙游作品，咨询师应倾听自己内心的声音，并鼓励来访者也这样做。咨询师可在以专业态度回应后，进一步询问来访者"你对此有什么感觉"或"它让你联想到什么"，这样不仅可以避免咨询师将自己的理解和看法强加给来访者，更重要的是，它可以鼓励来访者自己去感受和理解沙盘中的每个元素，体现了咨询师陪同来访者进行自我探索的核心原则。

2. 结束沙游的特殊情况

有时候，来访者未能在规定的时间内自主结束沙游。如果咨询师注意到距离约定结束时间仅剩5分钟，而来访者似乎仍未有结束的迹象，可以提醒其还剩5分钟的沙游时间。

如果来访者延迟结束沙游是由移情因素引起的，即来访者内心深处不愿离开沙游咨询室，渴望与咨询师多相处一些时间，咨询师需要在适当的时候针对这一移情现象进行深入分析。咨询师可以在随后的咨询中与来访者探讨这种感受，引导他们表达为何不愿结束沙游，以及这种感受背后可能隐藏的情感需求或未解决的问题。

当咨询师察觉到来访者在沙游过程中出现过激反应，或是触及深藏且无法承受的创伤或无意识内容时，咨询师需要适时中止来访者的沙游。这种中止并非简单的打断，而是一种保护性的干预，旨在避免来访者受到不必要的伤害。面对这样的情况，咨询师需要考虑加强咨访关系，通过增强来访者的现实感、提高来访者的意识承受力等方式使得沙游实现有效的进展。

即使咨询师采用了最恰当的方式，沙游的意外结束仍有可能带给来访者挫败感，因此，咨询师需要更加敏感和细心地应对与处理。如果咨询师和来访者能够就沙游的结束达成共识，并且共同接受这一过程中的工作和生成的作品，那么随后的分析和讨论便可以借鉴常规的分析和讨论方式，即咨询师引导来访者回顾沙游的过程，探讨来访者在沙游过程中的感受和想法。

五、沙游作品的拆除与复位

在单次沙游咨询的结束阶段，咨询师需要进行沙游作品的拆除与复位工作，使沙游咨询室回到初始状态。不同咨询师选择的沙游作品的拆除与复位时机不同，所产生的意义也不同。

1. 在来访者离开后拆除与复位

一些咨询师对作品的拆除有严格的规定，即沙游咨询结束后，来访者离开沙游咨询室前，沙盘要保持原状。在沙游咨询中，沙盘成为来访者内心世界的直观映射，每一个微小的元素都被赋予个人化的深层含义。咨询师必须重视这些象征性表达，尊重来访者对沙游作品的情感投入和内在世界的独特展现。因此，咨询师一般避免在来访者离开前立即拆除作品，以保护作品的完整性和来访者的情感安全。通过保留沙游作品，咨询师实际上在无声中传达了对来访者个体独特性和内在价值的全面认可。

在来访者离开之后，咨询师需要确保所有必要的照片记录已经完成，并且沙游过程中的所有细节都已详细记录在案，才开始进行沙盘的拆除与复位工作。

咨询师需要将沙盘内的全部沙具归位到展示架上，最后将沙面恢复平整。咨询师需仔细检查，确保所有沙具都已归位。有时咨询师还会对沙具和沙架上的沙子进行清洁，尽可能保持展示架上各类素材的整齐，为下一位来访者提供一个整洁的沙盘环境。

沙游作品的拆除与复位是咨询师必须完成的一项仪式性任务，这不仅是对物理空间的清理，也是对能量空间的净化。作为"容器"的关键组成部分，咨询师需要同时进行自我清理和内心调整，以回归中立状态。通过这一过程，咨询师和咨询环境得以准备好迎接下一位来访者。

2. 在来访者离开前拆除与复位

有的咨询师让来访者选择在离开之前拆除沙盘或保持原状。如果来访者选择在离开之前保持原状，咨询师会告知来访者在其离开之后会将沙游作品拆除与复位。

对于选择在离开之前拆除沙游作品的来访者而言，自行拆除由自己创造的东西能够增强其"取消自己做过的事情"或"补救自己的错误"的力量。对某些来访者而言，拆除沙游世界才代表此次沙游全部完成，并开启新的体验。

总的来说，咨询师需要在尊重来访者意愿的前提下进行沙游作品的拆除与复位工作，不恰当的拆除可能会给来访者造成心理上的阴影，为整个沙游咨询带来负面的影响。

六、沙游咨询的终结

我们很难用咨询次数来说明咨询成功与否，沙游咨询的终结也没有固定的次数设定。咨询师可以通过观察来访者在沙游作品中呈现的状态评估确定终结咨询的时机，并在咨访双方达成一致的情况下，逐渐终结沙游咨询。

1.通过沙游作品的变化确定终结咨询的时机

卡尔夫认为，无论是儿童还是成人，都会在沙盘中展现自性的意义和作用，自性及其象征的出现与转化主题紧密相关，自性的展现往往标志着自性化过程的启动。许多沙游个案的沙盘都能在不同程度上体现自性化过程的开始及其进展。因此，沙游咨询的终结可以参照沙游作品中表现出的变化情况予以确定。

（1）作品整体印象较为稳定且发生了由消极到积极的变化

来访者在初期的沙游作品中常常表现出割裂、矛盾、单调、停滞等消极特征，真实地反映出来访者在咨询初始阶段的内心状态。而当沙游作品呈现出统合、协调、丰富、流畅等积极特征，并且这种积极状态能够持续一段时间时，说明沙游咨询达到了预期效果。[①]

例如，有一位来访者在初期作品中，环境总是设定为沙漠，场景中充斥着动物之间的残杀、人与动物之间的战争，甚至人类之间的冲突；沙具的选择也非常有限，只有几块石头、一些猛兽以及几棵倒下的小树。这些作品深刻反映了他内心的矛盾、冲突和愤怒。经过几次沙游咨询后，沙漠逐渐被重建成城市，沙游作品的主题、沙具的数量和种类都显示出积极的变化。再经过几次咨询后，沙游作品的环境始终保持为城市，并且城市规模不断扩大和丰富。这一过程展示了从沙漠到城市的转变，从冲突到和谐，从单调到丰富，从无序到有序，体现了一种由消极到积极的变化。

（2）自我形象出现，且评价趋向辩证

在初期的作品中，来访者通常对自己当前的心理状态持消极和负面的看法，他们不愿意深入探索自己的内心世界，也不愿意了解自己。因此，作品中往往缺乏真实的自我形象，常用动物代替自己，或者干脆不表现自己，表现出一种对自我的拒绝态度。

经过一段时间的沙游咨询后，如果来访者的作品中逐渐出现自我形象，这一形象从无到有，从模糊到清晰，并且消极的自我概念逐渐被积极的自我概念取代，则表明来访者对自身现状的接纳程度提高了，对自我的评价也从片面发展到更加全面和辩证。[②]

---

① 张日昇.箱庭疗法[M].北京:人民教育出版社,2006:114.

② 张日昇.箱庭疗法[M].北京:人民教育出版社,2006:114.

（3）由封闭、孤立、静止走向开放、共处、动态

随着自我概念从消极转向积极，来访者逐渐从厌恶、嫌弃和排斥自己，转变为欣赏和接纳自己。这种积极的变化使得来访者由消极的自我评价导致的封闭孤立的心理状态开始向开放共处的心理状态转变。

例如，在早期的沙游作品中，来访者常使用栅栏、屏风等防御性沙具，表现出孤立的自我状态（如一个人坐着）。而在后期的沙游作品中，他们不再选择防御性沙具，即使是构建家园场景时，也不再使用篱笆或围墙等既阻挡他人进入又限制自己出去的元素，而是展现出开放的场景，出现了更多熟悉的人、亲人和朋友，甚至出现交流的场景，矛盾和冲突的场景明显减少。这反映了来访者在接纳自我的同时，逐渐开始关注他人的心理世界，学会接纳他人。

此外，沙游作品从静止的初期场景到动态的后期场景，同样展示了来访者心理状态的转变与发展。[①]

（4）制作山

当咨询接近尾声时，来访者往往会在作品中制作山，并在山上放置象征自己的人物或动物。有些人还会添加具有精神象征意义的沙具，如寺庙、塔或十字架等。这可能表明来访者已经在大地上扎根，自我意识得到了相当程度的确立。[②]

2. 咨访双方共同商定沙游咨询的终结

决定是否结束沙游咨询时，除了参考沙游作品中所呈现的变化外，更重要的是评估来访者的心理问题是否真正得到了解决，症状是否缓解，以及来访者与他人和咨询师之间关系的积极变化。一般而言，当来访者的主要问题得到解决，心理状态明显改善，或者来访者已经能够独立应对生活中的挑战，适应自己的心理状态及周围环境时，便预示着沙游咨询来到了终结的阶段。

沙游咨询的终结需要由咨访双方协商确定，即咨询师和来访者之间就沙游咨询的终结进行开诚布公的讨论，共同决定何时结束咨询。如果沙游咨询的终结过于突然，由于沙游过程中咨访双方维系着一种"母子一体性"的关系，可能会使来访者产生一种"被母亲遗弃的孤苦伶仃的不安感"，从而导致来访者心理状态的恶化。[③]因此，结束咨询应是一个双方都感到舒适和准备好的过程。终结咨询的方法可参考一般心理咨询的终结方式，如使用预告法、周期延长法和一时中断法，具体的做法应视来访者具体情况而定。

---

① 张日昇.箱庭疗法[M].北京:人民教育出版社,2006:114.

② 张日昇.箱庭疗法[M].北京:人民教育出版社,2006:115.

③ 张日昇.箱庭疗法[M].北京:人民教育出版社,2006:115.

第三节 沙游咨询中咨询师的工作

我们在这一章的前两节介绍了沙游咨询的前期准备和具体步骤。在沙游咨询中，实践步骤固然重要，但咨询师无形的工作才是影响整个沙游历程质量的关键因素。可以说，咨询师是沙游咨询室里最重要的"工具"。那么，在沙游咨询中，咨询师到底要做什么、怎样做才能发挥沙游咨询治愈和转化的力量呢？前人反复提及的关键因素有守护与观察、理解与分析。本节将从这二个方面入手，介绍沙游咨询中咨询师的工作及注意事项。

一、守护与观察

当来访者开始沙游时，咨询师高质量的陪伴、参与性的观察和陪同性的探索可以促使象征的发生，并赋予沙游治愈和转化的力量。

1 咨询师高质量的陪伴

咨询师的在场可以稳定来访者的心灵能量场，影响他们的象征性转变，而咨访双方营造的分析氛围则可以为接下来对沙游的理解和分析创造条件。分析氛围是无形且无法言表的内在氛围和隐喻空间，其对沙游的进程具有决定性的不可替代的作用。而能否营造影响整体咨询效果的分析氛围，则主要取决于咨询师在场陪伴的质量。

高质量的陪伴需要在场与安静。在沙游咨询中，咨询师可以在场见证来访者的沙盘制作，在这一过程中来访者发自内心地信任咨询师。然而，仅仅安静地在场是远远不够的，有时咨询师外表保持安静但内心喧嚣，或者假装在场却神游太虚，都无法真正营造分析氛围。咨询师只有保持内外一致的和谐与安静，才能在来访者心理历程开始时提供高质量的陪伴。

高质量的陪伴需要容纳与承接。说到容纳与承接，我们往往想到"容器"。在物理层面，沙盘本身就是一个容器——当来访者开始沙游历程时，他们的心理问题或心理诉求便呈现在沙盘上。然而，从本质上来说，沙盘这个容器仅仅是一个投射，是咨询师这个心理层面的"容器"容纳和承接了来访者的问题和他整个人。而咨询师这个"容器"的大小和深浅直接决定了陪伴的质量和沙游疗愈的可能性。

高质量的陪伴需要看见与守护。巴巴拉·A.特纳（Barbara A. Turner）认为在沙游咨询中，看见即疗愈。这里的看见并不是"看"这个动作，而是发挥共情的力量，设身处地地见证。这也意味着当来访者开始进行沙游作品创作时，咨询师在陪伴、承接、容纳的同时，还要用专业的态度、素养、技能，全神贯注地守护此时此刻沙游咨询室内发生的一切，这也是卡尔夫所强调的沙游"自由与受保护"特点的体现。

2.咨询师参与性的观察

在沙游咨询过程中，咨询师的观察十分重要。咨询师观察的不仅仅是来访者在沙游过程中的表现与细节，还包括咨询师面对来访者沙游时的所有反应。也就是说，咨询师本身也是需要观察的沙游过程中的一部分，这就是参与性的观察。

咨询师参与性的观察包含体察和观照。"体察"包含两部分内容，一部分是咨询师的自我觉察，另一部分是咨询师对来访者的体会，这些都来自呈现在沙游过程中的意念或意象所引发的实体性感觉。"观照"源于佛家用语，具有"用智慧之光照明真理"的寓意。咨询师犹如一面镜子，为来访者的无意识表现和自我探索提供了观照的作用。

如果咨询师只是单纯地看沙盘盘面，未必能读懂来访者，只有进行参与性的观察，才能与来访者同频共振，解读其心理、行为乃至无意识生命的意义。这种参与式的观察使咨询师与来访者共同创造了一个彼此融合、互助的心灵能量场，用来包容、接纳来访者的象征性工作。在咨访双方的共同努力下，象征影响心灵转化的潜能得以增强。

3.咨询师陪同性的探索

沙游的过程也是来访者自我探索的过程。在这个过程中，来访者在咨询师的陪同下，促进感应的出现与发展，咨访双方共同见证转化与疗愈的发生。咨询师的这种陪同不仅包含着移情的效能和共情的治愈力量，也包含着咨询师的作用和意义。

在沙游历程中，咨询师始终与来访者同在，无论来访者呈现压力和创伤，还是表现幸福与善良，抑或展现其潜力和智慧，都能获得咨询师支持的探索的勇气和力量。咨询师陪同性的探索还意味着咨询师与来访者共同成长、共同探索治疗的意义和治愈的作用、共同经历自性的觉醒与自性化的过程。

二、理解与分析

卡尔夫指出，咨询师除了要为来访者的心灵提供充分的容纳，还要积极投入准备理解沙游所展现的内容的过程。本部分将从象征、主题、初始沙盘三个部分入手，带领读者深入探索沙游作品的理解与分析，并重点介绍较为常用的沙游解读方法。

1.象征的理解与分析

荣格认为，人的心灵具有自我疗愈和趋于整合的倾向，而沙游则借助系列沙画的创作过程，让来访者无意识中的冲突以象征的形式表现出来，并通过对混乱的心理内容进行重新梳理，实现心灵的疗愈和转化。[①]

对沙游作品中象征意义的探索是咨询师的重要工作。对于宇宙中的一切事物，人们都可以探究其中蕴藏的丰富的象征内涵，却没有任何一本象征辞典可以穷尽世间万物的象征意义。理解、分析沙游作品中的象征意义，仿佛在盘根错节的花木根部厘清彼此，且同样的沙具对于不同的来访者来说，具有不同的象征含义。因此，对沙盘象征的理解和分析是重要的也是困难的，我们在这里简要介绍我国心理学者张日昇对沙盘象征的探索方法，试图为读者打开沙盘象征的实践之门[②]。

（1）关注并连接意象

艺术作品通常是意象集中的事物，作者运用艺术手法（如绘画、雕塑等），通过象征表现自己的内心世界。咨询师不仅要关注日常生活，还要关注艺术生活，并尝试与充满意象的艺术作品对话。对于引发共鸣的作品，咨询师可以问自己以下问题：作品中的什么意象触动了我？这种意象与我的连接是什么？它之前是否出现过？这个意象曾出现在哪里——是现实生活中、梦境中，还是自己的沙盘体验中？这种意象带给了我什么样的感受？咨询师还可以就这一意象编一个童话故事，并与朋辈咨询师分享，体会他们听这个故事、领会这一意象时的感受。这样可以促进咨询师更深入地理解来访者沙盘中出现这一意象时可能有的情绪体验。

（2）体验沙盘意象的象征意义

要成为一名专业的咨询师，需要不断对许多象征意象进行感性和理性层面的探索。为了避免过早陷入分析式象征之中，咨询师可以尝试通过温睿卜体验沙盘意象的象征意义的方法来提升自己的洞察力、增强自己的感受性：首先，让自己平静下来，将沙盘图片投射到屏幕上，用一些时间与沙盘中的各个意象进行对话，体验每个意象出现时自己的各种反应，包括身体反应（肌肉和脏器的感受）、情绪情感反应、记忆和直觉反应等。当咨询师体验并觉察到这些反应时，就可能理解这些意象所反映的来访者的内心世界。咨询师可以通过这种方式对沙盘意象进行全身心的体验和感悟，并将其整合成自己对该意象和该沙游作品象征意义的理解。随后，咨询师还需要查阅象征学方面的资料，具体方法将在本节接下来的内容中进行介绍。

（3）探究意象在神话作品、宗教传说和童话作品中的象征意义

神话作品、宗教传说和童话作品为我们探究沙盘象征提供了重要素材。在面对意象时，咨询师首先需要了解这一意象是否在神话作品或宗教传说中出现过，如果出现过，还要辨析意象在不同神话作品或宗教传说中的意义是否一样；如果在沙游作品中出现这

---

①　蔡成后,等.沙盘游戏疗法案例与应用[M].北京:人民教育出版社,2021:67.

②　张日昇.箱庭疗法[M].北京:人民教育出版社,2006:165-167.

一意象，那么哪种神话作品或宗教传说中的象征解释更为贴合，还要思考这种合理性是如何判断的。

韦勒认为，童话是对集体无意识心理过程最纯真简洁的表达，它们将原型表征为最简单的形式。因此，在面对意象时，咨询师还要了解这一意象是否在童话作品中出现过、其文化背景是怎样的、这一意象在不同童话作品中的象征或所代表的内涵是否一样、在哪些方面表现出不同等。咨询师可以通过童话故事的上下文来了解意象的具体象征，并且需要明确沙盘中所出现的意象更贴合哪一种解释和象征。

（4）对照荣格学派及沙游实践的相关论文

荣格和弗洛伊德是20世纪探索人类无意识世界的巨匠，他们探讨了梦境、历史文化、宗教神话等领域的意象象征，为我们对沙游作品中的意象进行解释提供了权威参考。荣格学派相关理论是沙游疗法的基础理论之一，我们有必要将自己对意象的理解与该学派的见解进行对照，以分析意象的象征，如看看我们的理解是否符合荣格学派的理论和原则。我们也可以在已有沙游实践文献中寻找象征意义的相关解释，但我们不能盲目认同，需要思考作者的解释是否合理、有何根据，尤其是当来访者作品中出现同一意象时，来访者的解释是否和文献作者的解释相符，如果有差异，那么双方分别是如何理解的。以上问题都需要咨询师在沙游咨询实践中去检验并加深对象征意义的理解。

（5）现实事物的象征分析

要想探究具体的、真实世界中某一事物的象征意义，我们需要了解这一事物的具体特征。以人物为例，如果是单独一个人，咨询师需要了解这一人物出现在什么样的国家，以及其民族等；如果是团队中的人物，咨询师还要了解这是什么样的团队，这个人在这一团队中的表现和性格特征是怎样的，有什么优缺点，有什么兴趣爱好，给人印象最深的是什么等。以动物为例，咨询师要了解这是什么动物，它生活在什么样的环境，吃什么，寿命多长，有什么独特的习性，还要了解这种动物的配偶形式及养育下一代的方式。植物也类似，咨询师需要了解这种植物生存于何种气候，天敌是什么等。如果是物品，咨询师需要了解该物品的材质、用途、优缺点、一般属于什么人群等。如果是神话传说中的事物，如东方神话中的龙、凤、麒麟等，咨询师则要了解这一事物每一部分是什么，它在什么时代、什么民族和文化背景中产生，由什么人操持等。

2.主题的理解与分析

沙游作品的主题是对沙游作品所呈现的象征性意义的总结，是帮助咨询师不断理解来访者沙游历程的工具。判断来访者每一次沙游作品的主题可以帮助咨询师追踪并分析他们在沙游中所表现或传达的基本意义、心理历程及接下来的工作方向。沙游作品的主题没有固定的公式可以套用，接下来我们将介绍两种较为常见的理解和分析沙游主题的归类模式。当然，咨询师也可以在工作中形成并发展符合自己习惯的分类方式。需要注意的是，无论采取哪种方式，咨询师的目的都是更好地理解来访者沙游历程中大量的未知信息。

1）巴巴拉·A.特纳的沙游作品主题归类模式

特纳根据内容、空间、运动和情感维度将沙游作品主题模式归为四大类。她认为这几个维度可以帮助咨询师与来访者无形的心灵运动建立联结，并帮助他们理解象征过程中心灵的变化过程及方向[①]。

（1）内容主题

对内容主题的分析，不仅可以帮助咨询师了解整个沙游过程，而且可以促进咨询师理解、容纳来访者的沙游作品。特纳认为，内容主题的分析需要咨询师观察在沙盘中发生的一切，概括来说，可以将观察的内容归纳为制作过程中使用的沙具、沙盘中的寓意内容、传统的转化模式和对沙子的使用。咨询师观察的这些内容，既是每个沙盘中的内容，也是整个沙游历程中的一部分。

（2）空间主题

空间主题是指沙游过程中两个物体之间的空间关系。在进行主题理解和分析时，咨询师还需要考虑诸如中心、圆形、方形、三角形、星形、放射形等原型形状的含义。特纳认为，空间主题的分析需要咨询师探讨沙盘中垂直方向（纵轴）和水平方向（横轴）的特性、原型形状的含义、沙盘中沙具的摆放及其关系等。通过聚焦空间维度的原型意义或象征含义，咨询师能够更好地从空间维度理解来访者心灵的运动变化过程。

（3）运动主题

运动主题主要关注单次沙游，以及整个沙游历程中能量流动的方向和特点。关注运动主题，可以让咨询师对沙游历程中心灵能量的活动形成一种视觉化和动态化的洞察。内容主题和空间主题的象征性，结合运动主题的视觉可见性，让咨询师能够了解来访者的心灵能量是如何流动以及在哪里受阻的，极大地促进咨询师对来访者心灵转化与发展的理解。

特纳认为，运动主题在沙游中的表现形式多样，咨询师在进行运动主题的分析时，不仅要关注来访者的肢体动作，还要关注他们对静态沙具的选择和摆放。其中，来访者的肢体动作包括沙具的选择和摆放以及对沙子的塑形。一些沙具代表各种形态与特点的运动，如交通工具、风车、武器、奔跑的动物、鸟等；一些沙具属于运动的途径，暗示着运动，如道路、桥梁、小径、水路、有桶的水井、梯子等。一些对沙子和沙具的处理方式也属于运动主题的表现，如创作沙游作品过程中，对沙具的移动和重新摆放、埋藏

---

① Barbara A. Turner.沙盘游戏疗法手册[M].陈莹,姚晓东,译.北京:中国轻工业出版社,2016: 135-296.

与挖掘、隐藏与探索等。在年幼儿童或特殊儿童的沙游过程中，运动主题更为凸显，如他们移动沙具并同时为这些运动配音、撒沙、倒沙、捏沙、扔沙等。

（4）情感主题

特纳认为情感主题是进行沙游理解和分析的最重要的维度，跟随沙游历程中的情感脉络，咨询师能够获得一种与来访者产生联结的手段。然而，有趣的是，尽管沙游过程中的情感因素十分重要，但沙游疗法前言语阶段的特点又让情感难以言说。事实上，整个象征过程都发生在这样一个无言又无形的情感维度中。因此，咨询师不能低估情感因素在沙游作品中的作用，要熟悉并精通这一静默无言的工作模式。

特纳认为情感主题的分析可以重点关注以下内容：①来访者看起来感觉如何/来访者在制作沙画①过程中认为自己感觉如何？②完成沙画制作后，来访者感觉如何/看起来感觉如何？③在来访者沙画制作过程中，咨询师的感受如何？④来访者完成沙画制作后，咨询师的感受如何？⑤沙画制作过程中以及完成后，整个房间给人的感觉如何？⑥来访者完成的沙画给人的感觉如何？⑦沙画中不同区域给人的感觉如何？⑧在沙游过程中，来访者和咨询师的感受发生了怎样的变化？

2）我国学者的沙游主题归类模式

瑞·米歇尔曾将沙游的主题归纳为两大类，即受伤的主题和治愈的主题，我国心理学者高岚和申荷永在此基础上进行了扩充，并发展出转化的主题②。

（1）受伤的主题

沙游中受伤的主题通常表现为来访者在沙游过程中呈现出自己所遇到的问题、承受的压力和内心深处的困境。受伤的主题及其表现是咨询师在面对初始沙盘及分析来访者沙游过程中的重要参考指标。瑞·米歇尔列举了10类受伤主题的象征性表现，我国学者在此基础上扩展总结了14类，包括混乱、空洞、分裂、限制、忽视、隐藏、倾斜、受伤、威胁、受阻、倒置、残缺、陷入、攻击。研究发现，这些象征性表现的背后可能存在某种创伤性体验或经历。

（2）治愈的主题

沙游中治愈的主题通常反映来访者内在的积极变化，一些典型的表现包括沙游作品中出现开始的旅程、聚集的能量、生长的树木、沟通的桥梁等。我国学者列举了9类治愈主题的象征性表现，包括旅程、能量、连接、深入、培育、变化、灵性、趋中、整合。咨询师不仅要觉察、认识与理解治愈主题的表现及其象征性意义，而且要在沙游咨询实践中与来访者一起去感受治愈主题及其象征所传达的讯息和积极的意义。

---

① 本书中的沙游作品和沙画是同一个概念，两个术语是通用的。
② 高岚,申荷永.沙盘游戏疗法[M].北京:中国人民大学出版社,2012:152-171.

（3）转化的主题

转化也可以用"变化"或"转机"来表示，是受伤与治愈之间的联系，也是沙游咨询的根本目的。许多结束沙盘都反映出这种转化的意义，而治愈主题中的旅程、趋中、整合等象征表现也包含转化的内容。

我国学者总结了四种主要的转化象征，分别是青蛙、蝴蝶、蛇和蝉，通常用来比喻或形容心灵的蜕变与转化。青蛙从水中的卵孵化为蝌蚪，然后从水中的蝌蚪进化为水陆两栖的青蛙，获得一种全新的生命形态。蝴蝶和蛇也有类似的生命形态转化：蝴蝶从虫卵到幼虫再到虫蛹，需要经历结茧与破茧的过程才能蜕变、羽化成蝶，而蛇则由破壳和蜕皮的过程呈现出转化的意义。蝉的虫蛹掉落进入地下，在经历一段时间的蛰伏后破土而出，等待蝉变，生出可以飞翔的翅膀。这四大转化象征都在远古先民的生活中留下了极其重要的意义，也是古代饰物或器皿中经常出现的图案。在我国古代，人们会把玉蝉放入死者口中，称为"含玉"，这种行为寄托了在世之人对逝者生命转化或再生的期望。

3.初始沙盘的理解与分析

初始沙盘通常是指来访者在沙游咨询中完成的第一个沙画，其在整个沙游历程中具有重要的意义。任何初始体验都让人印象深刻、难以忘怀，而初始沙盘体验通常能引发来访者最直觉、最本能的反应。

（1）对初始沙盘的理解

卡尔夫作为沙游的创始人，在构建这一体系的早期便注重初始沙盘的意义和作用。她在1956年发表的第一篇关于沙游的论文中强调：初始沙盘为咨询师提供了治疗的方向，因为它通常在象征中为咨询师提供诸如有关来访者问题的本质、治疗的预后，以及治愈将如何出现等信息。卡尔夫还指出，沙游咨询的过程是一个从接近意识层面到趋向无意识层面的逐渐深入的过程。卡尔夫认为，咨询师必须重视自己对沙画的第一感觉，因为尽管初始沙盘通常更接近意识层面，但也会反映一些问题。

初始沙盘呈现的信息包括：来访者对沙游咨询的感觉和态度；来访者意识与无意识的关系；来访者个人所面对的问题和困难；帮助来访者解决问题的可能途径。

卡尔夫的学生哈里特·弗里德曼也强调初始沙盘的重要性，并发展出了有关初始沙盘的理论，为我们对初始沙盘的分析提供了思路和方向。她认为，咨询师首先要与来访者的初始沙盘产生联结，感受这个沙盘，体会自己对它的感觉如何。随后，反复思考并探索以下几个问题：沙盘的能量点在哪里？沙盘中哪里是来访者能量积聚的地方/哪个区域显得比较有生气？来访者的问题表现在哪里？这在沙盘中是通过什么来呈现的？沙盘中的哪个部分最让来访者显得局促不安？沙盘中呈现了什么样的分组和组合？沙盘中表现出了来访者什么类型的问题？沙盘中有呈现出可以提供帮助的资源或能量来源吗（包括各种移情和无意识的内在生命能量）？沙盘的主题或基调是什么？类似一幅画或一首歌的基调，沙盘呈现的基调是哀伤还是愉悦，是热闹还是孤独？

询问以上问题后，还没有结束，咨询师还要问自己三个问题，以确保完成初始沙盘的工作任务：你在来访者的初始沙盘中发现他的问题了吗？来访者可能用什么样的方法来解决他的问题和困难？来访者的初始沙盘是否表现出了他的无意识，他的无意识与意识的关系是怎样的？

（2）对初始沙盘的分析

基于对初始沙盘的理解，我们将侧重通过初始沙盘所反映的问题及其所包含的治愈线索对初始沙盘进行分析。通常来说，来访者是带着某些问题或诉求走进心理咨询室的，因此初始沙盘往往能够反映来访者的问题所在和分析问题的线索。也就说，初始沙盘在反映来访者问题的同时，也呈现出解决问题的潜在线索和机会。这不仅是沙盘所包含的智慧，也是中国"福祸相依"哲学思想的体现。前文中的太极图也呈现了沙盘所包含的彼此包容、相辅相成、转化与超越的意象。

一般来说，来访者的初始沙盘可能呈现出混乱、受阻、分裂、残缺等较多受伤的主题，但有时咨询师会发现来访者的沙游作品很"漂亮"，我们称之为"面具沙盘"。出现这种情况往往是因为来访者并没有在沙游咨询室感受到自由与受保护的氛围，对咨询师也不够信任。这种不安全感、不信任感使得来访者通过面具沙盘进行自我保护，避免问题的暴露。面具沙盘通常是来访者只将自己好的一面呈现给咨询师，不会自由、投入地玩沙，只摆放"漂亮"的、"积极"的沙具，让沙游变成一种任务。这种情况也会出现在被动咨询的来访者中。在真实的沙盘咨询实践中，即便是面具沙盘，专业的咨询师还是能从中找到分析的途径和内容。随着咨询关系的建立和稳固，来访者会逐渐卸下面具，进入更深层的无意识，并自然地将相关内容呈现在沙盘中。在来访者存在面具沙盘的情况下，咨询师不能贸然将他们第一次的沙画当作初始沙盘，只有其在足够安全、自由与受保护的环境下第一次呈现内在问题的沙画才是真正意义上的初始沙盘。因此，咨询师一个重要的任务便是营造这种氛围，让来访者表达真正的问题，而无意识问题意识化以后，沙游中心灵的治愈功能也就同时启动了。因此，咨询师还需要不断提升自己的专业胜任力，能够识别面具沙盘，不能因为沙盘表面的和谐而武断地认为来访者不存在问题。

4. 沙游的解读

在沙游咨询中，咨询师对于沙游的解读并不取决于他的知识水平，而取决于他是否从心理上为沙盘里发生的一切提供了足够好的容器。在荣格取向的沙游咨询中，"解读"是一个包容与接纳的过程，需要咨询师做好充分的准备去承受并支撑来访者的整个沙游历程。我们在这里介绍两种较为常用且可以促进对沙盘内容理解的解读方法。

1）马丁·卡尔夫关于沙游解读的20个要点

马丁·卡尔夫从多维视角来解读沙盘，囊括沙游的内容和历程，为咨询师提供了全面深入理解沙盘内容的方法。马丁·卡尔夫聚焦沙游历程中咨询师在场的质量与个人特质，强调咨询师要全面掌握每一位来访者的背景资料和个人经历，牢牢把握动态的象征性历程，同时具有心理的超验功能。他详细列举了沙游解读中20个需要注意的问题。

（1）来访者的背景资料和外部环境

咨询师必须结合来访者自身环境和外部环境来理解沙盘的内容。

（2）咨询过程中的信息

咨询师必须留意咨询过程中咨访双方的互动，以及来访者的表达与沙盘内容之间的关系。这里的表达包括言语和非言语两个层面。来访者对沙盘内容的解说、情绪反应、梦境等都会为咨询师解读沙盘内容提供重要线索。

（3）咨询师的感受

咨询师要评估自己对整个沙盘或其中部分内容的情绪感受，尤其要与自己见证此沙盘之前的感受相比较，来评估是否存在咨询师的个人投射。与此同时，咨询师还要比较自己的感受与来访者对沙盘的情绪反应。

（4）沙盘空间的使用

过度拥挤和填满沙具的沙盘可能代表来访者无意识活动泛滥，而空洞的沙盘可能代表来访者抑郁的情绪或较低的心理能量，当然也可能代表来访者内在心灵的清透与平静。只使用一半沙盘或闲置沙盘某些区域，可能暗示来访者没有能力表达令其恐惧的内心体验，也可能代表来访者的心灵严重失衡。

（5）沙子的选择与使用

来访者对干沙、湿沙选择的变化及其对此的解释可以为沙游历程提供重要的解读信息。来访者是否玩沙以及如何玩沙都具有重要的象征意义。如来访者犹犹豫豫或不愿意触碰沙子可能代表他对探索无意识内容的恐惧，或存在一些身体方面的困难。来访者将沙子拍平可能暗示他在控制情绪或存在强迫性的防御心理。

（6）沙具的摆放和沙子的形状

咨询师需要观察来访者沙具和沙子摆放的主导形状或形状特点。圆形具有感性特质，主要代表女性能量占据主导，而有棱角的几何图形则具有理性特质，主要代表男性能量占据主导。沙具摆放的方式和沙子塑形的方式也能提供重要信息：若来访者小心翼翼地摆放沙具或塑形，可能代表着他对沙游咨询有着强烈的意愿，而随意摆放甚至撒落则可能暗示来访者缺乏咨询意愿或动机。此外，沙子塑造的形状以及使用代表身体部位或器官的沙具，也会传递来访者受到沙游历程影响的躯体信息。

（7）沙盘中的主导颜色

浓烈的红色象征对生活的渴望，这种颜色可能会以一种补偿方式出现在带有抑郁情绪的来访者的沙盘中；以绿色为主导色的沙盘则表现出来访者沉静、富有生命力的内在状态。

（8）对沙盘蓝色底部的使用

大部分情况下，沙盘蓝色的底部代表水域，咨询师观察来访者如何向下进行到这一"水平面"是十分重要的。过早或过晚露出"水面"都有值得关注的信息。如果成年来访者在稍早的时候便使沙盘露出蓝色底面，可能表明他有能力触及心灵深层的滋养资源；而如果来访者迟迟不拨开沙子露出蓝色底面，则可能代表着他对进入心灵深处怀有恐惧。咨询师也要关注蓝色水域是否被明确用作水源、来访者是否存在混淆。如有来访者将陆地生物或交通工具放在水域里，而把水生生物或水上交通工具放在陆地上，这可能代表来访者的分辨能力较弱。沙盘的蓝色底部还可以被视为一片干净的平面，来访者可以在上面设计图形，也有来访者将其视作一片干净的区域，用它代表医院等。

（9）沙具的使用

咨询师必须关注来访者使用了哪些沙具，以及来访者是如何使用它们的。来访者反复使用或完全不用某些特定种类的沙具都值得咨询师关注。例如，植物类的沙具可以提供来访者个人经历中成长、压抑、希望或忧伤等重要信息，来访者完全不使用这种沙具可能是一种心理防御表现。

（10）沙具在空间中的摆放

沙盘对角线是沙盘上最远的距离，如果来访者将沙具摆放在沙盘的对角上，则可能呈现出彼此对立、特殊的象征性内容。

（11）分化程度

来访者沙游场景的分化过程可以反映出自我发展的水平及沙游历程。比如，来访者从将沙具一股脑倒入沙盘，到用手随意摆放沙具，再到不分敌我的混战场景，最后到界限清晰、组织有序、分化程度高的场景。

（12）场景中沙具之间的关系

咨询师需要观察沙盘中的沙具是否相关，以及它们之间是如何互动的，这有利于咨询师发现并理解来访者心灵各层面的关系及与他人互动过程中的感受。要知道，在沙游历程中，代表疗愈的重要指标便是沙具之间关系性质的改变。沙盘中分裂的主题和相互独立、彼此无关的场景可能代表来访者患有严重的心理障碍。在这种情况下，咨询师要仔细观察沙游场景中的沙具从彼此不相干到产生关联的转变。桥梁的出现可能代表着来访者人格不同方面的连接，以及他可以接触到更高层面的心理能量。但如果连接的是相同元素，或桥梁随意摆放，那么则显示出来访者较低的心理能量或决策能力的缺乏。

（13）个性化表达

有的来访者把沙子塑造成脸庞或身体的样子，也有来访者自制沙具或从家里带来独特的沙具，这些都属于独一无二的个性化表达。

（14）动态或静态特征

咨询师需要观察沙盘中的运动是可控的、流畅的，还是混乱的、受阻的，这些都会提供有关来访者心灵能量运动的重要信息。咨询师要尤其关注沙盘中是否存在受阻能量的出路。此外，咨询师还要分析沙盘中封闭内容的特征，辨别这是一种代表着能量受挫的阻碍，还是代表来访者安全、专注和分界的需要。

（15）沙子的二维使用

来访者可能会在沙盘中画画，把沙盘作为一个二维平面来创作。出现这种情况时，咨询师需要考虑其在整个沙游历程中的意义，可能代表此时来访者的心灵内容暂时无法通过三维空间进行展现。

（16）与意识的远近

咨询师需要以沙盘中日常和现实场景的性质为判断标准，评估沙盘处于意识水平还是无意识水平，当然也可能存在不同意识水平的混合。相较于日常生活场景，那些虚构场景和未来时空的沙盘更接近无意识水平。

（17）对象征内容的理解

所有的象征都具有积极和消极两方面的内容，而来访者对特定象征的联想或感受更具有特别的意义。仅从象征辞典中查找象征意义远远不够，咨询师还需要对象征、宗教、神话、童话和梦等有透彻的了解，并且结合来访者的具体情况进行分析。

（18）在沙游历程的背景下进行解读

咨询师对每一个沙盘的解读和分析都不应是孤立存在的，必须将其放在整个沙游历程中进行分析，尤其要与上一个和下一个沙盘进行比较。

（19）依据心理发展模式解读

对来访者的沙游历程及沙具和元素间关系的分析显示出荣格理论中自性化过程的心理发展模式。通常来说，随着阴影、阿尼玛和阿尼姆斯的出现，来访者的自性逐步展现，自我也随之发展。为了更好地解读来访者的心理发展，咨询师需要认真学习著名理论家提出的心理发展模式，包括诺伊曼的心理发展阶段理论、弗洛伊德的心理发展阶段理论、埃里克森的心理社会发展阶段理论等。

（20）来访者与咨询师的关系

沙游会同时唤起来访者和咨询师意识与无意识的工作，而在此期间，咨访双方又在意识和无意识水平进行着复杂的互动。基于此，沙盘及其要素可能会显示出咨询师与来访者之间的关系，以及移情和反移情或交互移情的特点。如沙具之间的关系会反映出咨访关系的质量，而来访者对某些特定沙具的选择则可能反映了咨询师的特点。

2）特纳的主观浸入式分析法①

主观浸入式分析法（Subjective Immersion Analysis）是由特纳开发的一种解读沙画的工具。简单来说，就是咨询师"进入"来访者的沙画，把自己想象成沙画中某个核心沙具，通过这种方式更直接地进入象征的能量模型之中，从而促进自己对来访者的沙画内容有更深入的理解。

主观浸入式分析法是一种高效且强大的沙游分析方法，它会尽量削弱咨询师对来访者沙游作品"有意识"的观察，促使咨询师更清晰地感受沙游作品中不同元素之间的关系，深化咨询师对沙游作品所呈现的象征性动态过程的认识，帮助咨询师更直接地进入象征性作品当中。主观浸入式分析法的具体步骤如下。

第一步，选择来访者沙游历程中的一个沙游作品，在其中选择一个核心或主导沙具，即焦点沙具。咨询师把自己想象成这个焦点沙具，并沉浸在沙游作品之中。

第二步，咨询师从焦点沙具的视角出发描述自己（即沙具）和自己所处的位置，记录自己当下的想法、感受和反应，但不要试图去反思发生在自己身上的一切。

第三步，当咨询师感到自己彻底表述完焦点沙具后，转向沙画里的其他元素，依旧以焦点沙具的口吻说话，即咨询师以焦点沙具的身份继续描述沙游作品里其他沙具的位置，以及对它们的观察、思考、回忆等。

第四步，咨询师继续这一过程，直到覆盖沙游作品的全部区域和所有元素。

咨询师可以尝试用如下指导语进入分析："想象自己进入沙画场景之中，开始对沙画进行研究。选择沙画里一个引人注意的沙具，也就是我们所说的焦点沙具。发挥你的想象力，把自己想象成这一焦点沙具。开始描述你自己，并记录在纸或电脑上。把你所感受到的一切都记录下来——你的想法、感受、反应、联想等。当你完成对焦点沙具的描述后，按照同样的流程继续描述沙画里的其他要素。依然是以焦点沙具的身份，以它的口吻来描述。与先前一样，记录你所有的想法、感受、联想、反应以及对意图的解读等。比如，沙画上有一个大红苹果，你选择它作为焦点沙具。你的记录可能是'我是一个大红苹果，多汁多肉、沉甸甸的。我的皮闪闪发亮，照耀着周围的一切。两片肥大的绿叶遮挡并保护着我。我感到满足又充实'。或许这时沙画上还有一只小松鼠。焦点沙

① Barbara A. Turner. 沙盘游戏疗法手册[M]. 陈莹，姚晓东，译. 北京：中国轻工业出版社，2016：322-325.

具或许会说: '在我身后的左侧来了一只小松鼠。它是那么小,那么脆弱。或许它会咬我一口,吃饱了,就能变得强壮一些。'"

特纳通过一系列实证研究证实了主观浸入式分析法的有效性,但她发现该方法并不适用于每一个人。沙游咨询需要咨询师接受个人成长和督导,确保自己是一个头脑清醒、坚定、做好容纳一切可能性的"容器",同时要确保自我的心灵是中心化、自性、和谐的。如果咨询师状态不稳定、心理准备不够充分,就容易在使用主观浸入式分析法时出现想象力不受控的情况。此外,本方法是一个深入又高强度地参与沙游历程的过程,如果应用于完整的案例需要付出很多心理能量,因此特纳建议可以将主观浸入式分析法运用于系列沙游作品的初始沙盘,或让咨询师感到困扰的困难个案中。

三、注意事项

咨询师在沙游工作过程中,除了需要专业和投入,还需要保持自我觉察,尤其要有节制和自我照料的意识。

1.沙游咨询中的节制

新手咨询师往往会误入对来访者的沙游作品进行"野蛮分析"的歧途,尤其是来访者流露出解读自己作品的愿望时。但实际上,沙游咨询过程中的一大原则便是节制,即对沙游作品进行延迟解释或分析。咨询师对沙游作品的分析通常在一次沙游过程结束后进行,这也是咨询师进行个案总结、督导分析时需要完成的任务。如果咨询师在来访者沙游进行时贸然解释沙游作品或沙具的象征意义、擅自对被触动的部分进行分析评价,会让来访者产生不安和被评价的焦虑,阻碍其无意识内容的继续呈现,阻断其自我治愈潜能的流动和涌现,甚至可能激活来访者的自我防御机制,产生阻抗力,使沙游咨询处于停滞状态。卡尔夫建议整个咨询结束时再与来访者一起分析沙游心路历程,因为她认为来访者这时已经有能力承受自己的阴影和曾经的消极心理。如果来访者确实非常渴望咨询师对自己的沙游作品做一些解释或分析,那么咨询师也应尽可能以对话代替分析。

咨询师的节制还体现在行为和言语、情感的表达上。在沙游咨询中,咨询师要保持中立和客观,学会在适当时机"后退"一步,避免过度参与或干预,以确保沙游过程的有效性,并为来访者提供足够的自我发现和自我成长的空间。正如前文所述,咨询师是最重要的"工具",因此咨询师必须培养从心灵深处获取信息的能力,还要让自己的意识与无意识建立合作同盟关系,以容纳来访者的工作,并与来访者共同推动象征性历程。最后,咨询师在沙游过程中还要保持适度的情感投入,避免与来访者建立超越咨访关系的亲密关系,以确保咨询的专注性和有效性。

2.沙游咨询中的自我照料

在沙游咨询过程中,咨询师的有效陪伴能为来访者的象征性历程提供心灵的力量和稳定性。如果咨询师提供的是无效的在场陪伴或状态不稳定，那么在动荡的象征性历程中，即使没有严重地伤害到来访者，也会给其带来实质性的负面影响。鉴于此，咨询师的责任和义务是怎么强调都不为过的。沙游咨询需要咨询师全情投入、全神贯注地参与来访者的象征性过程，持续反省自我与自性之间的关系状态，并不断调整内在状态去实现更深层的心灵目标。这种高要求鞭策咨询师不断学习和自我成长，但也告诫咨询师持续觉察自我状态。当咨询师觉察到自我状态不稳定时，就不要贸然推进沙游咨询工作，否则不仅是对来访者的不负责任，也可能对咨询师自身造成严重伤害。此时，咨询师应评估目前状态是否适合继续进行咨询工作，如果不适合，就需要暂停与来访者的工作，进行自我照料。等咨询师准备好以后再重新面对来访者，毕竟自知和自重是咨询师的基本素养。

04 第四节 沙游不同阶段的特征

虽然每一位来访者都是独一无二的个体，每一个沙游过程也是独一无二的过程，我们不能轻易地去概括沙游过程的一般阶段，但是，有些咨询师发现了沙游存在一些特定的阶段，这些阶段各有一些基本的特征。本节通过节选一些有代表性的案例来帮助学习者认识这些阶段。需要注意的是，本节的内容是为了帮助学习者形成理论性的工作框架，助力其开展实践工作，学习者不要用前人发现的特定阶段的特征来固化地理解某位来访者的沙游过程。

一、开始阶段

卡尔夫认为初始沙盘能为咨询师提供以下信息：来访者对咨询的感受；来访者与无意识的关系；个人议题；可能的解决方案。哈里特·弗里德曼认为我们可以通过观察以下这些特征来理解来访者的初始沙盘：能量点所在；困境所在；沙盘中明显的分类；所呈现问题的种类；力量的源泉。总的来说，咨询师要通过初始沙盘来了解来访者的问题和资源所在。

凯·布莱德温认为在初始沙盘过程中，咨询师需要关注以下问题：尊重来访者和他们的感受；尊重咨询师的感受；观察来访者是否在沙盘中掩埋或隐藏了沙具；沙盘是混乱的还是过度整齐的；来访者的移情（对咨询师所收集的沙具是批评还是赞扬）；沙盘中是否有滋养的象征物，如食物或喂养场景；水的使用；是否有"母子一体"场景的呈现；问题呈现出来之后，来访者的应对方式；咨询师如果对沙盘场景感到疑惑和焦虑，需要向督导师进行询问。

同时，我们在初始沙盘以及之后的沙盘中可以关注来访者在咨询师方位是否放置了沙具。如果来访者在咨询师所在的方位没有放置沙具，或者所摆放的沙具都离咨询师比较远，我们可以猜测来访者对咨询师还没有建立起足够的信任，或许来访者还处于比较防御的状态。如果来访者在咨询师所在的方位放置了沙具，关注其放的沙具类型，这体现了来访者对咨询师的移情。如果来访者在咨询师所在的方位放置具有积极意义的沙具，比如桥梁，可能意味着来访者对咨询师的信任，希望能够建立起与咨询师连接的可能性；反之，如果来访者摆放的是具有相对消极意义的沙具，比如指向咨询师的大炮，有可能来访者将咨询师投射为自己想要去表达攻击的对象。同时，来访者也有可能把自身最大的问题摆放在咨询师面前，让咨询师能够更清晰地看到。

接下来，我们通过一些节选的有代表性的案例来进一步了解如何理解初始沙盘。这些节选的案例均依据本书教学需要做了改编。相关案例的沙盘原图和详细分析可见各原著。

1.一位全托幼儿园中班的5岁男孩[①]

这位5岁男孩在一所全托幼儿园中班就读。入学一年期间，他总是表现出焦虑、孤独和不安情绪，并经常出现打人、咬人的行为。他在沙盘的左下角，摆放了一个Q版奥特曼、一辆小汽车和一座桥，但三个沙具都为倾倒状态。沙盘的右上角有一簇灌木并且旁边露出了一些底部痕迹，中间的右边是一小团花草。沙盘的中间部分也可以看到浅浅露出的底部（见图4-11）。

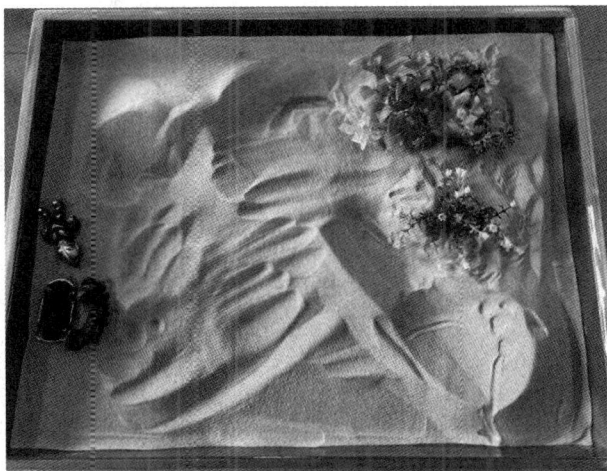

图4-11　5岁男孩的初始沙盘示意图

---

① 高岚,申荷永.沙盘游戏疗法[M].北京:中国人民大学出版社,2012:150-152.

咨询师认为来访者的问题集中表现在沙盘的左下角，即摔倒的Q版奥特曼、小汽车与桥，这一画面呈现了来访者受伤且无法站立的状态。同时沙盘大部分空间内的空洞和用手拨开的痕迹，体现了来访者的焦虑与孤独的状态。这个Q版奥特曼可能象征着这个孩子的自我，它是幼小、脆弱的。尽管他在行为层面表现出向外的攻击性，但这可能恰恰反映出他内在的恐惧感，从而做出对自身的保护行为。同时，汽车与我们自身的动力相关，它是倾倒的、无法上路行驶的状态。而代表沟通的桥梁此时也无法起到连接作用。

同时，从治愈的可能性来看，咨询师认为灌木和花草是生命力的象征，它们被摆放在咨询师所在的位置，表达了这个孩子对咨询师的积极移情。浅露的蓝色底面意味着水，即滋养和资源在之后出现的可能性。而如何帮助摔倒的Q版奥特曼站立、让汽车行驶，同时让桥梁发挥连接作用，是咨询师在未来工作中要聚焦的方向。

2. 一位23岁女性的初始沙盘[①]

这位23岁的年轻女性是一位大学生。在童年时期，她目睹了父母频繁的争吵、母亲的酗酒和性乱行为。她在16岁的时候曾由于间断发作的紧张症和边缘型人格障碍在精神病医院进行住院治疗。她常体验到空虚感，痛苦的人格解体和现实感丧失，极度焦虑，情绪不稳定、极度愤怒，被遗弃感，并表现出性乱行为。

图4-12所示为该来访者的初始沙盘。她的沙盘是沿着对角线从左下角到右上角进行创作的。这里我们可以看到，我们需要根据来访者摆放沙盘的方位去拍摄沙盘，而不是给来访者规定特定的位置。来访者所使用的方位也正是她表达当下心灵状态的选择。这位年轻的女性在沙盘中画了两个乳房。左上角（观测点在图片右侧，下同）放置了一个红色的女魔鬼以及一只爪子抓着一个地球仪的恐龙。右下角则有一个从海洋里显现出来的阿芙洛狄忒的石膏像。在乳房的周围放置了似乎正在绕行的一些沙具：左边有一把匕首、一条大毒蛇；右边有一条海豚、一匹没有装马鞍的马、一只豺狼、一只海豹和一

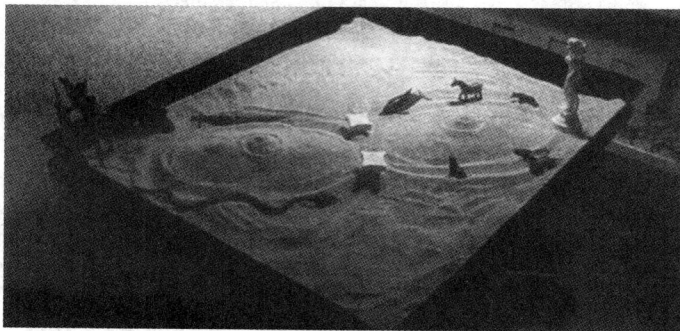

图4-12　该23岁女性的初始沙盘

① 伊娃·帕蒂丝·肇嘉.沙盘游戏与心理疾病的治疗[M].张敏,刘建新,蔡成后,译.北京:中国人民大学出版社,2015:25.

只蝴蝶。咨询师认为这两个乳房体现着奥地利精神分析学家梅兰妮·克莱因所指的"好乳房"与"坏乳房",或者说"好客体"与"坏客体",而它们被两个橡皮膏大写字母之间的珍珠分离了。

这位来访者的初始沙盘很清晰地呈现了这种好与坏的分裂形态,同时这些看似处于绕行状态的沙具似乎也在表达着她的强迫性重复,一次又一次地深陷于苦难的经历之中。我们经常在有童年创伤的来访者的初始沙盘中看到真实人物的缺乏,他们通常会使用更多非个人的、原型性的沙具。

二、中间阶段

布莱德温认为在沙游咨询的中间阶段,来访者的沙盘场景可能会出现以下一些特征。首先,成人会出现"坠入"集体无意识的沙盘场景,如沙盘出现水域或与水相关的沙具。这个阶段过后,人物、建筑物和其他代表集体意识与日常生活的沙具被重新使用,同时这种回归可能与创造力被激活相关。这两种情况可能会交替出现几次。其次,母子一体阶段出现,来访者先使用原型或动物沙具,后采用人类沙具。再次,区分男性特质与女性特质,随后可能会整合男性特质与女性特质,有时会出现神秘合体。最后,出现自性盘[1]。卡尔夫认为来访者在看到自性盘的时候,会进入一种内在宁静的状态,带来圣秘体验,并将这种体验与灵性连接。

1. 一位40岁抑郁女性的"对立合体"沙画[2]

伊娃是一位来自瑞士上层家庭的40岁女性,有两个正在上学的孩子。她患有重度抑郁症,属于自恋型人格,会有自我厌恶和罪恶感。她会以自伤的形式攻击自己的身体,同时用酒精和药物摧残自身。在伊娃的沙游治疗过程中,她呈现了这样一个沙画(见图4-13):一个圆形的中心以及四个角落为其提供的能量。在最中心的位置,有面对面的太阳与月亮,其中间有一块水晶。内圈有六位跳舞的女性,外圈有六位跳舞的男性。月亮位于中心的左边,女性能量也聚集在左下方——有星星女神、大地母亲和一位农妇——她们前方是一个容器,而旁边则围着贝壳。容器与向外打开的贝壳都是典型的阴性、女性能量的象征。太阳则位于右方,而后下方有佛、智者、携带两把剑的萨满巫师这些男性形象。在这个沙盘中,太阳与月亮,男性与女性汇聚在了一起,形成了"对立合体"。同时,在对立面的作用下,水晶产生了,其对应炼金术中的"点金石"。安曼认为,这个水晶象征着内在整体性,即自性。

① 凯·布莱德温,巴巴拉·麦肯德.沙盘游戏:心灵的默默耕耘[M].张敏,江雪华,范红霞,译.北京:中国人民大学出版社,2023:66-67.
② 茹思·安曼.沙盘游戏中的治愈与转化:创造过程的呈现[M].张敏,蔡宝鸿,潘燕华,等译.北京:中国人民大学出版社,2012:61.

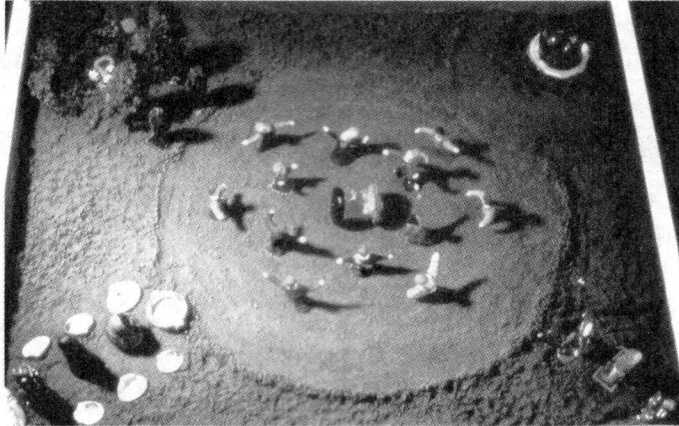

图4-13 该来访者的"对立合体"沙画

同时，我们可以进一步感受和分析这个沙画。中心的圆如同代表母性的、具有保护性的魔圈。整个沙盘给人带来一种能量汇聚的感受。各个角落的男性、女性、森林，以及圆环（里面的东西无法辨认）都在为中心提供着能量。而舞蹈本身具有流动性，是与灵性沟通的方式，也是让能量不断积累的源泉。在圆圈中跳舞的人、太阳与月亮都在为中间的水晶提供着源源不断的能量。可以感受到这位抑郁的女性在沙游咨询过程中，内心能量不断积累的过程。

2. 一位中老年女性的自性盘①

厄休拉初次来访是50岁，她有15年的咨询历程。她出生于中高产阶层家庭，但是父亲认为女性不应接受高等教育，母亲待她十分严格。她虽然很聪颖，但是从未因此获得赞许。她婚后由于性激素问题无法生育，后来收养了一个女婴，且与孩子问题不断。咨询师认为她没有严重的心理疾病但是自我很脆弱。图4-14所示为该中老年女性的自性盘。

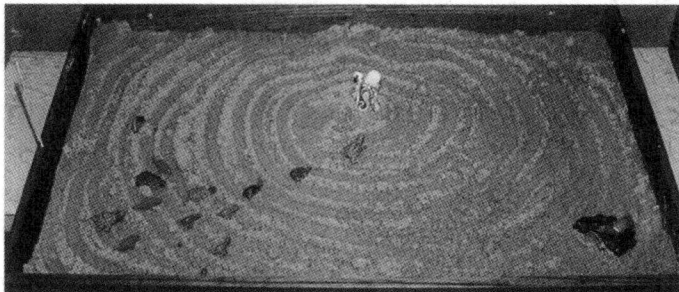

图4-14 该中老年女性的自性盘

---

① 凯·布莱德温,巴巴拉·麦肯德.沙盘游戏:心灵的默默耕耘[M].张敏,江雪华,范红霞,译.北京:中国人民大学出版社,2023:183.

在这个沙画中，海龟朝着神灵在爬行。厄休拉说道："……动物们正远道而来，跨越了重重障碍。我想象着它们不得不爬过一道道藩篱，才能到达中心——爬得相当慢……那些圆圈像水，回到了永恒……它如宇宙般无边无际。"咨询师认为海龟离开了大海正朝着中心的山峰去朝拜睿智的福禄寿神，同时海龟爸爸在最前面领路。积极的阿尼姆斯在起作用，同时象征着情感的红色鲤鱼也在一同迈向神灵。一圈圈荡漾的波纹让沙盘的能量流动起来，既像水波，又像山脉，像是无意识广袤宇宙的磁场，吸引着海龟们爬向中心的智者。确实如同咨询师所感受到的那样，这是一个充满圣秘体验的自性盘。

三、结束阶段

关于沙游结束阶段，我们很难总结出一个明确的特征。有时候沙游过程的结束是来访者心灵旅程自主暂告一段落，有时候这个过程是被其他的一些因素中断的，比如父母认为孩子的症状已经得到改善，于是提出结束咨询。如果是一个相对完整的过程，通常咨询师和来访者都可以一同感觉得到，即当前的这个阶段已经完成，来访者将要进入下一阶段的旅程[①]。

1. 一位中老年女性分析历程中的结束沙盘[②]

图4-15所示为上述案例中厄休拉的结束沙盘。沙盘中间有一群骏马沿着对角线方向疾驰，像是要冲出沙盘，同时一个金发女性骑在领头的马上。厄休拉感觉到这个女性可以不用缰绳也不用马鞍，她能驾驭这匹马，在路上飞驰。我们在这里还能看到四周的树木、房屋、家禽以及围观的男性女性，似乎都是在目送这些马飞奔向外面的世界。无须多言，我们就可以感受到厄休拉摆脱束缚、奔向自由的冲劲，以及足够强大可以驾驭烈马的自我。

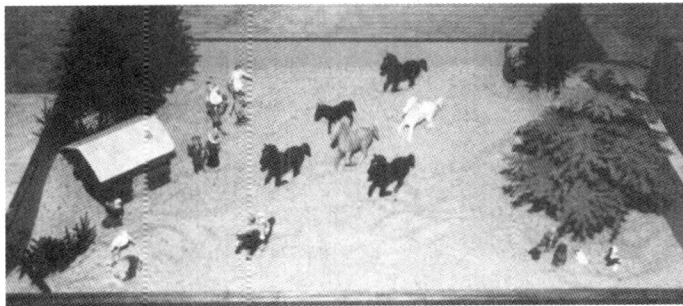

图4-15　该中老年女性的结束沙盘

① 凯·布莱德温,巴巴拉·麦肯德.沙盘游戏:心灵的默默耕耘[M].张敏,江雪华,范红霞,译.北京:中国人民大学出版社,2023:66.
② 凯·布莱德温,巴巴拉·麦肯德.沙盘游戏:心灵的默默耕耘[M].张敏,江雪华,范红霞,译.北京:中国人民大学出版社,2023:185-186.

2. 一位为死亡做准备的女性的结束沙盘[①]

黛比是一位60岁的女性，她想要用沙游咨询来为死亡做准备，因为她被诊断为肺癌且被告知只有两年存活的时间。她曾有一段不幸福的婚姻。她多次陷入抑郁，且过度吸烟、酗酒，服用过安眠药。在离婚之后她进行了四年的心理分析，抑郁不再发作，戒除了烟酒。直到罹患癌症之后，她决定用沙游来应对死亡。她的结束沙盘如图4-16所示。

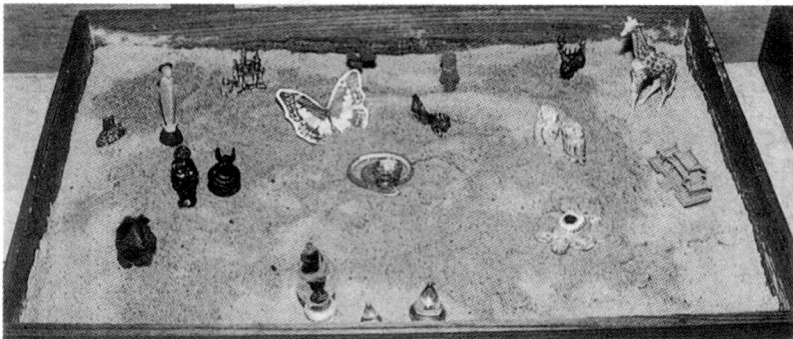

图4-16　一位为死亡做准备的女性的结束沙盘

在这个沙画的中间，一条镶嵌蓝色珠宝的、带着金色王冠的蛇盘踞了起来。来访者曾使用过这个王冠，认为它代表着太阳，但是在当时将它掩埋了起来。咨询师认为，金色王冠是自性的象征，而蛇是她本质的存在。同时蛇是逆时针盘踞的，象征着向下进入无意识的状态。左侧的圣母玛利亚站在一轮新月之上，与金色王冠所代表的太阳作为一对而存在。黛比认为位于沙盘顶部中间右侧的橙色美杜莎给她提供了体能上的力量，圣母玛利亚赐予了她灵性的力量，而两只蝴蝶代表着希望。

除了上面所描述的沙具之外，在这个沙盘中，我们还可以依稀辨认出沙盘顶部左侧的灰色城堡，右侧为带有东方特色的宫殿。同时在沙盘的右侧从上到下依次能看到麋鹿、长颈鹿、两只猫头鹰和海龟。这些沙具都朝向中间这条带着皇冠的蛇，它们都是见证者。这似乎也在告诉我们黛比的自我正在被自性的光芒笼罩，在灵魂的守护者蝴蝶的见证下，她平静地走向死亡。

这是一个真正的结束沙盘。对于黛比来说，这不仅是心理旅程的终点，也是她生命的终点。在这之后，黛比已经没有力气再来到沙游咨询室。于是咨询师带着所有的幻灯片到黛比家与她一同回顾整个历程。在回顾完之后，她感受到一种解脱感，觉得自己似乎已经准备好面对死亡的来临了。

[①]　凯·布莱德温，巴巴拉·麦肯德.沙盘游戏：心灵的默默耕耘[M].张敏，江雪华，范红霞，译.北京：中国人民大学出版社，2023：208-218.

05

第五节　沙游创造性意象的疗愈作用[①]

本节通过一个教学案例，展现沙游创造性意象的疗愈作用，进一步促进学习者对沙游咨询实践过程的整合与理解。该案例是服务于教学的，致力于帮助学生学习和理解相关知识，而非提供一个标准化的示范，亦非简单的活动记录，相关内容根据教学需要做了相应整理。案例的学习是为了训练我们的专业思维，在实践中我们不能固化地套用本案例的分析内容来理解其他来访者的沙游意象。

一、个案基本情况

1. 初始印象

艾丽斯是一位女性来访者，二十岁出头，高高的个子，长长的头发。文弱、腼腆、身体单薄，瘦瘦的，感觉没有什么活力。苍白的面庞偶尔流露出一丝淡淡的笑容，透露着一股韧劲。

2. 寻求心理咨询的最初问题

艾丽斯表示她不能很好地表达自己，尤其是表达自己的情绪感受。她认为自己在与母亲的关系和工作方面都存在问题和困惑。在随后的咨询过程中，艾丽斯表示自己存在严重的睡眠问题。艾丽斯时常感受到一种低落的情绪，对以往感兴趣的事情现在也毫无兴致。她感到自己没有活力，自己的存在没有什么价值，对应该完成的事情，好像无法集中注意力。艾丽斯萌生过自杀的念头，也有过自残的行动。

虽然艾丽斯在人际交往方面存在困难，但是她的社会功能并未严重受损。艾丽斯在一家外企工作，由于自己的内心痛苦和抑郁情绪，她曾阅读大量心理学书籍。在朋友的介绍下，前来寻求心理咨询的帮助。

沙游有可能将心灵和身体联系起来。我们可以用手在沙盘的空间中创建意象。在一位能够产生共情的他者的见证下，来访者大脑中过于强大的意象可以通过非言语的方式表达出来，最终文字和叙述可能通过咨访关系浮出水面。艾丽斯的一个问题是不能很好地表达自己，尤其是自己的情绪和感受。这可能意味着她无法用言语来表达自己，但是也可以用她的手和身体来表达自己。所以咨询师认为沙游这样的非言语方法可以帮助

[①]　选自本节编者的著作《沙盘游戏疗法案例与应用》，选入时行文有增删改动。

她。沙游的过程是创造性意象涌现的过程，既可以使人们表达模糊的感受和内在冲突，也可以让人们通过释放无意识内容消解心理的压抑或阻碍。

二、咨询过程与分析：创造性意象的涌现与心灵成长

艾丽斯的咨询是每周一次，每次50分钟。在第二次咨询开始的时候，艾丽斯先是讲述了自己与母亲的关系，然后呈现了她的初始沙盘。

1.初始意象：防御与保护

在艾丽斯的初始沙盘中（见图4-17），没有使用沙游的沙具。她用沙子塑造成一个圆形的沙圈，并用沙盘的蓝色底面表示水域（做沙盘的时候，艾丽斯面对我们所看到的沙盘，沙盘的右边是咨询师的位置）。

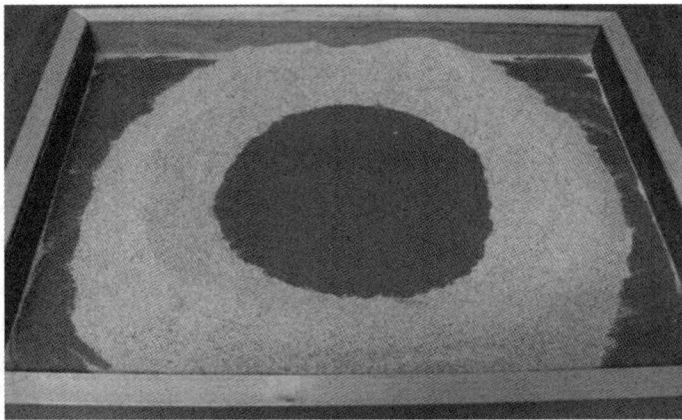

图4-17 艾丽斯的初始沙盘

艾丽斯表示"这是一个很深的地方，不会被污染"，"希望把弟弟和邻居那个女孩（虽然自己过得不太好，但是相对于那个邻居女孩而言，自己还算'幸运'的了）接到这个地方"。然后讲到"命运是不是公平的"这个话题，艾丽斯觉得命运是不公平的，虽然靠自己努力可以得到一些东西，但那始终是靠争取才获得的。

从艾丽斯的初始沙盘意象中我们可以看到以下表现。

① 防御：封闭的沙圈像一口深井，形成一个独立的空间；她说这里"不会被污染"。在象征层面，她可能是害怕被不洁的思想污染，认为这样的边界可以阻挡这种外部威胁。沙盘看起来有点空洞，没有使用任何沙具，也许反映了她内心的空虚和寂寞；边界给予艾丽斯一个暂时的安全之地，但同时隔离了各种支持性因素，可能艾丽斯还没有做好展现自己内心意象的心理准备，也还没有完全信任咨询师。

② 抑郁：几乎全部空洞的沙盘给人一种沉静、死寂的感受，像是对任何事物都失去了兴趣。

③ 疏离：沙盘意象呈现出杳无人烟之地，远离人群。这在一定程度上也反映出艾丽斯的现实人际关系状况和对人际交往的心理感受，以及面对人群无法表达自己的困扰。

以上都可看作艾丽斯在其初始沙盘中所表现出来的受伤的主题，反映着促使艾丽斯开始其心理咨询的基本心理状态。我们可以这样理解，若是一个沙盘意象中受伤的主题十分突出，那么治愈的主题必然是被深深地掩藏了起来。

对立双方的包容性与共存性是中国哲学中的重要思想。因而，"混乱"中所包含的"联系"，"空洞"中所包含的"线索"，"限制"中所包含的"保护"，都可能预示着沙盘意象的变化以及治疗过程的转化。

在观察到受伤的主题时，我们也可以从艾丽斯的初始沙盘中看到以下象征与表现。

① 滋养："深井"中的水象征着可以从深藏的无意识中汲取资源和营养，是一种滋润心田的养分，能够给看似空无和抑郁的心灵注入活力，可能会默默地浇灌出可人的心灵之花。荣格曾指出，"中心之水"是灵魂或智慧的源泉，是内在生命之源。他亦指出，井包含生命之水，但必须有用来盛水的器皿，如果这个器皿坏了，漏水了，就需要新的器皿。艾丽斯拥有内心世界的资源，但她需要新的把手或修好的器皿来"取水"，也就是说，她必须找到一种方法来获得盛水的器皿，并正确地使用它。

② 空间：任何事物的成长都需要空间，看似空洞的沙盘意象，从另一个角度来看，不仅为来访者心灵的成长提供了足够的发展空间，还为咨询师提供了心理咨询工作的空间和机会。"容量"和"容器"本来就是心理咨询中形容意识承受力的术语，而意识的扩展与承受力的提升，也是沙游咨询的重要目标。本案的咨询师想通过这个沙游历程，帮助艾丽斯发展她包容自己外在生活和内心感受的能力。

艾丽斯用沙子做圆圈的动作很像在抱持某样东西，她仔细认真地做出最后的形状。在心理分析的实践之中，我们强调抱持和包容，咨询师要通过自己的态度和专业技术，让来访者感到一种支持与安全感，知道总有人会在那个地方承托着自己，不至于重重地坠落，这和沙游中强调的"自由与受保护的空间"遥相呼应。在沙游过程中，咨询师应营造充满安全与信任的氛围和空间，让来访者感受到被信任和被抱持，从而开始自己的体验之旅。同时，我们相信治愈的力量来自来访者内心深处，咨询师能够做到容纳性的守护、参与性的观察和陪同性的探索，协助来访者实现心灵的成长。

这个沙子圈起来的水域也让咨询师想起了衔尾蛇的象征。它吞掉自己，又让自己复活。它是自我充足的循环象征，生命无始无终，永恒相续。艾丽斯用圆圈表达她的问题和解决方案。现在她被自己的情感吞噬，但与此同时，情感中蕴含的能量若得以转化，她便可以重获新生。

衔尾蛇作为未分化状态的显著象征，描绘了对立两极区分之前的阶段。这是人格发展早期阶段的隐喻。与此同时，圆圈可能显示出艾丽斯内心世界的未分化状态。她应该

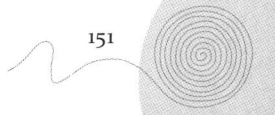

独立于她的母亲，有一个个体的自我身份。也许咨询师可以帮助她发展其自我认同，使其成为一个独立的个体。

艾丽斯这种抱持的动作也显示了她对自己内心世界的呵护，营造内心圣地的愿望，这为咨询师正确对待来访者内心世界、用心对待来访者提供了机会。艾丽斯的这种抱持也为她心理的转化提供了契机，而且用手创造意象的行动本身也释放了内心的能量，表达了内心的感受。这种方式正是应对艾丽斯"不知如何表达自己"的有效途径。一般情况下，情绪和情感被掩藏得越深，就越远离我们的意识记忆和人格主体，我们也就越难用合适的言语去表达它们。但是，尽管言语的表达受到了限制，我们还是可以通过音乐、舞蹈、绘画、沙游等进行表达。正如《毛诗序》所描述的那样："情动于中而形于言，言之不足故嗟叹之，嗟叹之不足故咏歌之，咏歌之不足，不知手之舞之足之蹈之也。"动手以及身体活动的参与是表达性疗法的关键所在。安曼认为，手是心灵和物质、内在意象和实际创造之间的媒介，通过手的操作，内在的能量变得可见，内在的情结也得以面对和转化。情绪的紊乱可以用另外一种途径来解决，不是通过理性的澄清，而是通过赋予情绪一个可见的形状。通过沙游，来访者可以将他们的心绪用意象的形式加以表达。至于手法是不是纯熟抑或是否具有艺术美感并不重要，关键在于自由表达，而这种表达或许正是将无意识内容意识化的一种有效尝试。

在这个初始沙盘中，艾丽斯与咨询师的关系有待建立。沙圈的封闭，沙盘的空洞，似乎是艾丽斯"有意"或无意推给咨询师的"问题"。

2. 水的意象与身体感受

虽然艾丽斯前面几个沙盘都呈现了水的意象，但是第五个沙盘意象是往沙盘之中注入了水（见图4-18）。这是艾丽斯第一个湿的沙盘。她将两瓶水倒在沙盘之中，从右下角呈弯曲状一直倒到沙盘的左下角，随后表示作品完成了。

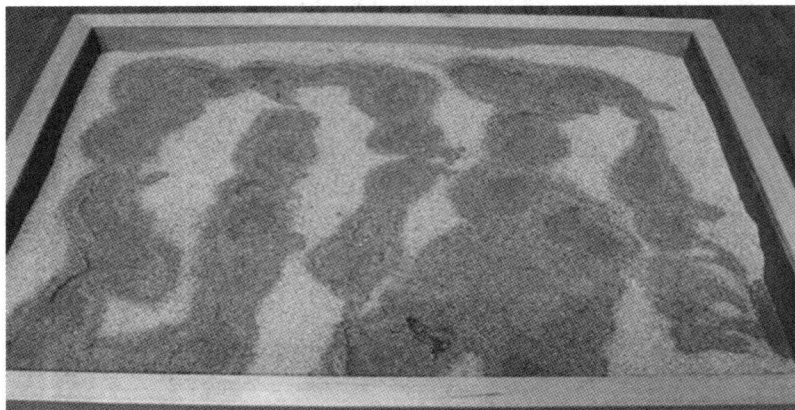

图4-18　艾丽斯的第五个沙盘——水之意象

艾丽斯在沙盘的中下部用手拨弄了一下沙子，随后开始流泪。她表示面前的这个沙盘景象引起了自己一种模糊的感觉，让她有些轻微的悲伤，并引发她很多感触，但具体是哪些感触还不太清晰。具体到身体上的感受，艾丽斯说右手会有些抖动。随后，艾丽斯开始表现出比较强烈的情绪反应（出声的哭泣）。过了一会儿，艾丽斯情绪逐渐平复，她谈到自己也不清楚为何此沙盘场景会引起她这种情不自禁的反应，只是自己比较关注水倒入沙盘时形成的那种意象（咨询师放缓节奏，引导来访者关注并丰富那种水接触沙子以及由此引起沙子变化的意象）。

当艾丽斯再度关注沙画时，虽然依然情绪有些起伏，但是比较平静。她用手去抚摸那些可能因手的抖动形成的凹坑，感到"厚实"，像"堤岸"，当用手接触这些沙子形成的凹坑时，艾丽斯感到"更进了一层"，像是接触到了内心的最深处。

艾丽斯觉得这个沙盘意象像是一幅刺绣，她说自己喜欢手工的东西，喜欢那种颜色，像土地的颜色。

这一注水的沙盘意象在很大程度上激发了艾丽斯的身体感受，而且这种意象也使得艾丽斯接触到内心深处的情绪感受并通过意象呈现出具体的形态。水具有很强的溶解能力，可以溶解许多固体物质。如果情结是坚硬难解的情绪丛集，那么在象征的层面上，水和眼泪可以软化甚至消解这种坚硬之物。

3. "看"见——全视之眼

在第七次的沙游咨询中，艾丽斯回忆上次为什么情绪反应那么强烈，表示可能是自己将水与时间联系在一起，水在沙子上形成一些痕迹，联想到时间的流逝（"逝者如斯夫，不舍昼夜"），而自己所获甚少。接着，艾丽斯呈现了分析过程中的第一个绘画意象（见图4-19）。

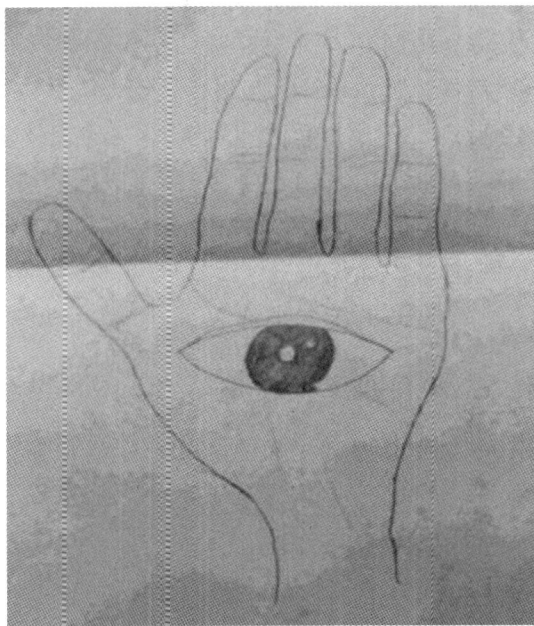

图4-19　手与眼

在这个绘画意象之中，一只大眼睛试图保持清醒，但被无形的手控制住。咨询师陪伴来访者一起观察体验这幅画，艾丽斯感到眼睛大而无神，那只手是一种偏负面的控制力量。这没有神采的眼睛可能与艾丽斯的睡眠问题相关联。手象征着掌控以及创造，通过手可以将未成形的无意识内容带入意识层面。手体现了效率、勤奋、适应、发明、自我表达以及创造性和破坏性。手是心灵能量与外在世界的桥梁。赐予祝福、抚摸孩子或抚平伤口的手，也能打碎头骨、将病毒植入计算机系统，或点燃火柴带来森林大火。[①]只手遮天、束手无策、妙手回春、心狠手辣等成语表明了手与权力掌控、自主权、创造抚慰以及毁灭的关联。

而这"手中之眼"的意象也不禁令人想起著名的全视之眼（All-Seeing Eye）意象。全视之眼又称上帝之眼，代表着上帝监视人类的法眼，警示人类自己的所思所行都被上帝观察着。艾丽斯初始沙盘中呈现的界限与防御，可能与担心受到肮脏思想的污染有关。如若上帝之眼可以洞察一切，包括洞悉其内心的秘密，那势必引起她内心的焦虑，其失眠可能也与此有相关之处。

意象总是包含丰富的信息，这一意象也让人联想到汉字意象，手中之目乃"看"，这"看"或许表达了艾丽斯的内在需求，需要被看见、被镜映。在艾丽斯的成长过程中，这种正常需求可能被忽略了，那么在分析的过程中，或许也提醒咨询师营造自由与受保护的空间，"看"到来访者的内心需求，从而真正理解来访者，做到共情和抱持。

艾丽斯表示自己会有意无意地将自己限制在一个范围内，而不去体验丰富多彩的生活，感到生活有些单调，有时会感到孤单。这只看不见的手可能象征着她对自己内心世界的一种限制，对生活无数可能性的一种限制，就像她最初的沙盘里由沙子形成的圆圈。这是一个边界，也是一种限制。

艾丽斯表示害怕不确定性，害怕选择，害怕自己能力不够。当感到无力、沮丧、无意义的时候，她会抽烟，让自己的思想暂时"飘逸"，等自己体验完了就拉回思绪。有时站在很高的阳台上，觉得有些害怕，但有时会有跳下去的冲动。这种沮丧、抑郁及自杀冲动，如若以一种负面的方式行之于外，都将是悲剧式结局。但是，如果这种内在感受能够以一种意象的形式象征性地表达出来，那就提供了一种面对这种感受并将其加以转化的机会。

4. 大母神、母亲情结与自我意象

在第十二次的咨询中，艾丽斯呈现了如图 4-20 所示的沙画，其中的细节如图 4-21 所示。

① Martin K. The Book of Symbols: Reflections on Archetypal Images[M]. London: Taschen, 2010: 380-383.

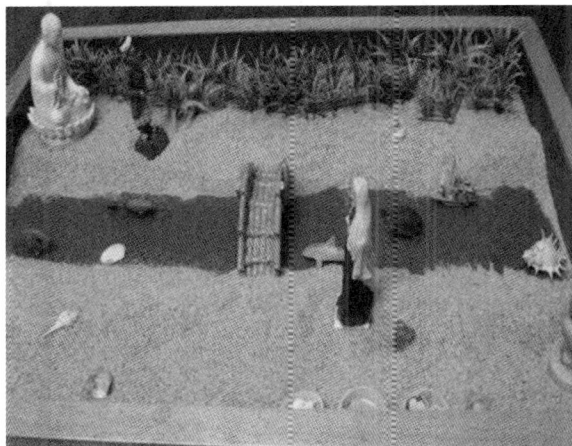

图4-20 大母神原型的显现

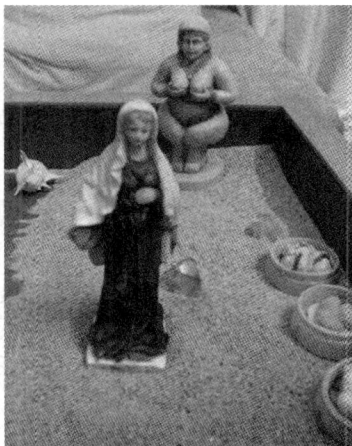

图4-21 沙画细节

艾丽斯花了十几分钟的时间才选好沙具。她在沙盘中间拨开沙子，让沙盘形成上下两个部分。在这个沙盘意象之中，呈现了这样一些主要的沙具：左上部的佛像；右下部的大母神；中间的鱼、船和龟；左上部的男人；右下部的女神、食物、宝石和贝壳；左下部的猫头鹰；上部的草（杂草变为单一种类的草）；中间的桥。

这一沙盘意象相对于艾丽斯最初几个沙盘意象变化很大，整个沙盘场景更为丰富，而且展现出一种内在的联系。猫头鹰的习性是夜间活动，适应黑暗，具有探索无意识的象征。大母神作为正面的母亲原型意象，提供了一种支持和滋养。在沙游的过程中，食物的出现是一种积极的意象，包含孕育与滋养的意义。神灵意象的呈现包含某种神性的存在与影响，也展现了艾丽斯内在心灵的成长。

虽然一条河流将沙盘上（通常象征意识）、下（通常象征无意识）两个部分隔离开来，但有一座桥梁将其连接。桥梁居于中心位置，反映了艾丽斯进行内在沟通的努力。

布莱德温认为，沙游的一个核心要素便是促发个体对对立面的面对与统合，从而引出一种趋中和整合。她认为，桥可以连接对立面，放入桥是一种进行连接的实际尝试。艾丽斯的沙盘中出现的桥，可能具有连接其意识与无意识、阴性面与阳性面的潜力，或者说正在连接着这对立的双方。

艾丽斯在对沙盘进行联想时表示："那个女孩是我自己，我也找不到太合适的，只是找了一个安静的女孩。"在艾丽斯的第四个沙盘中，她用一只小兔子代表自己，而在这次，她用一个美丽安静的少女来代表自己，由此自我意象的变化、自我内心的成长可见端倪。

5. "普天大系"

艾丽斯在第二十九次咨询中呈现的沙盘意象（见图4-22）很好地说明了艾丽斯对所要面对的问题的认识和理解。

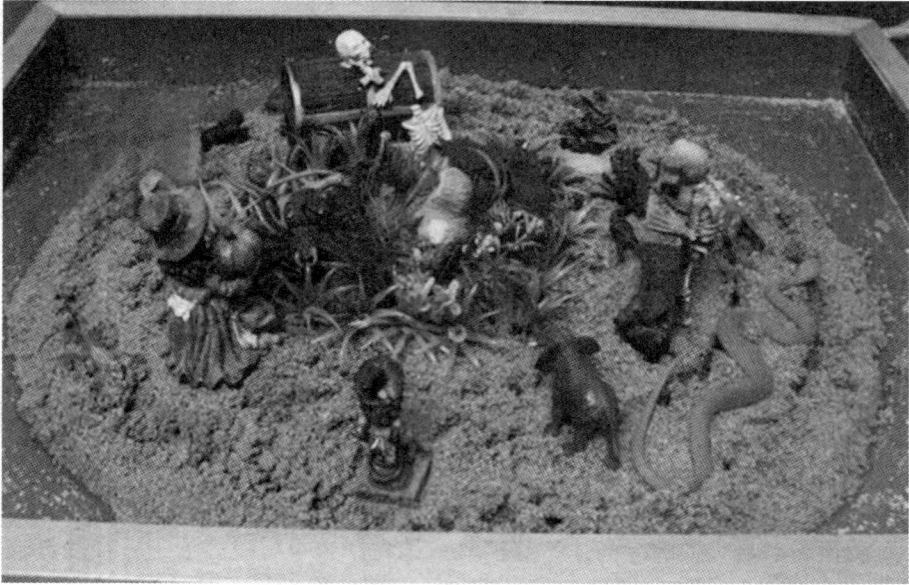

图 4-22　旧的结束，新的开始

艾丽斯将水加入沙盘，用手把沙子堆起来，摊平，形成一个圆形。然后用手指从中上部按顺时针方向画圆圈（恰好6道，一实一虚，一阳一阴，相互交错，天与地、乾与坤之意象隐约可见）。

这次的沙盘意象呈现，主要使用了如下沙具：龟（用乌龟代替了瓷质的海龟）；中间的金字塔；右上骑扫帚的巫婆；双鱼巫婆（艾丽斯说像阴阳鱼）；南瓜巫婆；棺材；猫头鹰（想放在金字塔尖）；三头狗（换龟），用草围在金字塔周围；蝙蝠；翼龙（替换1次）；蛇（扔在沙盘里，再去摆好）。

艾丽斯表示完成了，并说："丰富多彩，感觉很好。"咨询师问她很好具体是指什么。她回答："感到畅快。"艾丽斯随后又放入乌贼（后拿走，换成左下蜥蜴）、右下大象、蝎子、蜘蛛、左上猩猩，并把背十字架的人和双鱼巫婆向外移了一些。

艾丽斯表示："终于有了一些使用沙具的能量。"她说："棺材、金字塔感觉很神秘。有很多巫婆，自己要是有个巫婆奶奶就好了。骑着扫把的巫婆让我感到像是巫婆满天飞一样。那个背负十字架的人感觉好可怜。那个翼龙是有点邪恶，但不是太邪恶那种。其他都是需要面对的了。除了那条蛇感到特别恐怖外，其他感觉还好。"

艾丽斯用手触摸了蛇几下，说："蜘蛛的眼像是向后翻的，那里（指肚子）特别恐怖。"

在加入后面几个沙具之后，咨询师询问艾丽斯的感受，她表示："感觉更好了，像是被风吹着走。不是太强烈的风，不是太紧。"

咨询师建议她再去体会一下整个的沙盘场景。艾丽斯用手触摸了几乎所有的沙具。

这幅沙画更像一个曼陀罗，在炼金术的水平上，展现了艾丽斯的内在世界。在第十二次咨询中呈现在沙盘左下部的猫头鹰出现在了沙盘的中心位置，而且居高临下，意味着她对无意识未知世界的探索视野更为开阔了，对内心的探索现在处于一种更主动且更有利的位置。猫头鹰象征着智慧，与雅典娜相关联。整个沙盘场景在智慧的统摄之下，或者说这趟中的旅程是向着智慧前行的。老子曾说："知人者智，自知者明。"一个人唯有经历重重艰难险阻，才能实现对自己的通达以及对生活、生命意义的明了，才能趋近这种智慧的核心，甚至获得这种智慧。所以自性化是一个过程，在顿悟之前，或许要有千百次的试误。

棺材与死亡相连，而十字架则象征着牺牲、复活与拯救，这也是相互关联的对立两面。南瓜意味着丰饶多产以及生育繁殖能力，这也与艾丽斯的内在儿童相关，新的婴孩将会诞生，艾丽斯也将作为一个全新的人而复活。

对于艾丽斯需要面对的母亲情结，虽然在分析过程中有所转化，但是依然存在，左下角的蜥蜴可能就暗示了这一点。然而，巫婆的出现使得她对母亲情结的面对提升到一个更高的层面。艾丽斯表示"要是有个巫婆奶奶就好了"，这正如荣格在论述母亲原型时所论述的那样：作为父亲或母亲的母亲，祖母（外祖母）比母亲"更伟大"，实际上也是"大的"或者"伟大的母亲"。她经常地会显现出一些像巫婆那样的智慧特质。原型撤离意识层面越远，意识越明晰，那么原型就会呈现出更为明显的神话特征。由母亲到祖母的过渡意味着原型提升到了一个更高的层面。①

艾丽斯在沙子上留下的一圈圈的线条，更像是轨道。虽然艾丽斯还需要面临很多问题，但是艾丽斯已经把它们"纳入轨道"。这也正如艾丽斯在第三十次咨询中所描述的那样："感觉好像发掘了自己的一些灵性，工作不像以前那么费劲了，就好像自己哪根经脉被打通了一样"，"现在觉得自己的问题没有以前影响那么大了，我好像是带着问题在往前走"。

其实对于每个人而言，都或多或少存在这样那样的问题，甚至每个人都会拥有这样那样的情结，分界点就在于我们能否将问题在一定的程度内加以掌控，或者说，是我们拥有情结，还是情结拥有我们。能够认识自己存在的问题和需要面对的情结，带着问题前进，在解决问题、面对情结的过程中获得心灵的成长，发现生活和生命的意义，何尝不是我们寻求自性化的途径呢？

三、外在生活和内在世界的变化

在咨询将近结束之时，艾丽斯虽然有时依然会感到郁闷，但是心境已经比较平静，现实感大大增强。艾丽斯能够经常体验到愉快感，睡眠状况大大改善。艾丽斯在咨询将

---

① Jung C G. Archetypes of The Collective Unconscious. Collected Works: Vol. 9-1[M]. New York: Pantheon Books Inc.,1959:188.

近结束时所创造的沙盘意象的变化也颇为明显。图4-23和图4-24将来访者的初始沙盘、绘画意象和咨询即将结束的沙画进行了对比。

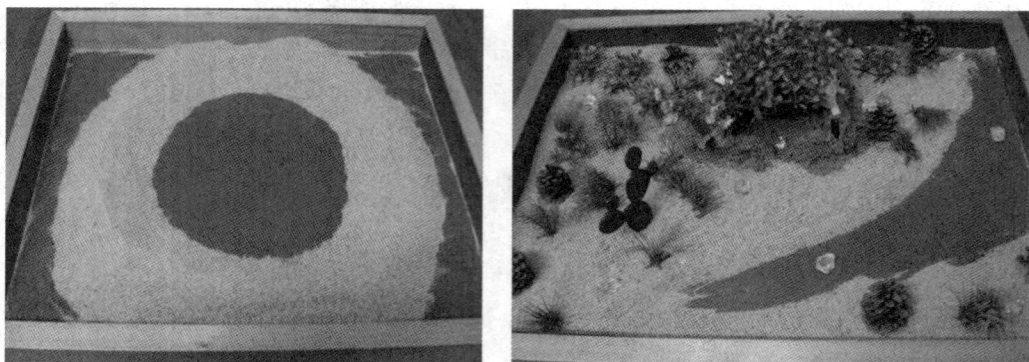

图4-23　"荒芜"（初始沙盘）→生机（咨询即将结束的沙画）

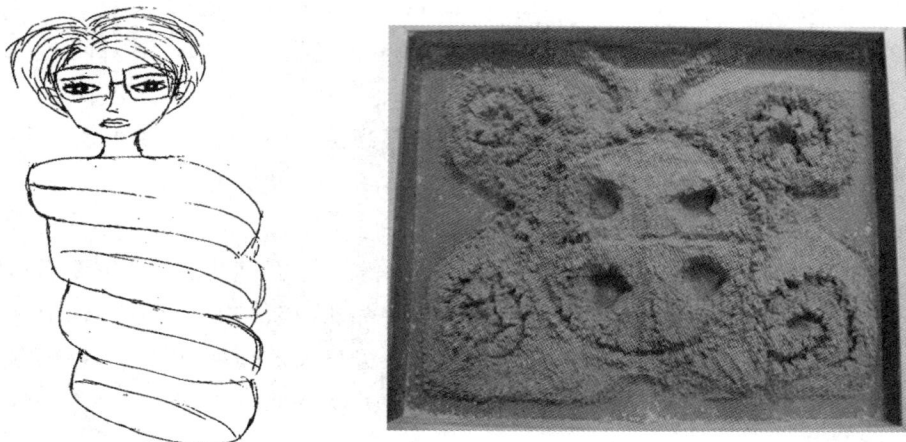

图4-24　"茧缚"（刚咨询时的画）→"破茧成蝶"（咨询即将结束的沙画）

这个遭受创伤的抑郁情绪个案近两年的咨询历程，生动地展现了创造性意象将模糊而混乱的感受凝聚的效应。来访者通过意象的涌现、联想、体验、体会和体悟，逐步面对内心的情结，在一定程度上将情结进行转化，使其拥有的巨大能量为自己掌控。创造性意象的涌现，使得破裂的心理碎片逐步整合转化，来访者的心灵也随之成长，从最初的防御、疏离、禁锢状态中摆脱出来，逐渐实现心灵的整合和灵性的呈现。

～本章重点小结～

1.标准的沙游咨询室的基础设备包括浅盘、沙子、展示架、水、钟表、照相机或摄影设备以及其他需要的工具和物品，并且每种设备都有一定的标准要求。

2.沙具是沙游过程中的重要组成部分，咨询师需要收集沙具、理解其象征意义，并发挥沙具在咨询中的治愈作用。

3.在正式开始沙游咨询之前，咨询师需要完成专业知识的学习，深入掌握沙游中的象征性语言，以及具备创造自由与受保护的空间的能力，并通过个人体验、在督导下工作和持续学习提升自己的专业水平。

4.在开始沙游之前，咨询师需要向来访者详细介绍沙游，并根据不同的情境调整和选择合适的表达方式。在咨询过程中，咨询师见证并书面记录来访者进行沙游作品创作的全过程，并在沙游作品拆除前对其进行拍照记录和存档。在见证沙游作品时，咨询师应保持安静的姿态，鼓励来访者进行自我探索，以及表达沙游过程中的感受和想法。

5.沙游的指导语是根据具体情境和来访者的需求而变化的，没有固定的模式。咨询师需要引导来访者利用沙具创造出他们想要的场景或表达的内容，并告知沙游的设置和安排。

6.咨询师是沙游咨询室里最重要的"工具"，其无形的工作是影响整个沙游历程质量的关键。当来访者开始沙游时，咨询师高质量的陪伴、参与性的观察和陪同性的探索可以促使象征的发生，并赋予沙游治愈和转化的力量。除了为来访者的心灵提供充分的容纳，咨询师还要积极投入准备理解沙盘所展现的神秘内容的过程。

7.咨询师可以从象征、主题、初始沙盘三个部分入手对沙游作品进行深入的理解与分析。

8.对沙游象征的理解与分析是一个复杂且困难的过程，咨询师需要首先关注并连接意象，然后体验沙盘意象的象征意义，接着探究意象在神话作品、宗教传说和童话作品中的象征意义，最后对照荣格分析心理学相关理论及沙盘实践的相关论文进行讨论。

9.沙游的主题是对沙游所呈现的象征性意义的总结，也是帮助咨询师不断理解来访者沙游历程的工具。判断来访者每一次沙游作品的主题可以帮助咨询师追踪与分析来访者在沙游中所表现或传达的基本意义、心理历程，并确定接下来的工作方向。咨询师可以在工作中形成并发展符合自己习惯的分类方式。

10.初始沙盘通常是指来访者在沙游咨询中完成的第一个沙画，其在整个沙游历程中具有重要的意义。它能够反映来访者的问题所在，也能呈现出解决问题的潜在线索和机会。当来访者存在"面具沙盘"时，咨询师不能贸然将他们第一次的沙盘当作初始沙盘，而是要营造足够安全的、自由与受保护的空间，让来访者把真正的问题表达出来，当无意识内容逐渐意识化时，心灵的治愈功能也就同时启动了。

习 题

1．创建一个标准的沙游咨询室需要哪些条件？

2．沙具在咨询过程中具有重要的作用，咨询师在收集沙具时需要考虑哪些因素？

3．简述沙游从开始到结束的操作流程和相关注意事项。

4．在来访者完成沙游作品后，咨询师要如何陪同来访者进行自我探索？

5．沙游作品中表现出什么变化时，咨询师可以考虑结束沙游咨询？

6．咨询师如何提升对沙游象征的理解？

7．我们应从哪些方面对沙游作品进行解读？

第五章
团体沙盘游戏辅导

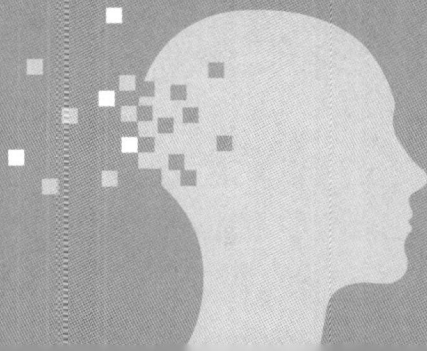

学习目标

1. 了解团体心理辅导的概念及其主要理论。
2. 理解团体沙盘游戏辅导与个体沙游、团体心理辅导的联系与区别。
3. 了解团体心理辅导在不同群体和系统中的应用。
4. 认识团体沙盘游戏辅导带领者需要具备的能力和素质。
5. 了解团体沙盘游戏辅导的各个阶段及其任务。
6. 掌握团体沙盘游戏辅导的活动规则与操作过程。

导言

洛温菲尔德在使用"世界技术"时，并不局限于个体。但是，卡尔夫创立的沙游主要针对个体咨询与分析。前面四章所介绍的内容主要是关于个体沙游的。美国心理治疗师迪·多美尼科将沙盘游戏的应用范围从个人拓展到团体，实现了沙游与团体心理辅导的有机结合。团体沙盘游戏辅导在20世纪80年代快速发展，广泛应用于解决社会发展所产生的群体心理困扰。团体沙盘游戏辅导具有影响力大、效率高的特点，这使得它在稳步拓展应用范围的同时，在实践过程中持续深入整合各种心理辅导理论，探索归纳出团体沙盘游戏辅导的独特工作经验。团体沙盘游戏辅导是团体心理辅导的一种形式，它既有别于个体心理咨询，也有别于个体沙游。本章介绍的团体沙盘游戏辅导是沙游理念、沙盘工具和团体心理辅导有机结合的一种团体心理辅导方式。

第一节　理解团体沙盘游戏辅导

团体沙盘游戏辅导是沙游的重要应用领域，也是团体心理辅导与表达性疗法相结合的创新性实践，具有巨大的应用价值。理解团体沙盘游戏辅导需要先了解团体心理辅导及相关理论，在此基础上学习团体沙盘游戏辅导的相关概念和作用，并了解其应用领域。

一、团体心理辅导及相关理论

团体心理辅导始于20世纪初，并因其效率高、影响大、"后效"良好而迅速发展。团体动力学理论、人际沟通理论、社会学习理论、积极心理学理论和人本主义心理学均为团体心理辅导提供了重要的理论依据。

1.团体心理辅导概述

团体相对于个体而言，是指两人及以上的集合体。团体心理辅导指的是在团体情境下进行心理辅导，通过团体内人际交互作用，成员在共同活动中彼此交往、相互作用，通过一系列心理互动过程，成员探讨自我、尝试改变行为、学习新的行为方式、改善人际关系，以解决生活中的问题。[①]

团体构成的条件包括以下几点：①具有一定的规模，成员数为两人及以上；②成员彼此互动，相互影响；③成员间具有一致性的共识；④成员间具有共同的目标。英文单词counseling有"商议、辅导、建议"的含义，在心理学语境下通常被翻译为"心理辅导"或"心理咨询"，我国学者一般将group counseling译为"团体心理辅导"或"团体辅导"，也有部分学者将其翻译成"团体咨商"或"小组辅导"。

为了达到预期的效果，团体心理辅导必须有明确的目标，而团体的种类、大小、时间等则需要根据具体目标来定。团体心理辅导的目标可分为一般目标、特殊目标和过程目标。一般目标是所有心理辅导团体在进行过程中都会包含的目标，即通过团体活动的形式，促使团体成员获得发展、成长的机会，增强兴趣与经验，培养对社会的积极态度

---

① 樊富珉,何瑾.团体心理辅导[M].上海:华东师范大学出版社,2010:25.

与责任感，以更好地适应社会。特殊目标是指不同团体针对成员类型所要达到的独特、专门的目标。过程目标又称"阶段目标"，是指为了达成一般目标和特殊目标，在团体心理辅导不同发展阶段制定的分目标。团体心理辅导的目标不仅为团体成员提供了具体且一致的发展方向，也为团体带领者提供了评估辅导效果的依据。

团体心理辅导的团体根据不同的理论和方法，可以分为心理分析团体、行为主义团体、当事人中心团体、完形学派团体、交互分析团体、理性情绪团体、现实治疗团体、心理剧团体等；根据团体的不同性质和功能，可以分为成长性团体、训练性团体、治疗性团体和自助性团体；根据团体心理辅导的结构化程度，可以分为结构式团体、非结构式团体和半结构式团体；根据团体开放的程度，可以分为开放式团体和封闭式团体；根据团体成员的构成，可以分为同质性团体和异质性团体；根据团体成员年龄大小和所处的身心发展阶段，可以分为儿童团体、青少年团体、大学生团体、成人团体和老年团体。

20世纪初，美国内科医生普拉特在因肺病而长期住院的患者中进行了团体心理辅导的开创性尝试，第二次世界大战医患比例严重失调的情况让团体心理辅导这一形式受到重视并得以广泛推广。可以说，团体心理辅导起步较晚却发展迅速，这主要得益于其不同于其他治疗形式的特点和功能。

团体心理辅导具有以下特点。一是影响力大。团体心理辅导是多向沟通的过程，参与其中的成员相互帮助，并在学习和模仿他人的同时从不同角度觉察并认识到自己的问题和烦恼。二是效率高。团体心理辅导可以让团体带领者在同一时间内进行多人工作，节省时间和人力，提升辅导效率，还可以解决心理咨询专业人员不足的社会现实问题。三是后续效果好。团体心理辅导的结果可以迁移到成员的日常生活中，产生较好的预后效果。四是适用范围广。团体心理辅导对人际关系适应不良的人有显著的积极作用。

团体心理辅导有以下四大功能。一是教育功能。团体成员可以在团体心理辅导过程中学习到新的行为和态度。二是发展功能。团体心理辅导可以促进成员心理发展与成熟、协调人际关系、培养健全人格，其积极目的便在于发展功能。三是预防功能。团体心理辅导是预防心理问题发生与加重的最佳策略，不仅为成员提供了机会去充分讨论解决问题或避免问题的办法，也能让团体带领者发现需要进一步接受个体心理咨询的成员。四是治疗功能。团体心理辅导的形式更贴近现实情境，成员的一些情绪困扰和偏常行为可以在团体的社会互动中得到矫治。

当然，团体心理辅导也存在一些局限。首先，并不是所有人都适合团体心理辅导。一些个人特质不适合加入团体情境。比如，依赖性过强、有严重社交障碍、自我封闭或过于自我中心化等特质的个体加入团体心理辅导活动不仅会对其自身造成心理上的伤害，也有很大可能会妨碍团体的发展。其次，团体带领者需要关注每一位成员，但由于个体差异，无法真正顾及团体中的每一位个体。最后，团体心理辅导的带领者在人格特质、临床经验和伦理道德等方面都要达到很高的要求，要有丰富的个体心理辅导和团体心理辅导的受训及实践经验。

2.个体心理辅导和团体心理辅导的联系与区别

个本心理辅导与团体心理辅导是心理辅导工作的不同形式，它们既可以单独使用，也可以联合使用。两者目标大体一致且具有相似的原则、工作技术、工作对象、伦理准则，但也存在一定的差异。个体心理辅导与团体心理辅导的联系与区别具体如表5-1所示。

表5-1　个体心珏辅导和团体心理辅导的联系与区别

		个体心理辅导	团体心理辅导
不同点	互动程度	互动深入但广度较小	团体互动频繁、广度较大但深度有限
	助人氛围	辅导者与来访者是助人者与求助者的关系，来访者在一定程度上将辅导者投射为具有较高位置的人，易产生病耻感	团体成员连接紧密，易形成"我助人人、人人助我"的氛围，成员在其中易感受到主动性、合作感，促进自我价值和成就感的确认
	问题类型	更适合需要深层次连接、有较大困扰的来访者	更适合有人际困扰、短期发展性困惑的来访者
	工作场所	空间以安静、舒适、私密为佳	需要较大的空间，且场地根据团体类型和主题的不同而有所区别
相同点	工作目标	促进个体自我认识、自我接纳、自我调节、自我发展，增强人际适应和社会功能	
	工作原则	强调安全、接纳、放松和自由氛围的建立，强调个体在其中感受到安全，能够释放焦虑和不安情绪，促进自由表达和在认知与情感方面的自我探索，通过深化自我认识和理解促使个体在心理功能和社会适应上得到改善	
	工作技术	辅导者要熟练掌握心理工作的知识和技术，能够运用心理咨询中的共情、澄清、具体化、情感反应、对质等基本技术，帮助个体有所领悟，促进其心理功能的完善和发展	
	工作对象	以在生活中百临困扰或在发展中遇到阻碍的正常人为主，不针对障碍性问题，主要促进正常人的积极发展和社会适应	
	伦理准则	辅导者要遵循基本的心理工作伦理原则，如保密原则、保密例外原则、以团体成员/来访者利益为先的原则；辅导者还需要在工作中认识到辅导工作的局限性	

3.团体心理治疗和团体心理辅导的联系与区别

团体心理治疗是一种以心理障碍患者为工作对象，对他们进行矫治和人格重建的团体工作方式，通常在医疗机构开展，团体带领者以临床心理学家、心理治疗师和精神科医生为主。团体心理辅导与团体心理治疗是一个连续体，可以将团体心理治疗看作团体心理辅导的深入，二者理论基础和技术要点相似，并无本质上的差异，但团体心理治疗更深入，对治疗师的要求更高。如团体心理辅导以发展性和预防性工作为主，而团体心理治疗以心理疾病的矫治性治疗为主，且可能延续数年，治疗师需要识别成员的无意识动力并促进其人格重建。表5-2通过团体心理治疗和团体心理辅导的比较，直观地呈现了二者在团体目标、实施过程、互动状态、活动形式等方面的差异。

表5-2　团体心理治疗和团体心理辅导的比较

团体心理治疗	团体心理辅导
团体中各个成员的目标比团体目标更重要	团体具有共同目标
讨论通常带有情感或感情色彩，所讨论或感受的问题是个人问题	讨论以增进知识为目的，通常不指向个人，讨论的问题通常与团体共同问题有关
先强调讨论的过程，再强调讨论的内容	重点在于讨论内容
团体只是手段，个人才是重点	注重团体利益与学习
营造自由、宽容的气氛以减少焦虑，促进成员自由表达任何感情	时常由实施评鉴及判断任务的带领者加以评价
团体成员更能互相支持	团体成员对他人的态度不会有很大变化
治疗的目的是团体成员更能接纳自己、了解自己，以至于产生变化	辅导的主要目的是促进知识的增加与了解
倾向于以当事人为中心	通常以带领者为中心
具有非形式的或非组织的类型	将形成形式的或组织的类型
规模较小，人数较少	人数可以较多

4.团体心理辅导相关理论

团体心理辅导作为心理辅导的一种主要形式，融合了几乎所有心理学派的理论，其中团体动力学理论、人际沟通理论、社会学习理论、积极心理学理论和人本主义心理学为团体心理辅导提供了重要的理论依据。

（1）团体动力学理论

团体动力学理论最早由德国心理学家勒温提出，它是所有团体心理辅导的理论基础，旨在探索团体发展的规律，包括团体的形成与发展、团体内部人际关系及对其他团体的反应、团体与个体的关系、团体内在动力、团体行为和团体间的冲突等。

团体动力学理论以勒温的场动力理论为基础，其借用物理学中的"场"的概念来解释人的心理活动，把人的心理和行为视为一种场的现象，一种人与环境的函数。这里的"场"不同于物理的"场"，具有复杂的非物理之力，且力之间的变化错综复杂，对应产生的动力结构使"场"成为动力场，人的心理和行为也随着动力场的变化而变化。场动力理论将心理事件的原因归结为此时此地场的结构，坚持心理研究要注重个体与心理场之间的相互作用，反对过分强调环境或内部决定因素对人的影响，具有一定的辩证思想。

勒温十分重视在生活环境中研究人的行为，他在20世纪30年代中期通过实验设计研究了团体气氛对人行为的影响。研究发现，专制型的领导方式创造的团体气氛可以保证一定的工作效率，但团体成员之间缺乏信任感，充满敌意与冲突，且团体和成员缺乏创造力；相对而言，民主型的领导方式创造的团体气氛不仅可以提高效率，而且成员间彼此友好、注重感情，对团体具有更高的满意度。

团体凝聚力对团体活动具有重要影响。团体凝聚力是指团体对其成员的吸引力和团体成员之间的吸引力，以及团体成员的满意程度。美国心理学家克瑞奇等人总结了凝聚力强的团体的七大特征：①团体的团结来自团体内部需求，而非外部压力；②团体内成员没有敌对和分裂的倾向；③团体具有适应外部变化和处理内部冲突的能力；④团体成员对团体具有强烈的归属感，且彼此之间有强烈的认同感；⑤每位成员都明确团体目标；⑥团体成员肯定、支持带领者，并对团体目标持一致的态度；⑦团体成员承认团体存在的价值，并有维护团体继续存在的意向。团体凝聚力不仅会受团体规模、成员相似性、信息沟通情况、成员对团体的依赖程度、带领者与团体成员关系等影响，还会受其他竞争团体影响。

（2）人际沟通理论

团体心理辅导过程实际上就是人际沟通的过程，了解人际沟通理论可以帮助我们更好地认识并把握团体的发展过程和方向。人际沟通是指人与人之间运用语言或非语言符号系统交换意见、传达思想、表达情感和需求的交流过程，是人们交往的一种重要形式和前提条件。[①]人际沟通具有传递信息、心理保健、自我认识和人际协调的功能。人际沟通的主要特点包括：沟通双方互为主体；沟通可调整双方的关系；沟通双方具有统一或相近的符号系统；沟通中可能出现社会性、心理性、文化性障碍。

---

① 樊富珉,何瑾.团体心理辅导[M].上海:华东师范大学出版社,2010:83-95.

相关心理学研究表明，人际间的冲突往往是由沟通不良导致的，因此沟通对于个体和团体来说都十分重要。团体正式沟通网络是正式团体中成员间信息交流与传递的结构，其一般有五种形式，具体如图5-1所示。其中○代表信息传递者，箭头代表信息传递的方向。

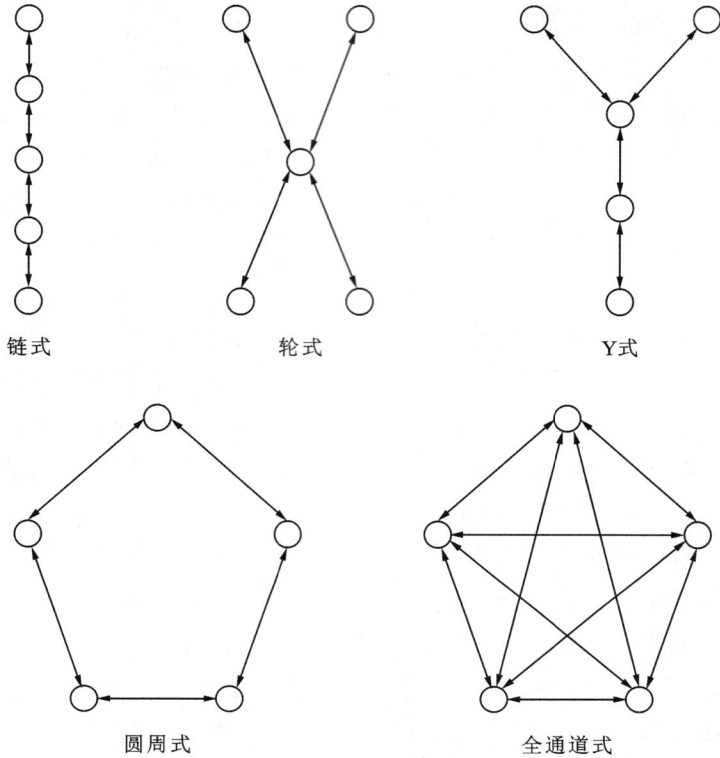

链式   轮式   Y式

圆周式   全通道式

图5-1　团体正式沟通网络的五种形式

表5-3比较了五种团体正式沟通网络的质量及效果。可以发现，全通道式沟通网络效果最佳，其信息传递速度和成员满意度都比较好。

表5-3　团体正式沟通网络不同形式的效果评估

	链式	轮式	Y式	圆周式	全通道式
信息传递速度	适中	迅速	适中	缓慢	迅速
信息准确性	高	高	高	低	适中
出现核心人物	适中	高	适中	无	无
团体士气	适中	低	适中	高	高

促进团体内沟通的渠道包括言语沟通和非言语沟通。言语是沟通中最有效、最便捷的媒介与渠道，促进团体内部沟通的语言策略包括寻找共同点、设身处地站在对方角度

思考问题、真诚赞美、学会拒绝、幽默表达等。而面部表情、目光接触、体态动作等非语言也是重要的沟通渠道。促进团体内部沟通的非语言策略包括：充分利用目光接触来传递和接收信息；通过面部表情和体态语言识别情绪、态度和行为反应；谨慎使用触摸方式表达支持和连接。

良好的沟通行为通常表现为：专心，有目光交流，有面部表情；有诚意，重视；说话清楚，声音适中；开放，坦诚地让别人了解自己；尊重别人的意见，对事不对人；流露个人感受；坐姿大方，保持适当的身体距离；多聆听。不良的沟通行为通常表现为：不用心，回避目光接触，缺乏面部表情；无诚意，漠视；说话速度太快，声音太小或太大；封闭，隐瞒，不让别人了解自己；强词夺理，不顾别人的感受；喜怒不形于色；坐姿不雅，没有保持适当的身体距离；不让别人多说。

（3）社会学习理论

社会学习理论最早由美国心理学家米勒和多拉德在1941年提出，后来由班杜拉发展和完善。它是在行为主义"刺激-反应"学习原理的基础上发展起来的，着重阐明人是如何在社会环境中学习的。班杜拉主张把依赖直接经验的学习和依赖间接经验的观察学习综合起来说明人类的学习，强调人的思想、感情和行为除了受直接经验的影响，还受间接经验的影响，强调行为与环境的交互作用和认知过程的重要性，强调观察学习和自我调节过程的重要性。

社会学习理论的基本立场是人的行为受个人内在因素与外在环境因素交互作用的影响，行为、个人内在因素、环境三者相互影响，构成一种三角互动关系。人的行为同时受到环境的影响和个人认知及需要的影响，这反过来又创造和改变了环境；个人的不同动机以及对环境的不同认识使人表现出不同的行为，而这种行为又以其结果使人的认知和动机发生变化。社会学习理论认为人们在学习或形成一种新的行为方式时，通常会对他人的行为进行观察和模仿，尤其会对人们在社会生活中的行为进行观察学习。班杜拉通过实验研究发现，人们不仅会模仿亲社会行为，也会模仿攻击行为。由此可见，如果为那些适应不良的团体成员提供多个可供模仿的榜样，将有助于他们改变不适应的行为。团体心理辅导为成员创设了一种充满安全、信任、接纳、共情、理解、关爱的特殊环境，而这种环境和环境中榜样的作用必将引起个体行为的改变。

（4）积极心理学理论

积极心理学理论最早由美国心理学家马丁·塞利格曼于20世纪90年代提出，它是一种以人类幸福为主的研究和实践倾向，认为人类的美好和卓越品质与疾病、痛苦、混乱是同样真实存在的，人类在关注心灵痛苦和疾病的同时，也应关注人类在应对痛苦时表现出的乐观、希望、坚韧的积极品质和心理过程。积极心理学理论认为人类心灵存在积极的心理品质，并对此开展了大量研究。积极心理学取向的心理治疗则运用相关研究结果设计具体的治疗方案，以鼓励干预对象利用感恩和宽容的心理品质，改善家庭、学校、职场人际关系，为生活注入快乐。

积极心理学倡导除了关注人的心理症状、不良情绪，关注人的积极心理品质、积极情绪、积极心理体验和心理过程，还要关注人们在创伤、苦难、挫折中做出的努力和奋斗，重视人类精神和道德的力量，以积极的、发展的眼光看待人类活动。这些理念为团体心理辅导带来了新的启示、注入了积极能量。积极心理学理论可以为团体成员带来主动、积极的赋能感，消除被动、消极的病耻感，有助于其从团体心理辅导中获益。

（5）人本主义心理学

人本主义心理学是继行为主义和精神分析之后在心理学领域崛起的第三大势力，它兴起于西方心理学思潮和革新运动之中，主张重视研究人的本性、潜能、经验、价值、创造力和自我实现，是针对当时流行的环境决定论和生物还原论思想提出的，主要代表人物有马斯洛、罗杰斯、罗洛·梅和布根塔尔。

人本主义心理学的人性观如下：每个人都是自由的行为个体，自由地做出选择和制定目标，并能解释自己生活中的选择；每个人都有理由充分发展自己的潜能，都有超越自己目前状况的基本需求；虽然每个人都会遇到各种阻碍，但人的天性趋向于实现自己的潜能。自我实现是人本主义理论的核心概念，也是人的最高动力。马斯洛认为一个心理健康的人应该自我实现，而自我实现是一个连续不断的发展过程，而不是一个终止状态。自我实现时的一个重要状态被称作高峰体验，指人所感受到的一种非常豁达的、极乐的瞬时体验。

人本主义心理学重要的创始人之一罗杰斯创立了来访者中心疗法（Client-Centered Therapy）。该疗法的首要目标就是促进个体心理健康，它主张无条件积极关注来访者，使来访者实现自我、维持自我、提高自我，强调团体中的人际交往经验、注重此时此地的情感问题。其咨询团体被称为会心团体。会心团体的心理辅导原则和目标都坚持以团体为中心，通过团体心理辅导促进成员个人成长、自我觉察、增强自信、寻求有意义的人际关系。会心团体的带领者在团体中扮演着催化者的角色，主要作用是创造充满宽容与信任的团体气氛，并强调成员之间充分互动的重要性。会心团体的工作技术及其包含的理论至今仍广泛应用于团体心理辅导，是团体心理辅导带领者需要学习和掌握的基本内容。

二、团体沙盘游戏辅导的界定

团体沙盘游戏辅导不仅与个体沙游一脉相承，而且是对团体心理辅导应用领域的扩展。团体沙盘游戏辅导不仅可以帮助参与者在轻松的游戏氛围中了解并接纳自己、倾听并理解他人，还可以帮助其提升能力、改善人际关系。

1.团体沙盘游戏辅导的内涵

学习团体沙盘游戏辅导首先要了解其内涵。我们不仅需要界定团体沙盘游戏辅导的概念，还要了解它的起源、发展和演变。此外，还要清楚团体沙盘游戏辅导与个体沙盘游戏咨询的联系与区别。

（1）团体沙盘游戏辅导的定义

团体沙盘游戏辅导简称团沙辅导，我国学者将其定义为：在带领者的陪同下，两个及以上的参与者（成员）在团体情境下进行的一种以沙盘工具为媒介的心理辅导形式。它通过团体内的人际交互作用及团体沙盘游戏过程中呈现的画面，促使个体在团体活动中观察、学习、体验，认识自我、探索自我、调整改善自己与他人的关系，学习新的态度与行为方式，以促进个体与团体的良好协作与支持性的发展过程。[①]

需要特别注意以下几点：首先，团体沙盘游戏辅导并非心理治疗，而是成长性的团体心理辅导，因此辅导对象一般是4岁以上无严重人格问题和干扰性心理疾患的个体；其次，团体沙盘游戏辅导产生效用的部分包括团体内的人际互动和团体沙盘游戏过程中呈现的画面，水、沙子、沙具都是实现团体心理辅导的工具和媒介；再次，团体沙盘游戏辅导的重点在于游戏过程，即基于团体心理辅导的理论，个体在团体活动中通过观察、学习、体验，来认识和探索自我，调整和改善与他人的关系，学习新的态度与新的行为方式；最后，在团体沙盘游戏辅导过程中，切忌进行无意识层面的探讨和理解，且带领者不能在过程中挖掘或深入探讨个人成长的困境、创伤等相关话题，也不能评判个人的现实处境，对于有相关需要的成员，带领者可以建议其接受个体辅导或个别化分析。

（2）团体沙盘游戏辅导的发展

团体沙盘游戏的形式最早可以追溯到原始人在沙滩上的游戏或与沙互动的行为，而沙游发展的早期也不局限于个人，如威尔斯的地板游戏一开始就是他和两个儿子共同参与的亲子家庭游戏，在洛温菲尔德的"世界技术"治疗室里孩子们也会自发地玩在一起。当然，此后沙游作为一种分析心理学方法，主要运用于个体治疗，但依然有心理工作者尝试拓展沙盘工具的应用范围。20世纪80年代之后，美国心理治疗师迪·多美尼科将沙盘工具应用于夫妻关系、家庭关系及团队建设。在她的工作中，团体沙盘游戏辅导的成员可以由具有同一特征或面临相同困境的个体组成，他们运用双手、借助沙盘工具，共同创造出三维作品。在她的不断尝试和努力下，团体沙盘游戏这一形式得以传播。

我国学者申荷永和高岚于20世纪90年代将沙游引入中国，而早在1997年，高岚教授就率先带领团队在学校心理教育工作中应用并推广团体沙盘游戏，此后，团体沙盘游戏辅导多次运用于国内重大创伤性事件的灾后心理援助工作。团体沙盘游戏辅导进入中

国后，呈现阶段性推进和不断深化态势，并有以下两种发展倾向：一种是意识化倾向，这种倾向强调团体沙盘游戏的辅导作用和心理教育作用，其目的不在于治疗，不涉及个体创伤，主要关注团体的意识性心理活动，这也是本书所定义的团体沙盘游戏辅导；另一种是强调与无意识对话的倾向，这一倾向充分利用非语言的交流和象征性的意义在无意识层面工作，关注感受、体验和情结，对带领者提出了很高的要求，需要带领者经过长期的专业训练、个人体验并定期接受督导。

（3）个体沙盘游戏咨询、团体沙盘游戏辅导的联系与区别

个体沙盘游戏咨询与团体沙盘游戏辅导在发展上一脉相承，都具有沙盘游戏的特征和表现方式，二者的相同点包括：①都以水、沙子和沙具为媒介，通过在浅盘中建构意象画面来进行工作；②都使用象征性的表达方式，将情绪、情感、关系、态度等通过象征性的物品表达出来；③关系是工作的核心，都关注工作过程中关系的建构；④均有游戏的元素，有利于缓和意识的紧张状态，激活个体的创造力。二者的差异主要表现在工作目标、工作深度、工作内容和工作效率四个方面，具体见表5-4。相对于个体沙盘游戏咨询，团体沙盘游戏辅导的操作过程和规则更具实效性，是对现实社会生活状况的象征性的真实模拟。

表5-4　个体沙盘游戏咨询与团体沙盘游戏辅导的区别

	个体沙盘游戏咨询	团体沙盘游戏辅导
工作目标	营造沙盘游戏者心灵深处意识和无意识之间的持续对话，并由此激发治愈过程和人格发展	促进成员的社会适应与和谐人际关系的建立
工作深度	工作目标是促进个体的深度心理整合	工作维持在意识水平层面，促进个体的社会功能，较少进入深度心理层面
工作内容	针对个体的现实问题、情结、阴影、创伤等进行工作	主要针对个体的人际关系、促进自我认识和自我接纳等进行工作，较少触及情结、阴影和创伤
工作效率	通过一对一的咨访关系进行，有时要达到个人深度心理整合的目标，常常需要工作一年甚至数年	通过团体成员彼此的支持和认同进行，常常能在数次工作中迅速扩展成员的自我认知、提升个体的社会功能

（4）团体心理辅导、团体沙盘游戏辅导的联系与区别

团体沙盘游戏辅导是团体心理辅导与表达性疗法相结合的创新实践，也是对团体心理辅导应用领域的扩展。它最主要的发展和优势便是以游戏的形式放松了参与者的准入条件。团体心理辅导非常依赖语言的表达，因此语言能力发展不足的儿童和自我觉察能

力较低且不善于表达的个体较难参与到团体心理辅导中，也很难通过语言的分享和反馈获得成长。然而，团体沙盘游戏辅导可以通过游戏和象征性的表达，以物言事、以物寓情，有效帮助语言能力发展不足的个体和年龄更小的学龄前儿童从团体沙盘游戏中获益。

2.团体沙盘游戏辅导的作用

团体沙盘游戏辅导对参与者的作用主要表现在四个方面：了解并接纳自我，倾听并理解他人，发展能力并改善关系，享受游戏且安心表达。

（1）了解并接纳自我

美国心理学家乔瑟夫和哈里在20世纪50年代提出用于解释自我与他人相互了解现象的'乔哈里窗'概念，以"我不知–我知"为横轴，以"你不知–你知"为纵轴，将自我划分为四个象限。第一象限是"我不知–你知"的盲目区（The Blind Area），代表自己没有觉察，但他人了解的自我部分；第二象限是"我知–你知"的公开区（The Open Area），代表自己和他人都知道的公开自我；第三象限是"我知–你不知"的隐藏区（The Hidden Area），代表自己知道但别人不知道的自我部分，如个人隐私、愿望等；第四象限是"我不知–你不知"的封闭区（The Closed Area），代表自己和他人都没有发现的自我部分，这一区域对其他三个区域具有潜在影响。

团体沙盘游戏辅导的参与者在一个安全与受保护的空间里，在团体带领者、团体成员和匠沙设置共同营造的支持性氛围中，安全地表达自己对沙具和沙画、对他人和团体的感受及想法，将日常生活中的真实状态以象征形式呈现在沙盘中，在团体的接纳、包容和协助下看清问题的症结所在，重新认识自我、探索自我。而此时，乔哈里窗的内部区域便会如图5-2一样发生变动——自我暴露缩小了隐藏区，请教反馈缩小了盲目区，随着自己和他人共同探索、彼此交流的加深，个体自我的公开区不断拓展，相应的封闭区也越来越小，并进一步增加了对自我的认识和了解。而个体在对自我的了解有所增加后，就会促进个体的自我接纳，从而在人际交往中更加自如。

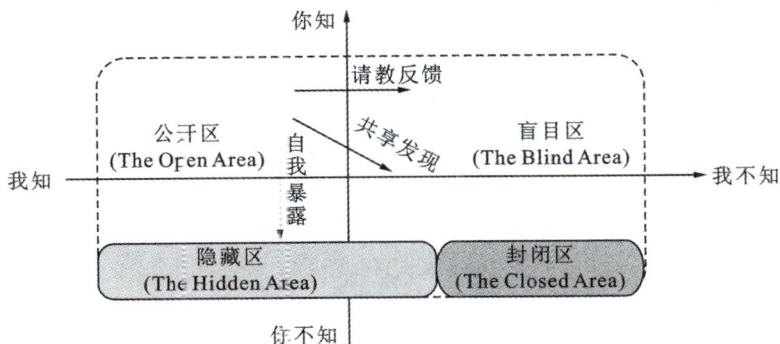

图5-2　乔哈里窗动态图①

① 高岚.团体沙盘游戏辅导[M].北京：中国人民大学出版社，2023：68.

（2）倾听并理解他人

每个人都有属于自己的经验和独特观点，因此在日常生活中人们常因为这种不同而产生矛盾与碰撞。在团体沙盘游戏辅导过程中，人与人之间会重复这种个人经验与观点的碰撞，并通过沙具的互动、对沙具和沙画的感受等来呈现。团体沙盘游戏辅导为参与者提供了多元的沟通方式和视角，使他们在沙盘世界中反映出平时的交往方式。随着团体沙盘游戏辅导的推进，参与者逐渐学会换位思考，专心倾听，理解他人，尊重他人。

在团体沙盘游戏辅导中，成员会进行信息交流、价值观探索、共同的问题解决和情感发现。团体中每位参与者都可以表达自己的观点，并有机会觉察他人、倾听他人意见，也有机会体验、观察不同人对同一幅沙画、同一件沙具的不同反应，并感受、觉察自己没有意识到的他人与自己的不同。而团体沙盘游戏辅导最后的位置轮换阶段，可以帮助参与者站在他人视角认识整个沙画，促进其对他人的理解。

（3）发展能力并改善关系

无论是在日常生活中还是在团体里，人们都不可避免地要面对人际矛盾和冲突，在团体沙盘游戏辅导中也一样。有的参与者会在团体沙盘游戏辅导过程中选择回避冲突，有的参与者会习惯性地采取熟悉的应对方式试图解决问题，然而一旦这种惯常反应模式没有达到预期效果，他们便会手足无措。在团体沙盘游戏辅导中，参与者可以在制作过程和每一轮次的反思过程中了解自己已有的自动化反应模式，学习他人的问题解决策略、人际沟通技巧及应对方式，并尝试在沙盘游戏的世界里以建设性和创造性的反应模式替代原有的反应模式，而这种在团体沙盘游戏辅导中表现出的状态也会慢慢渗透到现实生活中。如果参与者将其在团体沙盘游戏辅导中学习到的人际交往经验迁移到现实生活中，就能改善其人际互动，个体的人际关系和与人交往的能力也会得到相应发展和提升。

（4）享受游戏且安心表达

沙盘游戏中的游戏，既指人存在的最佳状态——一种深度放松而又高度专注的状态，又代表进入这种状态的操作过程。游戏蕴含着人类智慧的发展，也锻炼着个体的能力。精神分析的观点认为，游戏替代了人们在生活中未能实现的期待。团体沙盘游戏辅导便运用了这一点，通过游戏让人回想起孩童时期的纯真与快乐。团体沙盘游戏辅导过程中，不需要参与者展现任何才艺，也不需要其使用精准的话语进行表达，只需要他们全情投入、自由地通过沙具进行象征性表达，而且所完成的作品也不会被评价。对于参与者而言，沙具似乎更像玩具，而不是评估或病理诊断的工具，整个团体沙盘游戏辅导的过程就是共同进行游戏的过程。在这个过程中，参与者或许会体验到难以言明的情绪，遇到难以应对的困难，而参与者此时也不需要通过语言表达，而是用游戏的方式呈现。这种用意象进行交流的方式为这些参与者提供了一道安全屏障，帮助他们降低防御求平，在安全的环境中自然地流露内心的冲突，安心地表达自己，而这也可以帮助参与者看到自己和其他成员情绪出现和发展的过程。当个体被他人关心和接受时，便会从中受到鼓舞，并进一步增强对未来的信心。

三、团体沙盘游戏辅导的应用[①]

团体沙盘游戏辅导的应用范围广泛，不仅对参与者年龄限制较少，而且可以在不同系统和领域推广使用。

1. 在学生群体中的应用

团体沙盘游戏辅导因其较强的趣味性和象征性，对学生有巨大的吸引力，可以在全年龄段的学生群体中应用。

（1）在幼儿园学生中的应用

幼儿园学生年龄小、表达能力和沟通能力不足，团体沙盘游戏辅导可以很自然地解决这些问题——当幼儿遇到难以应对的困难，无法通过言语表达而产生焦虑、抑郁或其他难以言说的情绪时，可以通过沙盘表达出来。他们当下内心的冲突以无意识的方式呈现，并被参与的其他同伴看见，而当他们被同伴关心并接纳时，其情绪问题就会得到缓解。此外，学龄前儿童往往以自我为中心，团体沙盘游戏辅导能让幼儿在游戏中察觉自己和别人的不同，通过辅导过程中的冲突及协作，提高他们的人际沟通能力和换位思考能力，从而促进幼儿人际互动的改善。团体沙盘游戏辅导在幼儿群体中可以通过以下两种方式进行：一是以班级活动形式融合到幼儿的平日活动中；二是成立由具有情绪问题或行为问题、社会交往障碍、学习困难等儿童组成的团体沙盘游戏成长小组。

（2）在中小学生中的应用

中小学生包括小学、初中、高中阶段的学生。根据发展心理学理论，不同年龄阶段的学生有着不同的心理发展特点和需求。

小学低年级（1~3年级）学生在进入小学后正式脱离亲人的多重保护，社会身份的变化常常带来较强烈的情绪体验，如亲子分离的体验、适应新环境的体验等。这时他们身心各方面的发展还不健全，他们天真、好奇、喜欢模仿。他们的心理需求更多地表现在应对亲子分离焦虑、学习与人交往、学习表达自己等方面。随着生理上的变化，小学高年级（4~6年级）学生逐渐进入青春发育期。这个阶段学生的思维、社会化、情绪、人际交往发展等都表现出过渡性和转折性，有相当多的学生在这个阶段出现不同程度的行为问题、情绪问题、人际交往障碍、个性发展障碍等。初中生的身体机能逐渐趋于成熟，他们对性有了朦胧的认知，开始对异性产生好感。随着自我意识的发展，他们

---

① 高岚.团体沙盘游戏辅导[M].北京:中国人民大学出版社,2023:125-156.

发展出自我中心主义，常觉得自己是别人注意的焦点，自尊开始分化。这时他们开始对权威（如父母、老师）充满批判精神，不愿意接受批评。他们不像儿童时期那样容易敞开心扉，既希望拥有独立的空间，又容易感到孤独，产生被人理解的强烈愿望。根据埃里克森的心理社会发展理论，高中阶段的学生（12～18岁）正处于从青年早期逐渐向成年期过渡的时期。卢梭指出，青年期是一个充满狂风暴雨的危险时期。处于这个阶段的他们面临自我同一性与角色混乱的矛盾，情绪情感具有两极性和波动性。他们面临高考和升学的压力，对未来有了更多的思考，也承受着比以往更重的学业压力。在人际交往方面，他们承受着多重人际压力，与人交往的强烈意愿和不成熟的人际交往能力发生碰撞，往往产生更明显的孤独感。根据过往的研究和经验，高中阶段学生的问题和需求主要体现在三个方面：一是在同伴交往中寻求存在感，发展初步的社会化功能；二是对自主性的追求常常造成与父母的冲突；三是对未来的憧憬和迷茫使他们容易产生厌学心理。

不管是对于小学生还是中学生而言，游戏和互动体验都是学习人际交往技能的绝佳途径。人们天生喜欢玩沙子、水以及各种玩具，团体沙盘游戏辅导参与者在玩的过程中能迅速形成情感体验，自然地打破彼此之间的隔阂，放下生活中的伪装和压抑的情绪，从而达到减压和拉近彼此距离的作用，同时学会观察他人以及与他人交流、合作等。在团体沙盘游戏中，参与者的互动就像一个小社会，反映了每个人在日常生活中与其他人互动的方式。他们需要根据实际情况来思考与调整自己的行为，在团体的冲突、磨合、共鸣和理解中达成整合，同时觉察自己、觉察他人、表达情绪、调整彼此之间的关系。在中小学群体中，团体沙盘游戏辅导可以应用于以下几个方面：一是以"体验"为目的的团体沙盘游戏活动，如组织学生进行团体沙盘游戏辅导体验，激发他们对心理学的兴趣；二是以"成长"为主题的团体沙盘游戏小组，如以人际关系、情绪管理、自我成长探索、积极心理品质培养、学习动力、家庭动力、生涯探索等为主题的团体沙盘游戏辅导小组；三是以"课程"为导向的团体沙盘游戏校本实践，如将团体沙盘游戏辅导作为学校的一门校本选修课程，招募对团体沙盘游戏辅导感兴趣的学生，以"讲授＋体验"的方式，讲述团体沙盘游戏辅导的相关历史、理论、操作方式等，辅以主题沙盘创作和分享体验，让团体沙盘游戏辅导走进课堂，改善团体动力，促进个人和团体的共同发展。

（3）在大学生中的应用

团体沙盘游戏辅导的教育性功能、发展性功能使其在大学生群体中的应用较为普遍。

首先，从大学生的心理特征和应对特征来说，他们处于人生关键的转折阶段，处在成年早期，但仍保留着青少年时期的心理发展特点，能感受到成年后的各种压力，但不具备成熟的心理状态和应对方式，常常选择消极、被动应对压力。因此，大学生的心理发展需要团体工作的干预。

其次，从问题层次和普遍性来说，大学生出现上述问题并不是深层次的人格问题或障碍性问题，而是普遍性的心理需求，需要进行普遍性教育和训练。团体沙盘游戏辅导的教育性和发展性功能使其非常适合大学生群体。

再次，从大学生的认知特征来说，体验式的学习方式更容易对智力发展较好的大学生群体起到教育作用。大学生的认知功能良好，智力发展水平较高，传统理论教学方式难以让他们获得深入的体验，只有身体力行、深入其中、切身体验，才能产生良好的效果。团体沙盘游戏辅导正是强调身体力行、深入其中的一种团体心理辅导形式。

最后，游戏的特征和同伴群体使大学生愿意参与其中。在团体沙盘游戏辅导中，大学生更容易卸下防御心理，在游戏中投射自己、深入内心，也更容易在游戏中与同伴群体形成良好关系。在游戏结束时，他们能够走出游戏，带着积极的体验和良好的关系回到生活中。同伴群体的共同参与能有效缓解大学生的孤独感，帮助大学生与他人建立连接。

大学生群体属于同质性团体，依据干预问题类型的不同，可以分为新生适应团体、人际关系提升团体、做压力的主人团体、性别角色发展团体、职业生涯探索团体等；依据干预问题的深度不同，可以分为成长性团体和干预性团体。

大学生团体沙盘游戏辅导的应用具体包括以下三种形式：一是单个沙盘小组，即一位团体沙盘游戏辅导带领者在一个时间段内带领一个沙盘小组；二是多沙盘团体，即在一个时间段内多位带领者带领多个沙盘小组，一般适用于规模较大的大学生团体；三是心理咨询中心建议干预的非自愿团体，如发生矛盾的宿舍成员组成的团体等，这种团体十分具有挑战性，需要在开始前对成员进行单独会谈。

2. 在不同系统中的应用

团体沙盘游戏辅导的应用范围和领域十分广阔，除了面向学生，也可以在成人和亲子中开展。本部分将介绍团体沙盘游戏辅导在教育、医疗、司法、企业、社区、心理咨询机构等不同系统中的应用。

（1）在教育系统中的应用

学校除了学生，最主要的群体便是教师。由于教龄或担任的岗位存在差异，不同的教师群体会有不同的心理需求。新教师群体在处理与学生、家长、同事和领导的关系时，总会面临许多挑战。他们的主要心理需求体现为对人际关系的适应和对自身职业生涯发展的探索。资深教师群体的心理需求更多地体现在对自我成长的思考、应对职业倦怠和人际关系的和谐等方面。对班主任老师而言，他们既要面对家长，又要面对学校领导，还要负责班级的管理，通常倍感压力。他们的心理需求更倾向于情绪调适和缓解压力。当然，学校的行政人员、后勤人员等也各司其职、兢兢业业，但是难免出现由于对彼此不熟悉、不了解而产生的冲突。如何与其他岗位的人员更好沟通、提高工作效率、促进学校发展，是每位教职工所关心的问题。

团体沙盘游戏辅导不仅可以帮助他们舒缓情绪，减少压力，还可以帮助他们了解彼此；通过参与者之间的冲突、磨合、共鸣、理解，在团体内形成一种默契和整合的氛围，让他们了解自己的行为是如何受别人影响的，以及自己的行为是如何影响别人的，以此促进人际沟通、增进彼此的信任和理解。在团体沙盘游戏辅导中，参与者能够感受到作为团体一分子那种被接纳、被支持的感觉，在这种温馨的团体环境中会感到安心、踏实和温暖。参与者之间形成的亲密关系使他们互相关心、彼此爱护，并体会到与人交往的快乐，从而增强在现实生活中与他人建立良好人际关系的勇气和信心。在教职工群体中，团体沙盘游戏辅导可以有以下应用：一是教职工团体沙盘游戏辅导体验，如招募对团体沙盘游戏感兴趣的教职工开展单次团体沙盘游戏辅导；二是教职工团体沙盘游戏辅导成长小组，如根据不同的成长目标分为教职工情绪成长或人际成长团体沙盘游戏小组，根据面向的不同群体分为班主任或新教师团体沙盘游戏成长小组。

（2）在医疗系统中的应用

在医疗系统中，团体沙盘游戏辅导可以有以下应用。一是孕产期妈妈团体沙盘游戏辅导。团体沙盘游戏辅导适合怀孕 7 个月以下的准妈妈，而月龄较大的准妈妈可能会活动受限，更建议参加心理讲座。二是新手父母参与的夫妻团体沙盘游戏辅导。以轻松的游戏方式在沙盘中沟通，让夫妻间可能被忽视、否定、压抑的情绪得到自由表达，双方更好地体会对方的感受——当情绪被看到、被接纳时，现实的困难也会得到缓解。三是医护人员心理调适，主要用于医护人员的自我调节与成长。

（3）在司法系统中的应用

目前我国司法系统不断提升对心理健康的重视程度，部分法院设有专门的心理咨询室和沙盘游戏室，为当事人和一线工作者提供专业的心理支持。在司法系统中，团体沙盘游戏辅导可以用于离婚诉讼、抚养权归属和司法工作者的心理减压等。以下是具体做法的举例，希望能够为读者提供一些思路和参考。一是离婚夫妻团体沙盘游戏辅导。在离婚诉讼中，若法官认为夫妻当事人之间还存在可以挽回的感情，可建议双方当事人与心理咨询师见一次面，若当事人同意，可通过夫妻团体沙盘游戏辅导的方式，由夫妻双方共同完成一个沙盘。次数通常是 1 次，用时 1.5 小时。在过程中看双方是否还有可协调的空间，再根据具体情况看是否需要进行个体咨询。在这类沙盘中，会呈现出双方的关系现状和比较核心的矛盾冲突，以及夫妻对彼此的真实感情。心理咨询师会通过沙盘的呈现结果，提供双方当事人的状态及自己的专业意见，供法官参考。对于离婚、赡养等家庭纠纷，有时调解比诉讼更能达到定纷止争的效果。二是亲子团体沙盘游戏辅导。在孩子抚养权归属问题上，除了衡量在现实层面由哪一方抚养对孩子的成长更加有利，也要衡量孩子本人的意愿、和父母哪一方的感情更深厚。此时可在征得孩子和父母的同意后进行一次亲子团体沙盘游戏辅导。当父母双方不可协调、无法一起参与时，也可以单独和孩子进行个体团体沙盘游戏辅导，感受孩子的内在冲突和倾向。三是法官团体沙盘游戏辅导。法官的压力很大，有时会遇到性格特别偏执甚至存在一些情绪或精神障碍的当事人，结束一个案子会遇到比较大的阻力，当事人有时甚至直接对承办法官进行人身攻击。这些时候，几位同事在一个安全与受保护的空间里，共同创造一个沙游作品，在沙盘中感受彼此的理解和支持，对于释放情绪是很有帮助的。

（4）在企业中的应用

在企业中应用团体沙盘游戏辅导，需要结合企业需要和团体沙盘游戏辅导的特点。具体来说，可以应用于以下几个方面。一是"人员选拔"团体沙盘游戏辅导。企业往往希望对人力资源部门考核过的新晋人员再次进行评估，或对储备干部、培养对象进行深入了解，尤其希望了解人员与岗位是否匹配、人员能否完成岗位职责。这种类型的团体沙盘游戏辅导在开始之前需要进行充分的沟通。二是"协调合作"团体沙盘游戏辅导。企业可以将沟通不畅的两个或多个部门的人员召集起来组成沙盘团体，但此时参加团体沙盘游戏辅导的成员已天然地分解为几个小团体，要解决团体沟通不畅的问题需要做更深入细致的前期工作。三是"工作创新"团体沙盘游戏辅导。创新是企业的命脉，企业只有不断创新才能立于不败之地。团体沙盘游戏不仅有利于个人发现自身的创造性，更有利于团体成员通过游戏的方式激活内在创造力。以工作创新为目标的团体沙盘游戏辅导应以"发现、探索"为目标，活动方式可与其他团体相似，但应更注重赋予团体主动性和创造性，并设置相应的挑战。

（5）在社区中的应用

团体沙盘游戏辅导在社区可以有以下应用。一是社区团体沙盘游戏辅导体验。可以根据不同的辅导目标拟定不同的主题，如"你好，我的邻居"（针对邻里人际关系以及沟通交流问题），也可以根据不同的招募群体拟定以亲子、家长、单身人士等为主题的团体沙盘游戏体验。二是社区成人团体沙盘游戏成长小组，如邻里人际关系团体沙盘游戏小组、刑满释放人员团体沙盘游戏小组、单身男女团体沙盘游戏小组等。三是亲子团体沙盘游戏辅导。这不仅可以让家庭成员更安心地表达自己对当下情境和问题的态度与想法，增加亲子间话题、提升亲子间关系，还可以让亲子间更公平地、多维度地、设身处地地去看待问题。四是社区儿童团体沙盘游戏成长小组。招募具有同一发展目标的儿童或来自同一个社区的儿童，组成一个儿童成长小组，让儿童在互动与表达中觉察自我和他人的感受及特点，找到解决问题的有效策略，并在团体内构建良好的人际关系，为其在实际生活中的应用打下基础。当儿童在学校或家庭中遭遇各类问题时，可以将沙盘中类似场景的经验迁移到实际生活中，做好心理准备并找到处理方式。

（6）在心理咨询机构中的应用

在心理咨询机构中，团体沙盘游戏辅导可以有以下应用。一是团体沙盘游戏辅导体验。可以根据不同的目标，拟定不同的团体沙盘游戏体验主题，如"孩子，我想向你介绍一下我自己"（针对亲子关系）、"职场，想说爱你不容易"（针对职场人际问题）、"当考试来临时"（针对考试焦虑）；也可以根据不同的招募群体，拟定以亲子、家长、职工等为主题的团体沙盘游戏体验。二是成人团体沙盘游戏成长小组。根据不同的成长目标，可成立成人情绪成长团体沙盘游戏小组和成人人际成长团体沙盘游戏小组两类；根据所面对的不同群体，可成立家长团体沙盘游戏成长小组、职场团体沙盘游戏成长小组等。三是家庭团体沙盘游戏成长小组。可以根据不同的成长目标，拟定不同的团体沙盘游戏体验主题，如"我心目中的你"（家庭成员了解自己在对方心中的印象）、"过去的我、现在的我、将来的我"（家庭成员彼此了解对自己的评价和期待）、"我的爷爷奶奶"（传承家族优秀品质）等。四是儿童团体沙盘游戏成长小组。根据不同的目标或年龄，拟定不同的团体沙盘游戏体验主题，如"我遇到困难时的样子"（了解自己如何处理问题，提升问题处理技巧）、"我的里程碑事件"（帮助孩子提取自己身上的优秀品质）、"我心中的自己"（了解自己）、"我想跟你交朋友时会做些什么"（帮助孩子提升人际交往能力）。

02 第二节 团体沙盘游戏辅导过程

本节就团体沙盘游戏辅导的过程，包括前期准备、阶段与任务及活动规则等，做出陈述及界定，让学习者理解并掌握团体沙盘游戏的具体操作过程以及带领者在其中所起的作用。前期准备主要让大家认识团体沙盘游戏辅导的"软件"和"硬件"，包括对带领者的素质要求、参与者的筛选和团体沙盘游戏辅导室的设置等。之后让大家学习团体沙盘游戏辅导过程中不同阶段的不同目标、任务、特点和带领者的功能与任务等。

一、团体沙盘游戏辅导前期准备

1. 对带领者的素质要求

想要成为一名合格的团体沙盘游戏辅导带领者，除了掌握基本的理论和知识、进行实操训练外，还需要具备以下五种核心素质。

（1）做足够好的"容器"

"容器"中的"容"就是包容、接纳，"器"就是器皿，合起来就是"能容纳的器皿"。在团体沙盘游戏辅导中，带领者要为参与者提供一个自由与受保护的空间，在沙盘中允许参与者表达，不用言语或行为强制干涉参与者沙游作品的创作，也不让他人打扰沙盘游戏的进行，为参与者提供自由表达的心理容器。带领者要包容、接纳参与者，内在需要有一定的空间，不能对参与者有任何预设的评判和成见。

（2）尊重的态度

带领者要做足够好的"容器"，首先要有尊重的态度，这既包括尊重人，也包括尊重规则。尊重人，要求带领者尊重每一位参与者，不因参与者的年龄、性别、职业、受教育水平、性格特征和经历等不同而区别对待，对参与者在沙盘游戏过程中的表达持尊重态度，提供高质量、无条件的关注与陪伴，对参与者的每个表达采取"不点评"的态度。沙盘游戏是一个非言语性的工作过程，除了用几句开放式的话语进行引导外，带领者更多的是倾听参与者的诉说，出现"你可以（把沙具）放这里""你们盘的这个沙具真像……""我希望有人在这里放一个沙具"等话语是不合适的。即便是在讨论和分享环节，带领者也不应带有"评价"的态度，如"你们这样做我很满意""我觉得你这样是不对的"等话语是不合适的。

在团体沙盘游戏辅导过程中，带领者要保持尊重的态度可以从以下五个方面入手。

第一，提供高质量的陪伴与关注。比如，一位参与者在团体沙盘游戏辅导过程中触碰到了令他伤感的点，开始哭泣。带领者默默地递过纸巾，或告知他可以使用某种方法来控制情绪，都不是高质量的陪伴与关注。在参与者不想被打扰的情况下，这些行为会让其感到攻击性。我们这里所讲的陪伴和关注，是一种"此时无声胜有声"的状态。高质量的陪伴与关注是关注参与者每一个时刻所连接的生命在当下的美好。陪伴与关注体现在整个经历上，这个经历可能是过去的，可能是当下的，也可能是指向参与者未来的。

第二，对参与者的观点和表达不进行价值点评。例如，一位参与者在沙盘中放了一只蜘蛛，另一位参与者放了几只蝴蝶。放蜘蛛的认为它能织网，网上还能放很多东西；放蝴蝶的认为蜘蛛很可怕，有攻击性、有毒，会伤害周围的蝴蝶等生物。蜘蛛和蝴蝶，两者没有优劣之分、好坏之别，都有作为生命存在的价值，因此带领者不需要也不能对不同观点和意见进行价值取向性的点评。

第三，主动倾听参与者的描述。在团体沙盘游戏辅导中，带领者有责任维持规则、把控节奏，但主角依然是参与者，他们的表达和描述要被倾听，而且是被主动倾听。有时，参与者出于对带领者的尊敬会问："老师，你看我们的沙盘怎么样？"这时，带领者可以说："我们一起来看一看，这里是……这里有个……"然后，让参与者描述或表达他们的联想、看法、感受等。带领者不是不可以分享，而是要尽量少分享，要把空间开放给参与者，尽量让参与者表达，因为团体沙盘游戏辅导的目的不是让参与者接受带领者的观点，带领者也不是老师，不能为每个人提供"标准答案"。

第四，讨论和分享时不予评价。每一轮次之后和所有轮次结束后，参与者都会对所塑造的沙盘进行讨论和分享。带领者要起平衡和推动的作用，有人表达太多不给其他人留时间，有人总是沉默不语。但必须注意的是，带领者的话语不能带有评判性。比如，"我觉得这样放有些不对，你们可以再讨论讨论"就是带有评判性的。评判性是对参与者的不尊重，因为他们来参加团体沙盘游戏辅导不是为了带领者，而是为了更好地了解自己，更好地在团体中跟别人相处。因此，在工作过程中，带领者要尽可能用描述性的、中性的、不评价的方式来引导和推动讨论。

第五，不随意离开、移动位置或做与团体沙盘游戏辅导无关的事情。在团体沙盘游戏辅导的整个过程中，带领者的一言一行都会受到参与者的关注。活动开始时，参与者围绕沙盘选好位置坐下后，带领者也要在旁边选好位置坐下，并且每一次都要回到这个位置上，不可以随意改变。那些与团体沙盘游戏辅导无关的动作或行为都会干扰活动氛围，破坏规则，也可能使得参与者失去参与活动的意愿，因此带领者要尊重并严格执行这一基本规范。

（3）共情的能力

共情是指理解和体验他人内心世界的能力。这是人本主义心理学主要代表人物之一罗杰斯提出的一个心理学概念，也有人称之为同理心、同感、投情、神入等。"所谓同感共情就是咨询师穿上患者的鞋子，来观察体验患者的体验。"[①]在团体沙盘游戏辅导活动中，带领者去感受参与者的感受，感受团体当下的状态，这时所呈现出来的感觉就是共情。

共情并不是一种高深的、不可企及的能力，相反，它是社会中人们建立关系的一个基本法则。朋友开怀大笑时，我们也会感到愉悦，朋友哭泣伤心时，我们也会感到悲伤难过，这就是共情。共情的基础是换位思考，但绝不是以自己的感受来代替对方的感受，而是真实地感受对方的感受，与对方共同拥有或者说分享某种情感和感受。

（4）协助和支持的能力

在团体沙盘游戏辅导活动中，提供协助与支持也是带领者的一种重要能力。带领者需要在团体中发挥沙盘场景和意象的力量去协助与支持每一位参与者。在沙盘中出现的任何一个意象，如一座房子、一块石头或一只小鸟，都会让参与者产生很多联想，从而引起参与者的情绪或增加参与者的领悟。

在团体沙盘游戏辅导中，并不是每位参与者都只能分享自己摆放的沙具或塑造的沙形所引起的感受，每位参与者在沙盘中所呈现的沙具或塑造的沙形都是团体的一部分，所有人都可以分享。这就需要带领者的协助和支持，以帮助参与者更好地感受和体验。比如，沙盘中的草地上摆放了一只造型可爱的小猫沙具，能让人想起小时候养猫的美好

---

① 高岚. 团体沙盘游戏辅导[M]. 北京：中国人民大学出版社，2023：79.

经历，想起跟小猫玩耍的情景，过去的很多记忆就被唤醒了，团体或个体的理解、感受、体验就会变得更丰富、更饱满。带领者的协助和支持可以帮助参与者从认知层面向下走一点，进入个人故事的叙述，让每个人都能通过沙盘走进一个意象，让它的象征性的、个人的意义在团体中涌现出来，唤醒参与者的个体情绪感受，从而让团体成员在意识层面觉察到的东西越来越多。

（5）自我成长的能力

要想成为好的带领者，必须有自我成长的意识和能力，这需要从以下三个层面入手。

其一，在意识层面，带领者要不断学习相关理论和技术，阅读相关书籍，听专家讲座，进行系统的课程学习。

其二，在情感层面，带领者要自己多做沙盘游戏、增加体验。理论学习只能让带领者在认知、思维和语言层面知道这是什么、应该怎么做，但团体沙盘游戏辅导会触及人与人之间的关系和参与者的感受，这就不是仅仅依靠理论学习能解决的了。比如，我们经常说情绪有积极和消极之分，没有好坏之分。愤怒是消极情绪，但这并不是说愤怒情绪完全不好，就像矛盾与冲突是社会生活的必然，与之相应的情绪反应——愤怒——则是生命本身的能量，它不是多余的或完全有害的东西。

其三，在实践层面，带领者要接受一定的专业督导。团体沙盘游戏辅导涉及个体意识化的态度、倾向、情绪和感受，每位参与者的能力和能量不同。团体沙盘游戏辅导中的每位参与者都不是仅仅与带领者产生联系，还会同时和其他参与者产生联系，因此带领者需要关注和面对的人际关系也比一对一的咨询更为复杂多变。带领者个人的体验不足以让其了解所有可能的情况，理论和技巧的学习也不足以囊括所有现实发生的可能性，此时接受专业督导就成为带领者解决自己在工作和体验过程中遇到的问题、反思自己工作和体验的过程并不断成长的必由之路。督导应当是长期进行的，频率一般是带领团体活动3～5次接受1次督导。

2. 参与者的筛选

在实际操作过程中，带领者要知道，并不是所有人都适合参加团体沙盘游戏辅导。也就是说，团体沙盘游戏辅导的参与者要有能力和意愿检视自己的人际行为，有基本的社交能力与觉察能力，并且能够在团体沙盘游戏辅导过程中暴露自我，与其他参与者互动之后能够接受他人反馈并给予其他参与者反馈，并在沙盘游戏辅导和现实生活中改变自己的行为。所以，在招募参与者时，带领者应对报名者进行筛选，判断其是否适合参与团体沙盘游戏辅导。

带领者可以在入组之前进行信息收集，如果报名者存在精神障碍，则该报名者不适合进行团体沙盘游戏辅导。部分参与者可能在入组前的信息收集中没有呈现出该部分内容，带领者就要在工作过程中观察每位参与者，如果有参与者出现严重的团体内对抗、冲突，且不可调和，就需要观察并转介，并阻止其继续参加团体沙盘游戏辅导。

（1）成年团体沙盘游戏辅导参与者的筛选

具体来说，成年团体沙盘游戏辅导参与者的筛选可以通过个别会谈、心理测验等方式，了解参与者参与的动机、强度、个人成长史等，这样带领者可以预判他在接下来的团体沙盘游戏辅导中可能会出现的行为。

（2）儿童团体沙盘游戏辅导参与者的筛选

团体活动的局限之一是带领者无法花费大量的时间和精力去确定和解决团体中某个个体单独的、个别的需要，因此情绪或行为问题突出的儿童更需要个体辅导，等到个体辅导进行到一定阶段，经过评估之后再纳入团体辅导中来。所以，儿童团体沙盘游戏辅导可能不适合所有的儿童。

（3）知情同意协议

带领者通过以上筛选确定参与者后，在团体沙盘游戏开始前，还要和参与者签订协议。协议一般包括以下几方面内容：①工作设置、安排次数、采用什么样的技术等；②带领者背景资料，尤其是受训背景；③团体沙盘游戏辅导涉及的费用与开支；④参与者在整个过程中可能会遇到的心理风险，讲明如果太难受是可以考虑退出的；⑤伦理问题，如什么情况下是要解密的、哪些是可以做的、哪些是不能做的，解释清楚该做的和不该做的；⑥是否可以录音、录像（如果有参与者不同意，那么必须放弃）；⑦整个过程中的自由退出权，即讲明如果感觉不舒服，是可以叫停的，但退出后又想回团体也是需要一些章程的，比如需要团体成员经过商量以及大家都同意，且当事人需要做出详细的澄清和解释，否则对其他人可能造成伤害；⑧团体内的保密协议，如果参与者年龄在18岁以下，协议可由其监护人代签，但是在团体沙盘游戏开始之前需要让参与者本人知道上述第①④⑤⑥条内容。

3.团体沙盘游戏辅导室的设置

团体沙盘游戏辅导室的基本设置与个体沙盘游戏室相同，基本要件都是浅盘、沙具、陈列架和水，只是在数量与空间上有一定的区别。团体沙盘游戏辅导室要在基本的个体沙盘游戏室的基础上，做工具数量和活动空间的扩展，做出符合团体活动的考虑与设计。比如，要有可以让团体沙盘游戏辅导参与者都坐下的椅子和位置，以及让他们参与沙盘游戏时可以一起观看或参与的活动空间等。团体沙盘游戏的操作模式不同，如果是采用多人共用一个沙盘的模式，可以根据人数选择能满足需要的基本的沙盘游戏室或在此基础上适当扩展空间。如果是采取一人一个沙盘且每次多个沙盘同时进行的模式，就需要考虑更多的沙盘工具和更大的空间。

二、团体沙盘游戏辅导的阶段与任务

在团体沙盘游戏辅导过程中，由于参与者的特殊性以及团体内部错综复杂的人际互动及关系，各个团体呈现出独特的发展历程；然而无论团体类型、会面次数或带领者领导风格有何差异，团体通常会经历四个阶段，即初始阶段、过渡阶段、工作阶段以及结束阶段[①]。团体沙盘游戏辅导带领者识别每个阶段，并关注各阶段目标、特点及任务，是非常重要的。

1. 初始阶段

初始阶段通常用来相互介绍并讨论一些诸如团体的目的、可能出现的事件、基本规则、舒适水平以及团体内容等主题。在这个阶段，参与者评估自己和其他成员在团体中可以舒适地与他人交流个人经历的水平。

（1）阶段目标

这个阶段的目标主要是建立联系，营造安全互动的氛围，即团体沙盘游戏辅导参与者之间、团体沙盘游戏辅导带领者与参与者之间建立联系，营造安全互动的氛围，促进对自己的理解和接纳。

（2）阶段特点

此阶段团体沙盘游戏辅导参与者之间的互动交往多呈现出接近与疏离的特点。

一方面，当团体形成时，大多数参与者会呈现出亲社会行为，有融入团体的欲望，保持着社交性的互动模式；他们会小心翼翼，避免与他人发生冲突，想要保持良好的公众形象，使言行举止符合社会规范。

另一方面，在团体形成初期，参与者对团体规则与特征不熟悉，也未有机会深入了解其他参与者及带领者，他们之间的交流互动往往倾向于表面化，意见尽量保持一致；与他人相处时保持安全的心理距离，通常不会对自己及他人在团体中的行为进行深入探讨，尽量与他人保持和谐的关系。

（3）阶段任务

首先，让团体沙盘游戏辅导参与者在团体中感觉到安全，协助其相互认识并建立起彼此之间的信任感。参与者在团体中安心自在，成员之间达成基本信任，是团体自由表达的首要保障。如果没有信任感，团体沙盘游戏辅导的互动就会流于表面，无法有效协助参与者实现心灵成长。

其次，让团体沙盘游戏辅导参与者进一步明确团体沙盘游戏辅导的目的，即参与过

---

① 高岚. 团体沙盘游戏辅导[M]. 北京：中国人民大学出版社，2023：107.

程中觉察自己、了解自己同时有机会觉察别人和了解别人。在初始阶段，可促进参与者对个人目标及状态的初步了解，尝试了解其参与团体的重要理由或是对未来的期待，以免团体失去焦点而流于社交性质的人际团体。

再次，帮助所有参与者参与团体规则确立的过程，了解团体的基本历程。设定和参与讨论团体规则且达成共识，在初始阶段是非常重要的。团体沙盘游戏辅导参与者来自不同的领域，且未必有参加团体沙盘游戏辅导的经验，再加上个人独特的差异，假如没有一些特定的规范或可依循的规则，团体成员常常会很难磨合，或需要更多时间去摸索以便达成共识。

最后，引导参与者表达个人感受和想法。在初始阶段，营造自由与受保护的空间，让参与者在团体中尝试表达个人的想法及感受，但部分参与者较难做到，因此参与者需要在此阶段学习如何在团体中表达个人想法及感受，以便顺利过渡到下一阶段。

（4）带领者功能与任务

团体沙盘游戏辅导带领者在整个团体沙盘游戏辅导过程中扮演着重要的角色，发挥着重要的作用，其不仅要关注团体各个阶段的任务和目标，还要留意参与者之间的关系以及成员在团体中的参与情况。

首先，引导参与者相互认识，建立信任感。参与者短时间内认识彼此，离不开带领者设定的有效率的彼此介绍与认识的环境；带领者可以通过引导参与者自我介绍、破冰游戏等方式来增进参与者之间的认识，并且感受到在遵守基本规则的情况下，可相对自由地选择及摆放自己的沙具。

其次，引导制定团体基本规则，明确团体沙盘游戏辅导目的。带领者需要参与并引导成员制定团体的基本规则，强调团体契约的重要性。例如，守时、尊重、保密对团体沙盘游戏辅导团体而言都是非常重要的基本规则。另外，带领者要告知参与者团体的属性和特质，再次明确团体沙盘游戏辅导的目的。

最后，尽量鼓励每位参与者都参与表达，但不强求沉默者发言。每个团体都有特别愿意表达的参与者，也极大可能存在一些沉默寡言的参与者。带领者可用鼓励、支持、抱持的态度来面对不愿意分享的、沉默的参与者。一般而言，带领者必须让参与者了解，他们可以自己决定谈论多少、分享到多深入，也能自主选择要揭露还是隐藏事实，还要提醒参与者在这个过程中留意自己的感受。带领者要从感受而非评判的角度来介入工作，也要引导、示范和提示参与者对内在感受进行表达，而非使用解释或评论等理性表达方式。

2. 过渡阶段

经过初始阶段美好的"蜜月期"后，参与者开始尝试冒险，试探性地自我揭露，也开始较多地出现忠告和建议等行为，团体的情绪问题开始显现，内部冲突和矛盾开始出现，团体由初始阶段逐渐转向磨合与凝聚的过渡阶段。

（1）阶段目标

过渡阶段的目标是，团体沙盘游戏辅导参与者通过自由的探索、观察自己与他人，促进对沙盘、对自己、对他人的理解，实现人际关系的深入，在倾听与感受他人的同时，找到可以帮助自己有效应对问题的资源与方法。

（2）阶段特点

此阶段团体沙盘游戏辅导参与者开始出现困惑、试探、犹豫等行为，进而开始需要面对内部冲突与矛盾，因此团体沙盘游戏辅导参与者容易出现焦虑情绪，并产生防卫心理。

在初始阶段，参与者较多关注是否被认可、赞赏，并积极投入团体；而在过渡阶段，团体的重心有所转移，支配、控制和权力等问题成为关注的焦点，团体中可能会出现对抗、相互攻击、防御、社交与沟通等，团体内的矛盾冲突和控制开始增多，团体参与者之间的冲突尤为明显。

另外，团体沙盘游戏辅导参与者在此阶段很容易表现出对带领者的抗拒和挑战。对带领者产生敌意是团体发展过程中不可避免的现象。参与者对带领者早期的矛盾情绪与参与者自我审视、自我揭露的阻抗交织在一起。最初，参与者很有可能对带领者抱有不切实际的期望，以至于在过渡阶段对其可能产生失望，团队成员开始审视带领者的行为。

（3）阶段任务

人类团体不可能消除冲突，无论团体规模大小，都是如此。假如冲突被否认或压制，它们将不可避免地以其他迂回的方式表现出来。就整个团体发展过程来说，冲突是无法避免的，如果缺少了它，反而使团体进程受阻。此外，如果冲突没有超过参与者的容忍度，同时团体又建立了恰当的规范和规则，那么此辅导团体可以合理地利用冲突，推动团体进一步发展。

在过渡阶段，团体沙盘游戏辅导参与者之间以及和带领者之间所出现的冲突及对抗不断呈现，学习如何面对、认识以及处理这些冲突和对抗是团体参与者在此阶段的主要任务。在团体中，我们需要通过沙盘工作让所有的参与者理解：冲突也是团体中和个人生命中非常重要的能量。在每个个体的成长过程中，冲突都无法避免且有存在的必要，正是冲突和平衡带领着个人更好地成长。冲突也是团体成长非常重要的动力，既有冲突又有平衡的关系才会让团体变得更真实。

（4）带领者功能与任务

首先，带领者要协助参与者建立自我表达的模式，提供鼓励和挑战，维持团体在挑战和支持之间的平衡，帮助参与者面对冲突和负面情绪。带领者要使参与者能够自在地、大胆地表达冲突，而不是用回避、防御的方式；带领者在冲突维持和负面情绪充斥的过程中，要让每一位参与者在团体中都能自由安心地表达自己的冲突、对抗、抵触，这是带领者和团体共同面对的挑战。

其次，带领者在参与者被攻击时，要协助参与者尝试接受挑战，学习如何表达自己并与他人进行沟通。当参与者相互之间产生矛盾冲突，进行攻击与否认时，带领者需要让团体成员留意并尝试如何进行有效的沟通。

再次，带领者要引导参与者认识和表达感受，解决问题。参与者在面对冲突和对抗时，可以通过表达感受来解决当前的问题；带领者帮助参与者通过自由的探索、观察自我与他人，促进参与者对沙盘、对自己、对他人的理解，实现人际关系的深入，找到有效解决冲突的资源与方法。

最后，带领者要帮助参与者划清人际界限，避免过度卷入。无论是参与者彼此的卷入，还是带领者卷入任何一种对立、冲突的状态中，都是需要特别小心的。

3. 工作阶段

工作阶段是团体过程的核心，这个阶段团体沙盘游戏辅导参与者开始较为深入地习惯地谈论自己；团体的凝聚力增强，能就逐渐减少的冲突进行讨论，并能在团体中相互学习并获得收获。所有成员在团体中都营造了自己的微观世界，并表现出各自的人际交往模式。如能得到带领者及时有效的引导，每个成员都将开始逐步认识自己的人际交往风格，并尝试新的行为模式。

（1）阶段目标

工作阶段的目标是：团体沙盘游戏辅导参与者进行反思调整，拓展自我与增强适应能力，通过对参与者之间差异性的觉察来促进自身反思与调整。

（2）阶段特点

首先，团体的凝聚力增强，参与者对团体的信任感增加，冲突逐渐减少。到了工作阶段，团体进入真正的"同盟期"，整体上会允许参与者有不一致的观点存在，团体的冲突逐渐减少，即使出现冲突，参与者也能迅速主动协调，并进行讨论从中获益。

其次，参与者愿意自我表露，他们之间的沟通更深入，更关注此时此地。自我表露会带来参与者之间更深入的沟通，使得他们更加关注彼此，更能接纳彼此。这个阶段团体成员会有更强的共情能力。

最后，参与者之间的承诺和改变增多，展现出亲密的关系，以及主动且持续地给予彼此支持的状态；参与者主动进行更多的自我觉察，认知重建增多，充分体验到观察学习的乐趣与自由。

（3）阶段任务

相较于前两个阶段，工作阶段的参与者全身心投入，可以坦诚地表达自己的想法、与团体其他成员讨论自己关心的主题，并提供和接受反馈。这个阶段参与者允许团体内有不一致的观点存在，能坦然面对彼此，接纳彼此之间的冲突，并迅速主动协调和讨论。

所有参与者在这一阶段都要为他人提供挑战和支持，互助行为增多，且能够主动地寻找彼此的异同。参与者在团体中会做出行为的改变，在生活中实践新的技能和行为，并就体验和感受进行深入交流。

（4）带领者功能与任务

首先，带领者要协助参与者认识自己，认识到自己习惯什么样的方式，而其他成员习惯于不同的方式；引导参与者更好地认识自己，了解自己的优势和不足。

其次，带领者要鼓励参与者从自身角度发表不同的意见，且彼此尊重和关怀。带领者必须为引发参与者讨论做好准备。为了激发团体发言，带领者可以运用各种练习技巧和活动，或用一些问题或评论来鼓励参与者发言与讨论。

再次，带领者要善于运用对质技术，引导话题走向，聚焦沟通的意义。在使用对质技术时，带领者应鼓励所有参与者提出自己的证据，探讨其可靠性，分辨哪些是不能确定的、哪些可能存在问题等；让参与者陈述当下的动机，以及自己的沙游作品所表达的意义。

从次，带领者要协助参与者把领悟转化为行动，帮助参与者关注和理解自己的变化，并鼓励参与者将体验到的变化用行动表达出来。

最后，带领者要协助参与者解决个人问题，示范有效行为。

4. 结束阶段

在结束阶段，参与者回顾团体历程，有机会整合自我并展望未来，同时在人际层面，参与者互相道别等。在这个阶段，参与者共同讨论他们学到了什么，发生了怎样的改变，以及计划怎样在生活中运用学到的东西；参与者也可以彼此道别并处理"团体结束"这个问题。

（1）阶段目标

结束阶段的目标是让参与者逐步从沙游中回归生活，增强心理弹性与领悟，促使参与者更清楚自己的人格特点，找到人际关系的平衡点。

（2）阶段特点

在结束阶段，参与者之间很快就要告别，相互陪伴的旅程即将结束，所以更容易激起离别情绪，通常会对团体成员表现出不舍和留恋。

另外，团体成员之间的关系开始变得松散，表现出对外界的担心。有时，为了协助个体更好地与这个团体分离，更好地与现实中的团体连接，团体会特意变得松散。团体沙盘游戏辅导过程中稳定而持续的接纳，会让参与者对团体产生依赖，然而当参与者跟现实的团体建立连接时，难免会产生一些担忧、焦虑的情绪。

（3）阶段任务

结束阶段的首要任务是鼓励参与者表达和处理离别情绪。可以引导参与者进行回顾，例如在这个团体中，自己觉察到了什么、感受到了什么、体验并收获了什么等。

结束阶段的另一个任务是整理、巩固效果并运用于生活。参与者需要整理自己在这个团体中的收获，讨论在未来的生活中可以如何运用它们，逐步从沙游中回归生活，增强心理弹性与领悟。

（4）带领者功能与任务

在此阶段，团体沙盘游戏辅导工作即将结束，带领者需要给予参与者充足的表达机会；同时促使参与者认清自己的人格特点，理解自己的优弱势，找到自己在团体与人际关系中的平衡点。

带领者需要协助参与者处理离别情绪。首先，团体讨论离别与分离议题；其次，感受离别忧伤，分享讨论情绪的强烈程度；最后，将情绪剥离开来。带领者要处理尚未完成的工作，继续给予和接受反馈，提醒参与者保密，提供继续学习或进一步服务的资源。带领者需要评估团体效能，帮助参与者体验与总结在团体中的收获、感悟和成长。

三、团体沙盘游戏辅导的活动规则

团体沙盘游戏辅导主要通过团体内的人际交互作用及团体沙盘游戏过程中呈现的画面来发挥作用。为使团体沙盘游戏辅导顺利开展，明确相应的活动规则尤为重要。在团体沙盘游戏辅导进程中，要想让参与者积极投入游戏过程，带领者和参加者要清晰了解团体沙盘游戏辅导的目的，遵循团体沙盘游戏辅导整体工作原则。带领者在操作过程中要对时间设置以及主题设定等进行考量，并依据参与者年龄阶段特点选取更合适的团体沙盘游戏辅导模式。操作的每个阶段都对带领者提出了相应的要求。

1.团体沙盘游戏辅导工作原则

团体沙盘游戏辅导作为一种团体辅导建设与心理教育工具，其目的不在于治疗，因此整体工作原则主要集中于意识水平，而不进行无意识层面的讨论和理解。如果参与者在这一过程中呈现出深入探讨与个人成长困境或创伤相关话题的需求，带领者可以建议其接受个体辅导或个别化分析。

团体沙盘游戏辅导强调团体的意识性心理活动，需遵循以下四个基本原则。

（1）注重身体参与

团体沙盘游戏辅导重视身心两个层面，重视身体的表达和手在"说"什么。沙盘游戏涉及多个身体系统，包括身体的运动、触觉、视觉、抓握和移动（沙具）等。在参与者开始触摸沙子、选择沙具时，就已激活了情绪和记忆，他们通过手和身体的动作来表述感受、想法、体验与思考。而当沙盘启动身体体验时，参与者会更容易进入"真实的关系"，促进真实心理的表达与呈现。

（2）进行象征性表达

在沙盘游戏过程中，参与者所制作的沙画、所使用的沙具常常超越沙画和沙具本身的现实意义，是参与者内心的一个象征性表达。在团体沙盘游戏辅导活动过程中，不同的参与者会选择不同的沙具去搭建他想象中的世界，不同参与者对同一件沙具、同一个场景可能会有不一样的象征性解读，团体内的个人特征以及个人之间的异同通过象征在多个层面可视化地呈现出来。

（3）以游戏的方式进行

在团体沙盘游戏辅导过程中，参与者借助水、沙子和沙具来进行表达，不受困于自我能力的差异，自在地参与活动，更有利于保持参与的自信与热情。同时，沙具类别众多，类型广泛，沙具组合呈现出来的场景极其丰富多样。每个团体每次呈现的沙画与参与者的感受都不相同，对团体来讲，这往往会带来新鲜感，可以吸引参与者持续投入，并保证参与者关注团体中的所有互动。

（4）关注实效性的过程

在团体沙盘游戏辅导过程中，每位参与者都需要照顾和统合其他参与者的想法和目标，同时需要表达自己的意识及行为。可以说，在团体形成的过程中，每位参与者都得到了他人的理解并实现了自我成长。团体沙盘游戏辅导中的活动规则、主题以及自由进行的活动设置，拟合了人在现实生活中所面临的可能的关系方式。再加上不同的游戏主题，团体沙盘游戏辅导中呈现的画面、关系更是纷繁复杂，拟合了我们在生活中所看见的大千世界。

2. 团体沙盘游戏辅导操作过程及其对带领者的要求

直到20世纪60年代中期，有关个体和团体心理辅导的时间长度才固定下来。许多团体辅导的带领者在时长为80～90分钟的团体中能够运作得最好。他们认为，即使非常成熟的团体完成各个阶段，至少也需要60分钟。而更长一点的时间，如团体辅导进行2小时后，带领者和参与者会达到生理极限，带领者显得力不从心，工作效率大打折扣，参与者往往因感到疲倦或厌烦而不能坚持。

团体沙盘游戏辅导作为团体心理辅导领域的新型应用，遵循团体心理辅导的各项原则。单次团体沙盘游戏辅导持续的时间，我国学者高岚等认为设置为60～90分钟较为合适，具体时间可根据实际情况做出调整。具体操作过程可以分为三个阶段，即引入阶段、沙盘创作阶段以及分享讨论阶段，每个阶段都对带领者提出了一定的要求。[1]

---

① 高岚.团体沙盘游戏辅导[M].北京:中国人民大学出版社,2023:94.

引入阶段是参与者与带领者以及参与者之间建立关系、进入并形成团队氛围的阶段。在这个阶段，带领者可以通过不同的方式形成积极的团体氛围。例如，在第一次沙盘游戏时，给予每位参与者一些时间进行自我介绍，让参与者触碰沙子以及感受沙子、冥想、放松等，都可以作为引入方式。在这一阶段中，带领者需要讲解沙盘创作的规则或主题，确定主要的方向。其间，邀请参与者参与团体规则的制定，形成良好的团队氛围。

沙盘创作阶段是参与者根据规则、主题（有时候也可能无主题），进行沙盘创作的阶段。在这个过程中，带领者要扮演好"容器"的角色，使用恰当的引导语带领参与者进行沙盘创作以及提醒其按规则行事的同时，认真聆听、全身心投入陪伴，必要时做记录。创作过程中即便有讨论环节，带领者也应避免发表个人见解。

沙盘创作阶段结束后，进入分享讨论阶段。在这一阶段，带领者要尽量鼓励参与者发表看法，同时用支持、抱持的态度面对不愿意分享的参与者，引导参与者对内在感受进行表达，并启发他们思考。

在团体沙盘游戏辅导过程中，带领者可根据需要进行拍照和记录，但应避免当着参与者的面拆除沙盘，可选择在参与者走之后再拆除沙盘。

一般情况下，团体沙盘游戏辅导的频率可以是每周1～5次。不论次数多少、操作形式如何，单次团体沙盘游戏辅导基本遵循如上所述的三个阶段来开展。

3.团体沙盘游戏辅导主题设定规则

团体沙盘游戏辅导是团体辅导的一种形式，一般而言，适合团体辅导的主题也适合团体沙盘游戏辅导。然而，在主题的设定方面，团体沙盘游戏辅导既可以没有主题，也可以预先设定主题。

不设定主题，参与者可有更多机会自由表达和创作，但部分参与者可能会犹豫不决，不知道该拿哪种沙具，或者想要表达的东西很多而具体用哪个沙具来表达又很难决定，耗时长，拉长沙盘创作的整体时长，令分享讨论环节时间减少，降低了团体沙盘游戏辅导的效果。

如果设定主题，团体目标相对明确，参与者能快速进入沙盘创作过程，但会限制参与者的想象与自由表达，参与者也有可能对某次预定的主题没有强烈的表达欲望，进而影响分享讨论环节参与情况。

是否设定团体沙盘游戏辅导主题，需要根据团体沙盘游戏辅导的目的以及带领者和参与者的具体情况等综合决定。在团体沙盘游戏辅导的主题设定方面，我国学者高岚等总结出如下几个方向：其一，与团体目标和团体特性相关，如情绪调控、人际交往、能力锻炼与提升、不同生命阶段等；其二，与个体自我发展和成长相关，如认识自我、接受自我、他人眼中的我、自我在生活中的角色等；其三，受特定组织邀请而共同拟定的主题，如新员工入职、团队建设、突发性事件应对等。

4　不同年龄阶段团体沙盘游戏辅导的操作规则

团体沙盘游戏辅导作为一种成长性团体辅导，涵盖4岁及以上无严重人格障碍、无干扰性强的心理疾患的个体，因此创立一个团体沙盘游戏辅导团体，需要留意参与者的发展年龄，并依据参与者的年龄特征来设定相应操作规则。

面向儿童的团体沙盘游戏辅导主要分为低龄儿童团体沙盘游戏辅导和青少年团体沙盘游戏辅导，其中青少年团体沙盘游戏辅导规则可参照成人的方式进行制定。而对于低龄儿童，他们正逐渐"去自我中心化"。一般来说，能关注他人的想法与行为、能与同伴合作的儿童，才达到了参与团体沙盘游戏辅导的发育程度。低龄儿童有时候会进行合作游戏，有时候则各自进行个别游戏。他们会在不同游戏类型之间穿梭。这个年龄阶段的儿童相对好动，在遵守规则方面存在一定的难度。

因此，对8岁及以下的幼儿而言，进行限制式团体沙盘游戏辅导是很困难的，一般进行的是无规则的自由式团体沙盘游戏辅导。其中，无规则指的是没有轮次、没有摆放顺序、没有分享要求等规则；为使团体沙盘游戏辅导顺利进行，带领者还是要设置一些基础规则。如，沙具、沙子、水都只能在沙盘中玩，不能故意损坏沙具，游戏过程中不能伤害自己或他人，可以移动或拿出自己的沙具，欲挪动他人沙具要同其他参与者协商，约定时间内结束，等等。

相较于低龄儿童，青少年和成人则可以参加限制式团体沙盘游戏辅导，即在团体沙盘游戏辅导开始时便讲明规则，带领者对团体沙盘游戏辅导的轮次、沙具的摆放顺序、分享的内容等提出一定的要求。青少年及成人团体沙盘游戏辅导也存在两种形式：一种是一位带领者、一个沙盘；另一种是一位带领者、多个沙盘。无论采用哪种形式，一个沙盘最多容纳的参与者均不得超过7位；在实际操作中，一般以一个沙盘对应5～6位参与者为宜。

03

第三节　团体沙盘游戏辅导活动示例

本节将通过展示一个心理成长团体沙盘游戏辅导教学案例[①]来帮助学习者更直观地理解团体沙盘游戏辅导的实操过程。该教学案例的设定背景是某大学心理成长俱乐部根

---

① 已得到设计者、带领者与参与者的授权。部分内容和图片已做隐私处理，相关内容根据教学需要做了整理。

据需求不定期举办团体沙盘游戏辅导活动，以促进大学生自我认识、自我接纳、自我调节、自我发展，增进其人际适应和社会功能。本教学案例选自该俱乐部某一期的团体沙盘游戏辅导活动。

此教学案例包含6次活动，比较全面地呈现了团体沙盘游戏辅导的操作模式。本教学案例的主要目的是服务于教学，帮助大家学习和理解相关知识，而非提供一个标准模板，亦非一个简单的活动记录，相关内容根据教学需要做了相应整理。

一、团体沙盘游戏辅导参与者的基本信息和诉求

1. 基本设置

某大学心理成长俱乐部在五一期间组织了为期3天的团体沙盘游戏辅导活动。此次活动共招募了5位在校大学生。活动每天开展2次，共6次，每次90分钟。参与者参加活动无须缴费。活动邀请感兴趣的学生自由报名。

2. 目标

通过团体沙盘游戏辅导促进参与者认识自我，理解他人，识别自己和他人交往模式的不同，协助参与者发展能力、改善关系，进而让每位参与者在活动中得到反思和成长。

3. 成员筛选和准备

经过专业诊断判定患有精神障碍的学生，不予入组。正处于急性创伤或高度情绪紧张状态的同学，不予入组。不能全程参与6次活动的学生，不予入组。对人群感到不适、排斥人际交往的同学，不予入组。

4. 成员基本信息

参与成员为在校大三学生，5位参与者均为女性。这5位中，2位（3号和5号）在一个班级，3位（1号、2号和4号）在另一个班级。她们所学的专业都是应用心理学。年龄为21～23岁。

5. 成员诉求

1号成员在家里和父母相处时容易被父母的情绪和建议左右，缺乏不被父母影响进而保持自我独立的能力；在学校和同学关系良好，但真心朋友很少，把握不了结交朋友的度，也容易因主观看法而立即对他人产生偏见从而拒绝他人的友善并躲避起来。临近毕业实习，她对自我缺乏清晰的认识，无法做出职业选择，想法也容易受到外界影响，因而经常陷入茫然的状态，同时自己也会经常逃避这个问题。

2号成员在生活中经常感到迷茫，在临近毕业阶段，这种迷茫感更是强烈。在人际关系方面，2号成员很渴望拥有亲密关系的朋友，但总无意识和周围人保持一定的距离，因此自己十分矛盾。她经常觉得自己是冷漠、无情的，朋友评价自己是个非常理智的人。

3号成员性格活泼开朗，和室友的关系良好，喜欢帮助他人。但是当她遇到他人提出的一些违背自己意愿的请求时，通常不会拒绝，并为此感到苦恼。在家庭关系中，父母觉得她非常不注意细节，嘱咐她的事情她经常会忘记，因此父母一般不会把重要的事情交给她。

4号成员和陌生人接触时会手足无措并感到尴尬。她知道家里人是爱自己的，但是和家里其他成员的关系比较冷淡。她平常很少主动给家里打电话。目前她不知道怎样和家庭成员互动交往，不太会表达自己的感情。

5号成员来自农村，刚入学时能与宿舍成员友好相处，但慢慢地与舍友减少了交流。当她反应过来时，舍友们已经互相成为好友，而自己"落单"了，因此她在宿舍生活中常常感到孤独。在成长期间，奶奶是她的主要照顾者，妈妈只在幼儿园时期对她有过一段时间的照顾和陪伴。之后，爸爸、妈妈就外出工作了，直到她上初中妈妈才回到家里。目前，她和家庭成员间很少有交流。妈妈因为在她的成长中没有很好陪伴和照顾她，对她感到很愧疚，所以想要加倍补偿，但她对母亲的过度关心感到烦躁。

6.知情同意

所有参与成员均签署了团体沙盘游戏辅导的知情同意书与伦理守则。

二、辅导过程

1.团体沙盘游戏辅导活动整体安排

团体沙盘游戏辅导活动采取的模式包括主题式、无主题式、投票制、特权制等。为增强团体活动的趣味性和团体动力，根据学生参与度的逐渐深入和无意识的碰撞程度，这6次活动交叉使用上述4种模式。具体安排如表5-5所示。

表5-5　6次沙团活动的具体安排表

活动轮次	模式	操作程序	活动目的
第一次	无主题投票制	团体沙盘游戏辅导中的投票制	1.促进两个班几位学生之间的彼此认识。 2.启动团体，让成员简单地觉察自己

活动轮次	模式	操作程序	活动目的
第二次	有主题 投票制	主题为"家庭"。 团体沙盘游戏辅导中的投票制	1.觉察自己，理解他人。 2.促进成员发现不同的人际交往模式
第三次	无主题 特权制	团体沙盘游戏辅导中的特权制	1.在规则中深化对自己和他人的认识。 2.体验规则带来的保护与限制
第四次	有主题 特权制	主题为"酒桌文化"。 团体沙盘游戏辅导中的特权制	1.关注相处过程中的感受，促进彼此间的理解。 2.促进表达与宣泄
第五次	有主题 无规则	主题为"美人之美"。 　　无规则是指无放沙具的顺序规则，但需要遵守基本沙盘准则，如不拿走别人的沙具、每次只放1个沙具、不调整他人沙具的状态、沙具放下之后不可更改团体形成主题	1.发现他人的美。 2.促使成员既相互连接又彼此独立。 3.带着收获预备分离
第六次	无主题 无规则	无规则是指无放沙具的顺序规则，但需要遵守基本沙盘准则，如不拿走别人的沙具、每次只放1个沙具、不调整他人沙具的状态、沙具放下之后不可更改。 　　团体形成主题	1.体验分离。 2.带着祝福分开

2.团体沙盘游戏辅导活动过程

（1）准备阶段

带领者提前对团体沙盘游戏辅导场地进行布置，把凳子并排放置在离沙盘1.5米左右的位置，请参与者坐在凳子上。当大家坐好后，带领者先自我介绍，并询问参与者此时的感受。例如，带领者可以说："请觉察此时的身体，你现在的感受如何？身体的哪部分有不舒服的感觉？"

之后，带领者请参与者观察沙盘，搬凳子围绕沙盘选择自己感到舒服的位置坐好。然后带领者再次询问参与者的感受。

待参与者坐定后，带领者请所有参与者进行自我介绍，让参与者互相熟悉，接着带领者给参与者介绍沙盘、沙子以及沙具等。介绍完毕，带领者请所有参与者将手放入沙盘感受沙子。之后，带领者给所有参与者介绍团体沙盘游戏辅导规则。团体沙盘游戏辅导正式开始。

参与者在团体沙盘游戏辅导过程中所坐的位置如图5-3所示，其中未标数字的是带领者的位置。

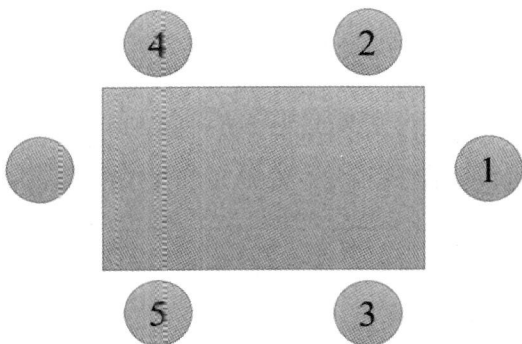

图5-3　前四次活动中参与者的位置

第一轮，团队以抽签形式确定1号先放沙具，2号第二个放沙具，放沙具的顺序为1号、2号、3号、4号、5号[①]。1号拿了八边形曼陀罗，以面向自己的方式，放到沙盘另一条边的正对面。2号拿了牛头马面放到了自己的旁边，这个沙具的脸向外，沙具背对着自己。3号拿了麦当劳的奶昔大哥（又名滑嘟嘟）放到左前方对自己的方向。4号拿了装有3个蛋的鸟巢放到了自己的旁边。5号拿了猫头鹰放到了八边形曼陀罗的旁边，猫头鹰的脸朝着鸟巢的位置。

在分享讨论阶段，不管参与者的心理类型是内倾还是外倾，每个人都开始有意识地用言语呈现自己。

1号分享："八边形曼陀罗给我的感觉就是很多东西没办法下决定，有很多未知数，眼前和未来都很神秘。"这个分享也正好反映了她当时在就业方面的茫然状态。

2号分享："第一眼看到牛头马面就被这个沙具吸引了，之后再看其他沙具就没什么感觉了。这个沙具让我感到它是地狱使者，有一种坚守、守护的意味。"

3号分享："看着麦当劳的奶昔大哥这个沙具很开心，所以就放在自己的对面，能很方便地看到它。"

4号分享："小时候有一天自己偷懒没跟家人去农田里干活。家人干完农活回来的时候带了一个鸟蛋，并把它给了表哥。我特别想要却得不到。于是趁家人离开的时候，自己偷偷拿起来看，但不小心把鸟蛋弄破了。家里人回来后问谁打破了鸟蛋，我矢口否

○　本节所设定的1号到5号的顺序正是来自此轮沙盘抽签后的结果。

认。"4号的背景描述和诉求里提到了自己和家人的关系，所以这里的鸟巢和鸟蛋也有一点自己家庭关系的呈现。

5号分享："我觉得猫头鹰很神秘，无意识地把它放到了神秘的八边形曼陀罗的旁边，而且猫头鹰看着鸟巢，感觉猫头鹰和鸟巢有类似的感觉。"5号的诉求里也提到自己和家人的关系一般。现实中她和家人的关系和鸟巢的放置者4号类似。5号和4号来自不同的班级，这次活动前她们并不认识。

在调整阶段，因为第一次是采取投票制，2号觉得自己刚才没放好沙具，现在想重新调整自己摆的牛头马面沙具，她的调整理由是这个牛头马面开始摆的时候有点偏，自己不在它的身后（正后方）。其他4位都同意她的调整想法。根据团体投票原则，2号进行了调整，调整之后她感觉自己很安稳、很安定，有种能掌控自我的感觉。

5位参与者的性格特点在剩下四轮的游戏中慢慢地展现。在第一次游戏的第二轮、第三轮、第四轮中，1号比较内向，专注于做自己的事，目标性很强。她依次摆放了陶瓷酒壶、深色大船、深黄色的道路。第五轮她动了沙并开了后面的河，沙具摆放的整个过程都是朝着八边形曼陀罗的方向。2号的性格比较踏实稳重，喜欢照顾人。她依次摆放了黑色埃及猫、别墅、灯塔。这三次摆放都是为了丰富其他人的沙具故事。比如：在第一轮中，她觉得4号的鸟巢沙具需要看护，就在第二轮中拿了黑色神秘的埃及猫放到鸟巢旁边；在第二轮中1号摆了酒壶并分享故事之后，在第三轮中2号觉得1号酒壶的故事里谈到家庭，就放了一个别墅沙具在酒壶旁边。在第三轮中1号的船要启航，第四轮她就放了灯塔给1号。第五轮她给1号的酒壶里加了水，她觉得酒壶需要有酒存在才行。她所照顾的两位参与者正好都是她的同班同学。3号非常外向，喜欢夸张的事物，平常说话也是手舞足蹈。她摆放的沙具要么很大，要么数量很多[①]。在第二、三、四、五轮中依次摆放了大型动漫沙具麦当劳奶昔大哥、大型动漫沙具熊二、3只去朝圣的微小动物。4号内向稳重，她依次摆放了一个方形的小种子土培、剩下的3个小土培种子（发芽、破土、幼苗）、3个贝壳小生物、小桌椅。5号也比较内向，但是她非常想改变自己，渴望向外探索其他事物；在第二轮她摆放了带风车和水的洋房；在第三轮中，她动了沙开了河。在后面两轮中，她摆放了3个小桥、3棵小椰树。

在初次团体沙盘游戏辅导调整发言阶段，团体动力几乎只在同班同学之间展开。不同班级的同学彼此间小心翼翼地相处着。因为大家彼此都不熟悉，大家在调整阶段几乎只主动提出调整自己同班级同学的沙具。即使唯一一位性格外向的3号也是如此。但5号例外，因为5号特别渴望改变自己内向的性格特点，即使在彼此不熟悉的人际关系中，她也会试图扩张自己的想法并付诸行动。具体表现如下。

3号摆放的两个大型动漫沙具让和3号在不同班级的1号、2号、4号都觉得很突兀。她们三位参与者性格都非常内向，并且和3号比较陌生，团体动力才刚刚开启，

---

① 根据团体沙盘游戏辅导原则，同类型或密切相关的、不超过小拇指两指节长度（3厘米）的沙具（动物和人除外）最多能选3个，但是注意摆放距离不得超过一拳。在这6次沙盘的实践过程中，团体沙盘带领者忘记了动物和人物除外的原则，允许参与者放3只小动物。这里需要引起大家的注意。

因此她们虽然觉得突兀，但都没有提出要调整的想法（5号和3号是一个班级，又是好朋友，习惯了3号平常的作风，所以在沙盘里没有对3号的大沙具产生特别不舒服的感受。5号也表示自己因为性格太内向和舍友关系不好，非常想改变自己，所以平常主动和3号交朋友，想要从3号身上学到外向的性格特点）。2号和4号在一个班级。在第二轮中，4号觉得2号摆的埃及猫离自己的鸟窝很近，她不喜欢，于是提出了调整，但是因为投票没通过，没有调整。在第四轮中，2号感觉4号摆放的3个贝壳小生物很丑，她提出了调整，但根据投票制里少数服从多数的原则，因1、4、5号都不同意，所以2号没能调整。在第三轮中，3号觉得同班级的5号因为开河让自己的小动物去朝圣的路变得艰辛，所以她想抚平5号开河后的沙子，最后经得大家同意，她调整了。5号很例外，在两轮中她对不同班级的陌生同学摆放的沙具都进行了调整：在第二轮中，5号觉得1号摆放的酒壶让自己很不舒服，很有压迫感，所以她提出了调整；在第三轮中，她觉得2号摆放的别墅很怪异，她想挪到熊二那边。这两次的调整申请，根据投票原则，虽然让她只成功地挪动了酒壶，别墅没有挪动，但这两次申请的提出让1号和2号都很不舒服。

在第一次团体沙盘游戏辅导的最后分享回顾环节中，成员发言如下。

1号说："选沙具时，我不想太严肃、意义感太强了。所以看到一些沙具时，我让自己不去选它，结果走来走去还是会选它。我觉得这些沙具的力量很强大。"

2号说："当我在第一轮选择牛头马面沙具的时候，我看它还有一个配对的沙具，我本想下一轮继续放另一个沙具的，但是后来觉得够了，自己已经定了，就不再放了。"

3号说："我觉得大家都很深入，我特别肤浅，感觉自己很没有文化一样。"

4号说："我还是觉得3号放在我旁边的麦当劳奶昔沙具太挡视线了，另外这个游戏感觉还行。"

5号说："感觉大家还是有点不熟悉。"

第一次团体沙盘游戏辅导只是促进两个班同学彼此相识，启动团体动力，并附带简单的觉察自己的过程。大多数同学都非常小心谨慎并带有防御心理。带领者此时需要以非评判的态度促进成员的参与和分享。第一次活动的沙画如图5-4所示。

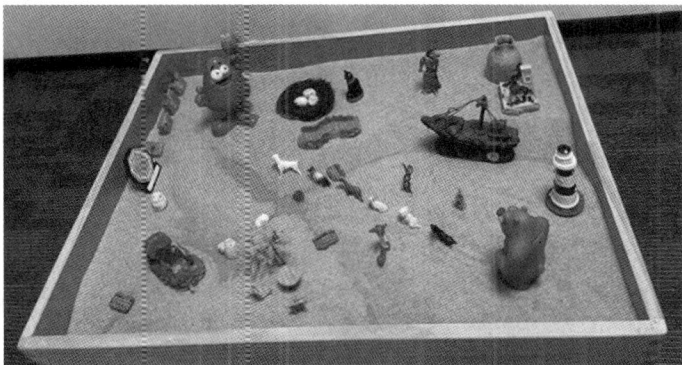

图5-4　第一次活动的沙画

（2）团体发展过程

在中间的过程中，成员间的攻击力会表现出来。比如：在第三次活动（第三盘）第一轮的时候，2号摆了一个人物。她分享："这个人在低着头，可能别人觉得他在受罚，但我觉得他是在忏悔。"之后，在第二轮的摆放中，2号在这个人物下面开了条河。因为开了河，这个人就像是位于一个被河和外界隔开的小岛上。但是在第三轮的时候，5号放了两个小动物在2号的这个岛上。5号表达："我想找些小动物来陪这位忏悔的人，这样这个人就不会孤单了"。但2号说："这两个小动物让我很不舒服，尤其是这个海豹，它正看着我，给我一种非常愚蠢的感觉。"于是2号在第四轮放了一个士兵正对着这两个小动物，她表达说："我想把这两只小动物赶走。"在第四次活动（第四盘）中，2号调整了5号的沙具，当时5号放置了大宅门让北极熊休息，而2号觉得大宅门像是唐僧的终点，她不希望唐僧有终点。而5号觉得大宅门被调整之后，北极熊就没有休息的地方了，所以5号很不舒服。很巧合的是，在上午和下午做完第三盘和第四盘团体沙盘游戏辅导后，5号在当天晚上生病了。第二天一大早2号陪她去医院做了检查。5号生病后，大家都表达了关心。5号开始学会了不那么鲁莽地表达自己，从之前的"以自我为中心"（即"我不要你觉得，我要我觉得"）的状态中"出来"一点，开始小心谨慎地去关心别人的感受。第二、三次活动（第二、三盘）的沙画分别如图5-5、图5-6所示。

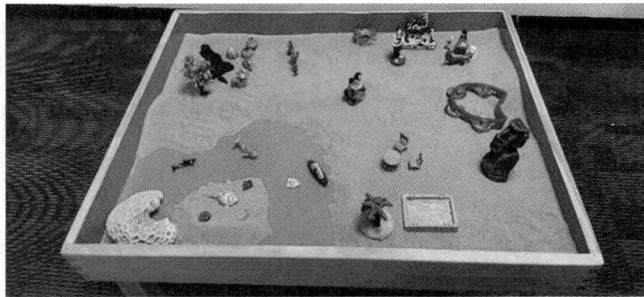

图5-5　第二次活动的沙画

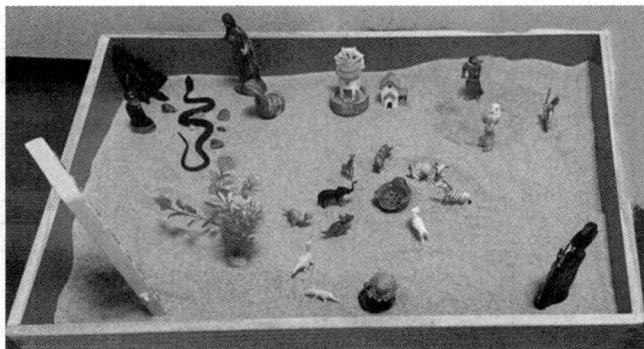

图5-6　第三次活动的沙画

同时，在中间几盘的团体沙盘游戏辅导过程中，参与者都有不同程度的对自己的觉察。比如在第四盘最后的分享阶段，大家准备结束时，1号突然加了一句："对不起，我想澄清一下，我摆的沙盘不是编故事，是真的故事。"大家很纳闷，不知道她在解释什么。她继续澄清，她刚说的"编"这个词会不会让大家觉得她有"骗"的动机，大家都觉得她顾虑太多了。这让1号觉察到自己经常"胡思乱想很多没必要的东西"。第四次活动（第四盘）的沙画如图5-7所示。

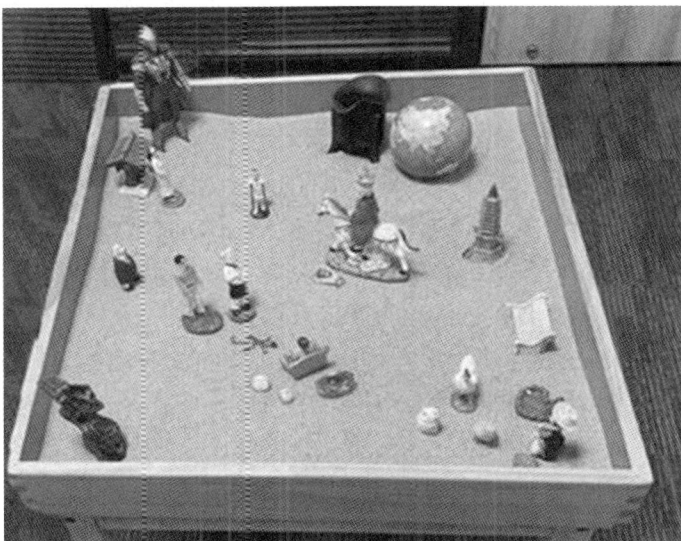

图5-7　第四次活动的沙画

第五次团体沙盘辅导后，团体活动即将结束。第五次的活动主题为"美人之美"。此次采取有主题、无规则的模式。无规则是指遵守沙盘游戏的基本规范，而不采用投票制或特权制的方式。第五次活动（第五盘）的沙画如图5-8所示。

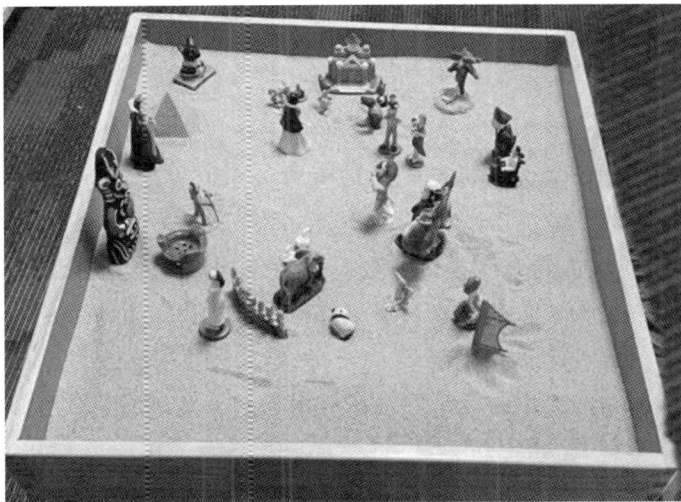

图5-8　第五次活动的沙画

第五次团体沙盘游戏辅导第一轮摆放情况如下。

1号拿了游乐园，放在靠近自己的正前方，门口面朝前方。2号拿了人物济公放在4号的正前方。3号拿了一头大象。4号拿了一个坐在石头上的女性放在了2号的正前方，这位女性的脸朝向2号。5号拿了两只天鹅放在了大象的旁边。经过5轮的摆放后，形成了这样的沙盘画面：1号放了游乐园、金字塔、白雪公主的后妈、原始部落的男人、竖琴；2号放了人物济公、坐在轮椅上的残疾人、抱着小孩的男性、熊猫、篝火炉子；3号放了大象、沙僧、3个小矮人、栅栏、图腾碑；4号放了坐在石头上的女性、医生、孙悟空、白雪公主、椰树沙滩椅；5号放了两只天鹅、有翅膀的仙女、3只小动物、黑猫的建筑、抱着宝宝的女性。

分享阶段具体内容如下。

1号感觉拿游乐场这个沙具是因为自己很开心，大家都在游乐场里一起玩，这本身就是一种美，正好和主题呼应。她觉得3号和5号拿的动物和游乐场很呼应，自己也觉得很舒服。4号拿的坐在石头上的女性有种被忽视的感觉。2号济公这个沙具让她有点不舒服，因为济公佝偻着腰，她感觉这个腰随时都会断掉。

2号觉得3号和5号摆放的动物很有生机，有种连接大自然的美。同时2号也觉得4号摆放的坐在石头上的女性沙具是一位很端庄的公主。公主自身就能体现出一种美。

3号认为大象、济公、天鹅都是游乐园里的NPC（非玩家角色，指的是电子游戏中不受真人玩家操纵的游戏角色），石头上的女性是游客。她坐在石头上拍照打卡。

4号觉得坐在石头上的女性沙具非常像2号，自己一眼就对上了。她觉得这个沙具很漂亮，表情也是笑的，所以就放到了2号的面前。

5号感觉在游乐场这个沙具放下来之后整个沙盘的基调就定下来了，每个人都不自觉地在这个基调下摆放。天鹅和大象都是很和睦、很有爱的，坐在石头上的女性像一位来这里拍照打卡的游客，济公像一位游乐场的扮演者在游乐场指引大家哪里好玩，哪个地方拍照漂亮。她觉得这种感觉很美。

在做第五次团体沙盘的这天早上，5号刚从医院回来，身体不舒服，每个人都很关心她。

在第二轮中，4号拿了医生沙具放在5号的前面。她觉得5号病了，要放一个医生在她旁边帮助她。她的沙具放下后，1号和2号在分享阶段都认为4号特别贴心。

最后团体的讨论如下。

1号分享："我在第二轮拿了金字塔放到了济公的对面，是因为不想让济公太凡人化。因为济公的姿态（佝偻着身子）让我觉得不舒服，我希望济公是神仙。如果济公是神仙的话，那么身体问题就没那么令人担心了。"1号同时表达了自己的一位亲人因脊柱问题离世，另一位亲人也因为脊柱问题做过很大的手术。但是之前自己不知道自己对脊柱问题这么敏感甚至有点恐惧。

2号分享："今天对我来说是完全放松的感觉，我没有前段时间感觉的那种迷茫了。前几盘我有种把自己隔离出去的感觉，也不想听大家讲话，今天我能很安心地听大家分享并且能沉浸进去。在后半段的时间中，我想找个篝火，感觉一群人围着篝火跳舞欢唱，整个俱乐部会特别开心。"

3号分享："4号放了医生面对着5号，想5号快点康复起来，但是这个医生离我的大象沙具很近，让我很不舒服，所以我放了栅栏挡住了医生。这里我觉察到我对医生的排斥来自我的家庭。我父母总想我当医生，我很反感。"

4号分享："开始我不想走出去。我的沙具大部分都是摆在自己旁边。后来，我想走出去，但是有点强迫自己的感觉，这种感觉让我很不舒服。今天我觉得我比较能和大家融合在一起了，没有昨天的那种强迫自己要走出去的感觉了。"

5号分享："今天我觉得大家都在朝着一个方向努力，不知道为什么，我很喜欢这个过程。"

第六次团体沙盘采取的是无主题、无规则模式。这次沙盘活动明显感觉到大家的关系自然地融洽起来，比如在第一轮的时候，2号放了一个躺在床上、盖了一个白色床单的女性的沙具。每个人看到后都觉得很不舒服，但是没有人再去攻击这个沙具。每个人都会很自然地认为2号摆这个沙具肯定有她的原因，每个人都呈现出理解的状态。第三轮的时候，3号开了一个河（见图5-9），每个人都表达了自己看到后很舒服：1号觉得有源源不断的水来；2号觉得就像生命之源；4号觉得更像海而不是河，并且觉得拐角的石头更像是被大海侵蚀的石头，非常搭配；5号看到3号开了一条河感到非常开心，有种开阔的感觉。

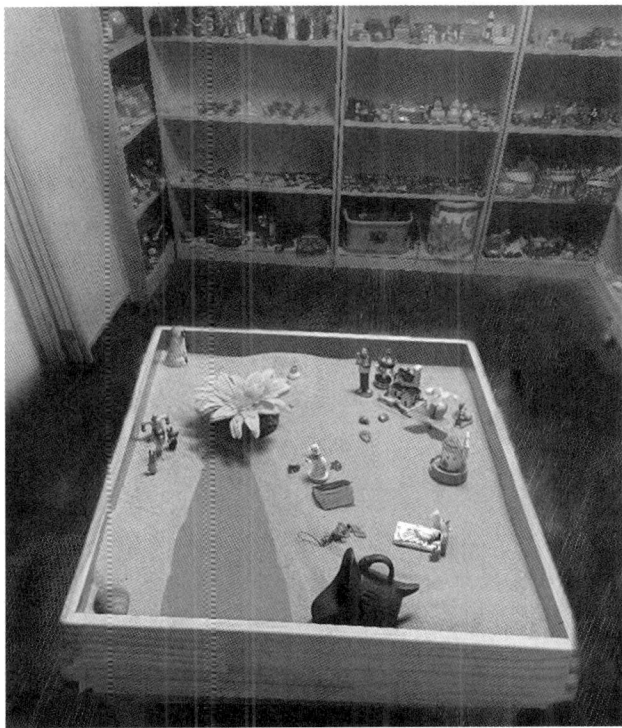

图5-9　第六次活动的沙画

三、参与者的反馈及带领者的感想

6次团体沙盘游戏辅导之后，参与者都做了回顾和反馈。

1.1号的分享

前两次摆沙盘我专注于自己的目标，但摆出来之后，我慢慢意识到自己的目标很空洞、很遥远。而且我专注的目标被沙具呈现后，心理上又会产生一种面具的感觉。这让我感到很累、有些冲突。所以，为了让自己不那么沉重，在接下来的几次沙盘中，我都尽量不去想它们。不被目标纠缠的我感到越来越轻快，并且发现没有目标也不会让我感到缺少了什么。这对我目前应对毕业实习时期的茫然和恐惧感觉非常有启发和帮助。

以前的我选择沙具时从来不碰动物，但在这次的团体沙盘游戏辅导活动中，当看到沙具架上整齐的动物时，我忽然想尝试一下。动物沙具刚被摆到沙盘上时，我有点不适应，总感觉它非常孤独无助。此时，我能意识到自己很需要朋友。之后，随着其他人所摆沙具的逐渐增加，我那只小动物的周围渐渐地热闹了起来。这让我感到很安全，很温暖，有种融入了大家、别人也接纳了我的感觉。并且最重要的是，我的尝试没有失败，试探的触角没有被伤害到，我产生了一点敢于尝试的勇气。这让我感觉自己经常带着偏见去拒绝别人善意的行为非常不妥。我应放开自己，自然地和别人交往，也给别人机会走近我，不要轻易地拒绝别人。

在第四次的沙盘里，我意识到自己很容易被受伤者牵绊。看到残疾人、肢体不正常的人，我都忍不住去帮助他们。我好像不太能忍受他们的孤独。在听了别人对这些沙具的看法后，我也渐渐能增强力量并勇敢地承认他们并不弱，他们是可以不需要我的帮助的。这同时也让我反省自己可能很弱，很需要帮助并害怕孤独，所以我会自然地投射出别人很弱并且很孤独，进而主动去帮助他们。

第三天，我渐渐能把握自己的节奏。我可以选择表达自我，也可以不带束缚地随心所欲去选择帮助别人、美化别人。这个过程让我感到很充实、很快乐。我发展了自我稳定的能力，也发展了守护别人的能力。另外，对于我暂时不能理解的沙具，我渐渐没有了以前的排斥感，反而期待其他成员的解释。这不仅让我对别人的看法从以前的排斥变成了期待，也让我认识到自己的狭隘。3号天马行空的编故事能力好像也带着我开始发挥想象力。我感觉我越来越独立，而且不那么拘谨，是一种放松的独立。我准备回家尝试和父母说"不"，希望我能成功。同时，这一天也让我特别感受到我对脊椎问题的敏感，以前我完全没有意识到这个问题。这次沙盘特别增强了我的自我觉察能力。

2.2号的分享

刚开始做团体沙盘游戏辅导时，我有点陌生。到第二次时，我在团体中放于了一点点，表达了一些自我的部分。但这时，我有些迷茫，不知道该如何用合适的沙具表达自己。所以在第二次团体沙盘游戏辅导后，我开始出现弃权的情况。到了第三、四次团体沙盘游戏辅导，我的茫然感加剧。我会在沙具柜面前走来走去，就是不知道该拿什么。在挑选沙具上花费了很多时间，同时我弃权的次数越来越多，那时非常想把自己从这个环境中剥离。但是，3号和我很不一样，她很随意、快乐。我忽然觉得自己要学习她的"难得糊涂"。因为我平常做事太较真。这个较真也是我和其他朋友相处不能深入的原因。我真的需要在很多关系上糊涂一点。最后两次的团体沙盘游戏辅导，我选择沙具的速度明显快了起来，我不再费劲思考要选什么，而是凭感觉去选。我好像学会了怎么跟着"感觉"走。对目前面对就业实习的事情，可能我也需要学习"跟着感觉走"，不要"逼"自己太紧。

3.3号的分享

我开始摆的沙具都很浅显易懂，有很多故事，甚至有天马行空的感觉。但其他人的沙具好像都很冷静、很有深度。这让我认识到，我应该多去思考，多学习其他成员的现实感，不要过于理想化。同时，我也认识到我应该有一个往里收的力，将更多的能量留给自己，多关注自己，而不是总向外看。我平常总是顺着别人，从来不拒绝别人。其实这太"消耗"自己了。我需要静下心来，脚踏实地完成每一件事，一步一个脚印，把每一步走踏实了，不要跳着走。我要努力做到这点。如果我真的做到了，我的父母肯定会越来越信任我。

4.4号的分享

我是留守儿童，我感觉自己对家很没有归属感，我很想要一个完整的家。虽然我在沙盘上摆得非常美好，但是我觉得那不是我真正拥有的，而是我向往的。在第二次的沙盘里，我用一个带洞的树桩摆了一个小松鼠的家。但在后来的分享讨论阶段，当我站起来围着沙盘走的时候在远处对角线上看到这个树洞，我觉得很害怕。我还在想为什么我看到树洞有害怕的感觉。这次团体沙盘游戏辅导活动让我特别注意到这点。这可能也是我很少和家庭成员互动交流的原因。家没有给我安全感。同时在和周围其他成员互动时，虽然我和3号以及5号不在一个班级，但是随着沙盘的推进过程，我好像也能和她们融合在一起。这一点我觉得非常欣慰，因为我本身很害怕和陌生人接触。

5. 5号的分享

在开始做沙盘的时候，我只跟着自己的感觉走，不管别人怎么想，我只在乎我怎么想。随着沙盘进程的推进以及其他成员的反应，特别是2号对我的攻击，让我意识到这也是我和舍友处不好关系的一个原因。最后一天，我忽然病了，开始放慢脚步表达自己，也逐渐开始学习关心他人。

第二盘团体沙盘游戏辅导的主题是"家庭"。我将一个我觉得像情侣的沙具，移到沙盘中离"家"更远的地方。在分享阶段，谈到为什么要调整这个沙具，我有些烦躁，后来我才意识到原因：我有男朋友，但我很不想男朋友去我家。我的原生家庭很不幸福，所以我会害怕组成一个新的家庭，而情侣发展的下一步就是组成新家庭。我不希望和男朋友组成下一个不幸的家庭，所以我比较喜欢目前这种状态，因此我要情侣沙具远离"家"。但同时，我也有很深的对男朋友可能离开我的恐惧。以前这个问题对我来说很模糊，现在我才清晰地认识到我有这个问题。同时，团体沙盘游戏辅导活动也增强了我的警觉性，就是我需要抓紧时间处理我和父母的关系问题，否则这会非常影响自己面对婚姻的态度。

6次活动后，5位参与者都有不同的感受，从一开始进入团体沙盘时的小心谨慎，到后来慢慢地融入集体、互相关心、互相欣赏。她们每个人都有不同的体验和改变。

6. 带领者的感受

1号性格比较内倾并且敏感。她的主导功能是内倾感觉，辅助功能是外倾情感。由于以往的生活经验，她对周围环境非常敏感，有较多的关注，甚至这种关注会让她被卷入进去。经过几轮团体沙盘游戏辅导后，她成长了很多，开始发展自己的内倾思维功能（第三功能）来让自己稳定。

2号的主导功能也是内倾感觉，她的辅助功能是外倾思维。她的现实感强，并且有很强的逻辑性。通过几轮团体沙盘游戏辅导后，她发展了情感功能，开始放下自己的现实感和思维功能，学习"跟着感觉走"。

3号是一个非常活泼的学生。她的主导功能是外倾直觉，所以她的自由联想能力很强，想到什么就做什么，没有固定的章法，面对某些沙具时，能够非常有想象力地进行游戏和解释。并且，她以游戏好玩作为防御手段，很少顾及他人的感受，较少将向内的感受表达出来。在团体沙盘游戏辅导后期，当她感受到医生的沙具放到大象旁边不舒服的时候，她放置了栅栏，这时，她开始慢慢地呈现自己内在的感受。

4号的主导功能为内倾思维，她做事非常稳重，慢条斯理。后期，她也发展了自己的外倾情感功能去照顾他人，比如：在第五轮中，她会摆一个医生放到生病的5号旁边；拿一个孙悟空放到沙僧旁边；拿一个白雪公主放到小矮人和皇后旁边；拿一个椰树沙滩椅让大家休息。

5号的主导功能是内倾思维，她很努力地发展自己的外倾功能，但是开始表现得很盲目、笨拙甚至突兀。经过几轮团体沙盘游戏辅导后，她开始慢慢收回自己的盲目，学习发展自己的外倾情感功能来关心她人，放沙具也很谨慎。比如在第5次沙盘中，有两轮都是拿了沙具放到同班级的3号旁边。在第一轮中，当她拿了一个天鹅放到同班级3号的大象旁边；在第二轮中，她拿了一个有翅膀的仙女，放到3号拿的沙僧旁边。

总之，这次的团体沙盘活动促进了各参与者认识自己、理解他人，令参与者的人格得到了一定程度的发展，增强了参与者的个人能力，改善了彼此间的关系，并协助参与者享受游戏，安全表达自己。然而，每个人的收获程度依然受多种因素的影响（如心理类型[①]）而有所不同。

~本章重点小结~

1. 团体沙盘游戏辅导结合了团体动力学、人际沟通、社会学习、积极心理学等理论，为团体成员提供了通过互动与表达进行自我发展和社会适应的平台。

2. 团体心理辅导具有教育、发展、预防和治疗功能，可以根据不同理论和目标设计不同类型的辅导形式，以满足成员的多样化需求。

3. 团体沙盘游戏辅导是一种通过沙盘工具在团体环境中开展心理辅导的形式，旨在通过人际互动和象征性画面帮助成员探索自我、增进社会适应能力和改善人际关系。

4. 个体沙游更注重深层心理整合，主要在无意识层面工作；团体沙游则侧重成员之间的互动，帮助成员提升社会功能，促进人际关系的改善。

5. 带领者需要掌握充分的理论知识与操作技能，筛选合适的参与者，并确保沙盘游戏辅导室的设置符合辅导要求，以确保活动的效果。

6. 合格的带领者需要具备足够好的"容器"能力，保持对参与者的共情与尊重，不进行价值评判，创造一个自由、安全的表达环境。

7. 带领者需要在高质量陪伴、主动倾听、避免评判等方面保持对参与者的尊重，营造安全的氛围，帮助参与者真实地表达自我，增强辅导效果。

8. 团体沙盘游戏辅导帮助参与者在轻松的游戏氛围中探索自我，倾听他人意见，发展能力，改善人际关系，增强自我认同和社会适应能力。

---

① 参与者的MBTI（心理类型）如下：1号为ISFJ；2号为ISTJ；3号为ENFP；4号为ISTP；5号为INTP。

9. 团体沙盘游戏辅导在教育、医疗、司法、企业、社区、心理咨询机构等不同系统中均有广泛应用，让参与者可以通过团体互动和沙盘来进行表达，促进情绪调节和社会功能的提升。

10. 带领者在团体沙盘游戏辅导过程中应避免深入探讨成员的创伤问题，保持尊重和不评判的态度，并通过不断的学习和接受专业督导，提升个人带领能力，以更好地帮助团体成员。

习 题

1. 团体沙盘游戏辅导运用了团体心理辅导的哪些理论？
2. 团体沙盘游戏辅导与个体沙游以及个体心理辅导有何异同？
3. 团体沙盘游戏辅导带领者应具备哪五种核心素质？
4. 团体沙盘游戏辅导室的基本要件有哪些？
5. 团体沙盘游戏辅导通常会经历哪几个阶段？
6. 尝试设计一个团体沙盘游戏辅导方案。

参考文献

[1] [德]埃利希·诺伊曼.意识的起源[M].杨惠,译.北京:世界图书出版公司,2021.

[2] [美]Barbara Labovitz Boik,三.Anna Goodwin.沙游治疗:心理治疗师实践手册[M]. 田宝伟等,译.北京:中国轻工业出版社,2012.

[3] 蔡成后,等.沙盘游戏疗法案例与应用[M].北京:中国人民大学出版社,2021.

[4] 蔡丹,沈勇强.游戏治疗[M].上海:上海教育出版社,2019.

[5] 车文博.西方心理学史[M].杭州:浙江教育出版社,1998.

[6] 樊富珉,何瑾.团体心理辅导[M].上海:华东师范大学出版社,2010.

[7] 高岚.团体沙盘游戏辅导[M].北京:中国人民大学出版社,2023.

[8] 高岚,申荷永.沙游疗法[M].北京:中国人民大学出版社,2011.

[9] 黄希庭,郑涌.心理学导论[M].3版.北京:人民教育出版社,2015.

[10] [瑞士]卡尔夫.沙游在心理治疗中的作用[M].高璇,译.北京:中国轻工业出版社, 2015.

[11] [美]凯·布莱德温,巴巴拉·麦肯德.沙盘游戏:心灵的默默耕耘[M].张敏,江雪华, 范红霞,译.北京:中国人民大学出版社,2023.

[12] [美]凯·布莱德温,露西娅·钱伯斯,玛丽亚·埃伦·基亚亚.沙盘游戏三部曲:意 象、关系与神秘[M].张敏,范红霞,译.北京:中国人民大学出版社,2022.

[13] 刘焱.儿童游戏通论[M].北京:北京师范大学出版社,2004.

[14] 陆正兰,李俊欣.从"理性的人"到"游戏的人":游戏的意义理论研究[J].江西师范 大学学报(哲学社会科学版),2020(5):59-65.

[15] [美]凯·罗杰斯·米切尔,哈里特·S.弗里德曼.沙盘游戏:过去,现在和未来[M].张 敏,高超,宋斌,译.北京:中国人民大学出版社,2017.

[16] [英]乔尔·莱斯-梅纽因.荣格学派沙盘游戏疗法[M].李江雪,李资瑜,译.北京: 中国人民大学出版社,2018.

[17] [瑞士]茹思·安曼.沙盘游戏中的治愈与转化:创造过程的呈现[M].张敏,蔡宝鸿,潘燕华等,译.北京:中国人民大学出版社,2012.

[18] 申荷永.心理分析:理解与体验[M].北京:生活·读书·新知三联书店,2004.

[19] 申荷永.荣格与分析心理学[M].北京:中国人民大学出版社,2011.

[20] 申荷永,陈侃,高岚.沙游治疗的历史与理论[J].心理发展与教育,2005(2):124-128.

[21] 申荷永,高岚.沙盘游戏:理论与实践[M].广东高等教育出版社,2004.

[22] [美]特纳.沙游疗法手册[M].陈莹,姚晓东,译.北京:中国轻工业出版社,2016.

[23] 王敏佳,杨攀,尹芳,等.沙游疗法在中国的应用及发展[J].医学与哲学,2024(7):66-69,75.

[24] 吴荔荔,刘涛生.沙盘游戏的实证研究及进展[J].中国健康心理学杂志,2016(4):624-627.

[25] 徐洁,张日升.箱庭疗法应用于家庭治疗的理论背景与临床实践[J].心理科学,2007(1):151-154.

[26] [美]雅各布斯,马森,哈维尔.团体咨询的策略与方法[M].洪炜等,译.北京:中国轻工业出版社,2000.

[27] [意]伊娃·帕蒂丝·肇嘉.沙盘游戏与心理疾病的治疗[M].张敏,刘建新,蔡成后,等译.北京:中国人民大学出版社,2015.

[28] [荷兰]约翰·胡伊青加.人:游戏者[M].成穷,译.贵阳:贵州人民出版社,2019.

[29] 张日昇.箱庭疗法[M].北京:人民教育出版社,2006.

[30] 张日昇.箱庭疗法[J].心理科学,1998(6):544-547.

[31] 张雯,张日昇,孙凌.近十年来箱庭疗法在中国的研究新进展[J].心理科学,2010(2):390-392,451.

[32] 周彩虹,申荷永,张艳萃,等.沙盘游戏治疗:纵深化与本土化[J].华南师范大学学报(社会科学版),2018(4):62-69,190.

[33] Friedman H S, Mitchell R R. Sandplay: Past, Present and Future[M]. New York: Routledge, 2002.

[34] Froebel F.The Education of Man[M].New York:D.Appleton and Company,1903.

[35] Jung C G. Foreword to the "I Ching". Collected Works: Vol.11[M]. New York: Pantheon Books Inc., 1958.

[36] Jung C G. The Personification of the Opposites. Collected Works: Vol.14[M]. New York: Pantheon Books Inc., 1963.

[37] Jung C G.Psychological Types(Collected Works of C.G. Jung, Vol. 6)[M]. Princeton: Princeton University Press, 1971.

[38] Jung C G.The Archetypes and the Collective Unconscious (Collected Works of C.G. Jung, Vol.9, Part 1)[M].New York:Pantheon Books,1966.

[39] Jung C G. The Collected Works of C.G.Jung: Vol.15[M]. Princeton: Princeton University Press, 1966.

[40] Jung C G.The Archetypes and the Collective Unconscious（Collected Works of C. G. Jung, Vol. 9, Part 1, 2nd ed.）[M]. Princeton: Princeton University Press, 1968.

[41] Jung C G.The Collected Works of C.G.Jung: Vol.8[M].Princeton: Princeton University Press, 1977.

[42] Kalff D M. Introduction to Sandplay Therapy[J]. Journal of Sandplay Therapy, 1991,1(1):1-4.

[43] Kalff D M.Sandplay: A Psychotherapeutic Approach to the Psyche[M]. Chicago: Temenos Press, 2004.

[44] Lowenfeld M.The World Technique[M].London: Allen & Unwin, 1979.

[45] Neumann E.The Child: Structure and Dynamics of the Nascent Personality[M].New York: C.G.Jung Foundation for Analytical Psychology, 1973.

[46] Samuels A, Shorter B, Plaut F. A Critical Dictionary of Jungian Analysis[M]. London: Routledge, 1986.

[47] Stevens A.Archetype Revisited: An Updated Natural History of the Self[M]. London: Routledge, 2002.

后 记

　　本书适合心理学本科学生、心理咨询师、心理治疗师、心理学研究者，以及对心理学与沙游有兴趣的广大读者参考学习。希望本书能帮助读者掌握"沙游""沙盘工具""自由与受保护"等重要概念及其内涵，理解沙游的相关理论、理念与应用技巧。拥有一套沙盘工具相对容易，但理解和应用沙游则需要用心地持续地下功夫。沙盘工具是咨询师的外在延伸部分，而沙游的理念则是咨询师的内在集成部分。不管是经营沙游咨询室还是掌握沙游，本质上都是经营和掌握咨询师自身。

　　本书的第一章由王逸雯（第一节），张欣、林佳丽（第二节）和刘浩鑫（第三节）编写，王逸雯统稿；第二章由刘浩鑫（第一节、第三节和第五节），林佳丽（第二节）和呼奂（第四节）编写，刘浩鑫统稿；第三章由林佳丽（第一节），颖哲华（第二节、第五节）和隋洁（第三节、第四节）编写，颖哲华统稿；第四章由欧俊琳（第一节、第二节）、严宇虹（第三节），游潇（第四节）和蔡成后（第五节）编写，严宇虹统稿；第五章由严宇虹（第一节），伍安琪、王霞（第二节）和周立坚（第三节）编写，刘浩鑫统稿；全书由刘浩鑫和王逸雯统稿。在教材撰写过程中，我们经历了思想上的碰撞、实践中的探索和团队协作的磨合，这一切都是为了打造一部理论与实践相结合、内容丰富且系统的沙游教材。在编写过程中，我们不仅参阅了大量国内外相关文献，还在咨询实践中反复验证，力求最大限度地呈现沙游的核心精髓与实际操作技巧。本书的完成离不开众多师长和同仁的指导与帮助。首先，感谢我国著名心理分析与沙游学者、澳门城市大学心理分析研究院的申荷永教授，先生在百忙之中亲自审核教材目录与大纲，给予具体的编写意见，并提供了宝贵的授课资料供我们学习和参考。感谢国际沙盘游戏治疗学会中国学会会长、心理分析博士蔡成后老师，他不仅对本书的编写给予了指导和鼓励，还亲自为读者提供了一个教学案例。感谢华南师范大学心理学院院长何先友教授及副院长刘学兰教授对本书编写提供的指导和帮助；感谢华中科技大学出版社编辑的全程协助与指导，他们的细致工作确保了内容的准确性和表达的清晰性；感谢北京师范大学心理学部杜洪飞副教授的支持与帮助。此外，还要感谢各位编委老师所在的学校和医院的支持，编写工作得到了暨南大学本科教材资助项目的立项资助。感谢编委周立坚老师带领的学生团队，他们为本书提供了原创的团体沙盘游戏辅导教学案例。

我们希望本书不仅能够为心理学本科学生、心理咨询师、心理治疗师以及心理学研究者提供理论支持与实践指导，还能够激发更多人对沙游的兴趣。心理学的魅力在于它对人类内心世界的探索，而沙游正是这样一种深入无意识、探究内在象征性世界的重要工具。在未来的实践中，我们期待看到更多对沙游的守正、创新与发展，期待它能够在更多的文化与社会背景下发挥积极的作用。

本书的编写人员均是活跃在我国心理学专业教学、实践、科研一线的中青年学者。在编写过程中，我们多次召开编写工作会议，在完成初稿后进行多轮次互审和校对，充分体现了编写团队的认真负责态度。然而，作为我国第一本本科沙游教材，由于编写时间紧、任务重，加之沙游本身的"无限"与编写人员自身的"有限"，书中内容难免存在不妥之处。在此恳请专家和读者不吝指正，以使本书不断完善。在编写过程中，我们参考了大量相关资料，并力求通过脚注和参考文献标明清楚，如果有遗漏，恳请来信告知。（编者联系邮箱：jdlhx@foxmail.com）